MADAME DE SÉVIGNÉ
ET LA MÉDECINE DU GRAND SIÈCLE

Yves POULIQUEN

MADAME DE SÉVIGNÉ ET LA MÉDECINE DU GRAND SIÈCLE

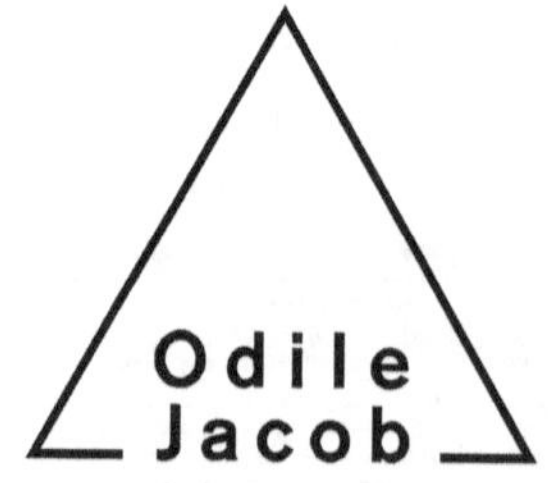

« Je suis pour vous comme la santé, c’est-à-dire le plaisir des autres plaisirs. »

Madame de Sévigné à sa fille (1684)

Introduction

La retraite délivre un temps de méditation et la lecture en demeure l'irremplaçable compagne. Pourquoi ai-je ainsi entrepris de relire madame de Sévigné ? Parce qu'elle avait rang dans ma bibliothèque, comme beaucoup d'autres auteurs dont j'aime picorer les fruits impérissables. Mais pourquoi elle spécialement ? Pour retrouver les traces qu'elle avait laissées en ma mémoire, autour desquelles vibrait encore la voix mouillée de mon précieux professeur de français, qui lisait si bien ses lettres et traduisait de façon si vivante l'intimité frissonnante d'une mère et de sa fille. Parce que je la faisais un peu mienne par le voisinage des Rochers, hérités de son très éphémère mari breton, traversés des mêmes vents, éclairés des mêmes lumières que ceux de mon enfance. Et parce que ce XVIIe siècle français avait eu le temps de s'emparer de moi jusqu'à me rendre fervent d'une langue et d'une écriture qui, à peine nées, sauraient résumer, en si peu de temps, l'essence même de l'esprit français.

Mon sondage me fut fatal ! Je recherchai tout d'abord la dizaine de lettres dont ma mémoire conservait quelques bribes, afin d'en goûter le sel éternel. Je me retrouvai bientôt l'objet d'une intarissable curiosité m'enchaînant aux cinquante années

(1646-1696) que les 1 120 lettres classées et authentifiées par Roger Duchêne[1], pour l'édition de la Pléiade, nous restituent. Avec la fraîcheur d'un passé qui n'aurait aucune ride et dont les sujets, hommes et femmes, s'animent sous notre regard. Le fil de ma lecture fut rapidement orienté par l'intérêt que la Marquise porta aux tourments de la vie, à l'inquiétant défi que comporte toute existence, aux conséquences qu'implique chaque décision, chaque entreprise en une époque où le risque d'une société sans précaution s'assortissait de complications graves, sinon fatales et pratiquement dépourvues de remèdes. Il en ressort l'expression d'une inquiétude permanente, qui envahit sa correspondance et qui atteint son paroxysme (764 lettres) lorsqu'elle s'adresse à la comtesse de Grignan, sa fille, dont elle n'accepta jamais ni l'éloignement ni l'esprit d'indépendance – en réalité, une approche de la vie différente de la sienne – ni même les liens intimes qu'elle entretint avec un mari provençal qui la lui avait ravie.

Si son style reste l'apport majeur de sa correspondance et l'une des façons de connaître les linéaments de l'un des plus grands moments de notre histoire, il n'en demeure pas moins empreint de cette anxiété rémanente. Les inquiétudes étaient, pour elle comme pour nous, quotidiennes. Face aux troubles menus ou graves des jours, la Marquise trouve dans l'écriture et la confidence une façon de confirmer une réalité présente, passée ou supposée qui l'angoisse et l'espoir d'y trouver remède. Car son pragmatisme, sa nature, son autorité maternelle l'inclinent à vouloir imposer sa manière de voir lorsqu'elle croit détenir la solution du problème qu'elle a décidé d'aborder ou encore de conseiller le recours à celle que sont supposés posséder les autres, qu'ils soient les intercesseurs de la Providence ou plus prosaïquement ceux de là médecine.

On est ainsi surpris de la dimension que prennent celle-ci et les médecins dans sa correspondance. Plus de quatre cents lettres évoquent les maladies, les siennes, celles des siens et de ses amis, et les médecins ou les remèdes que ceux-ci recommandent. Neuf pour cent de la correspondance concerne exclusivement sa santé et celle de sa fille[2]. Avec une étonnante régularité, elle verse aux dossiers médicaux qu'elle livre à ses correspondants des informations que ne démentiraient pas les hommes de l'art, ses contemporains. L'évolution clinique de ses propres maux, de ceux de ses enfants ou de ses amis, qu'elle décrit avec minutie, prouve combien elle s'intéressait aux travaux de la médecine. Combien aussi elle craignait l'évolution des maladies et leurs conséquences.

Elle manifeste en la circonstance un don certain, alliant à un modeste savoir, un sens critique souvent féroce. Pas plus que ses contemporains, elle ne se voulait dupe de l'illusion thérapeutique que la médecine bavarde de son temps entretenait à défaut de posséder les moyens de guérir. Souvent déçue dans la confiance qu'elle y a placée, elle lui réserve ainsi de terribles sentences. Laudatrice de quelques médecins, à condition qu'ils soient ses amis, elle se réjouit sans scrupules des flèches que le grand Molière réserve à ceux qu'elle déteste. Ces médecins, cependant, où qu'elle soit, à Paris en son hôtel Carnavalet, aux Rochers, aux eaux, à Grignan, restent constamment à portée de ses questions, au chevet de son inquiétude. Ils sont à l'origine des recommandations insistantes que portent ses lettres à tous ceux dont la santé la préoccupe ; ses enfants bien sûr et la comtesse de Grignan sur un mode obsessionnel mais aussi ses parents, ses amis proches ou lointains.

Les précautions relatives au climat, aux voyages, font l'objet de multiples recommandations, les remèdes sont parfois portés au pinacle jusqu'à ce qu'un courant d'opinion contraire les voue aux gémonies. Les réputations se font et se défont au rythme des rumeurs accompagnant le succès ou l'échec du traitement qui a été proposé à un grand personnage de la Cour, sinon au Roi lui-même ou à l'un des membres de sa famille.

Les échecs de la médecine ne sont hélas que trop fréquents en un temps où l'absence de médications actives se révèle encore plus dommageable que l'imprécision diagnostique. La mort rapide, en quelques jours, frappe souvent et rappelle à qui l'oublierait que l'on passe de vie à trépas alors que, quelques heures plus tôt, rien ne le laissait prévoir. On meurt pour des raisons souvent obscures et discutables. Que de querelles entre médecins sur le choix des remèdes, que d'accusations réciproques, de meurtres par défaut ou, à l'inverse, par excès thérapeutique ! Que d'inquiétudes chez les contemporains privilégiés de la Marquise, autour de ces drames dont chaque détail, heure par heure, est colporté dans la société étroite à laquelle ils appartiennent. Ils n'ignorent pas que ce qu'ils apprennent par la rumeur ou ce à quoi ils assistent peut les frapper aussi brutalement, avec la même fatale issue, le même total dénuement. Que d'affolement aussi, lorsque la médecine officielle patauge ! Qui croire si les médecins eux-mêmes ne savent plus que faire, sinon les empiriques, les charlatans ou les opportunistes ?

La Marquise ne négligera aucune piste. Elle doutera souvent de la médecine et n'hésitera pas à abandonner les hommes de l'art au profit des charlatans, dont elle louera naïvement un savoir qui n'était pourtant, la plupart du temps, que mesquine tromperie. Du moins souhaitait-elle dans sa quête auprès d'eux une réponse aux maux qu'elle endurait. Elle faisait de cette réponse le critère de sa foi en eux. Elle saura l'affirmer bien souvent au grand dam de ses amis médecins. Ces empiriques plus ou moins sincères, mais souvent moins que plus, n'ignoraient rien de l'impuissance de la médecine. Ils avaient déjà compris qu'à défaut de remède efficace, le mystère d'un onguent ou d'une préparation assorti de compassion pouvait bien davantage qu'un docte et méprisant avis. Madame de Sévigné conjuguera médecine parallèle et médecine officielle, les mêlant savamment pour ce qu'elle croyait être son profit ou celui des autres.

C'est ainsi que sa correspondance peut dans une certaine mesure être assimilée à un recueil exceptionnel d'ordonnances révélatrices des mœurs médicales ou paramédicales et charlatanesques de son temps. C'est également une chronique au jour le jour concernant la santé de ses contemporains et la médecine en la seconde moitié du XVII siècle. Cela n'a pas échappé aux médecins épris d'histoire, comme en témoigne l'extraordinaire variété d'écrits concernant ses rapports avec la médecine.

Tous ont été fascinés par cette relation exceptionnelle, qu'elle entretient si régulièrement après l'année 1671, riche de termes, d'évocations pathologiques, de précisions cliniques, d'aventures thérapeutiques, qui rend si vivante et désespérante la situation de ses contemporains face aux aléas malheureux de leur existence.

La fatalité restait insensible au pouvoir des hommes et l'ultime recours répondait de la Divine Providence. Si la Marquise sait confier ses maux aux hommes de son temps, sans excessive confiance, elle conserve au sentiment religieux une valeur éminente. Même si elle s'en éloignait parfois, le souvenir de sa grand-mère, Jeanne Freymiot, devenue sœur sainte Jeanne de Chantal, recluse dans un couvent de la Visitation, lui en rappelait constamment la présence. Et, quoique fille de son père et comme lui « aimant Dieu quand il était bien aise », elle invoque la Providence chaque fois qu'elle se sent incapable d'influencer le déroulement des événements qui lui sont imposés : les successives séparations, combien douloureuses avec sa fille, les voyages de celle-ci en route pour la Provence, dont le parcours fluvial sur le Rhône la terrifiait, ou sur les routes de sa province quand la comtesse de Grignan accompagnait son mari en des saisons toujours trop chaudes ou trop froides à son avis.

Ses invocations seront au paroxysme lors des inéluctables grossesses de Françoise, voulues par un mari dont le désir de descendance avait déjà tué deux précédentes épouses, mortes en couches et accouchant de filles, et toujours désireux d'avoir un fils. Que faire d'autre en effet que de prier quand aucun écho ne répond à vos avis même s'ils s'assortissent des meilleurs conseils des amis médecins de la Marquise ?

C'est tout cela que j'ai voulu ici restituer : l'état de santé du XVIIe siècle, l'état de l'art médical en ces temps de transition vers l'esprit moderne, la santé de madame de Sévigné et de ses proches, et au bout du compte la vision de la maladie et de la mort, en ce siècle inquiet qu'on dit classique.

Napoléon à Sainte-Hélène confiait à Las Cases qu'il préférait les lettres de madame de Maintenon à celles de la

Marquise[3]. « Elles disent plus de choses. » Mais il ajoutait :
« Madame de Sévigné restera toujours le vrai type [de corres-
pondance], elle a tant de charme et de grâces ; mais quand on
a beaucoup lu, il n'en reste rien. Ce sont des œufs à la neige
dont on peut se rassasier sans charger son estomac. » Oserons-
nous contredire l'éminent personnage ? Les « œufs à la neige »
sont parfois riches de messages, fussent-ils seulement rapportés
aux difficultés existentielles communes aux hommes et aux
femmes de tous les temps et au recours de moins en moins
illusoire à la médecine, discipline à laquelle, il est vrai, l'Empe-
reur n'accordait qu'un assez faible crédit.

I

Le XVIIe siècle,
la médecine et les médecins

Chapitre 1

LA SANTÉ AU XVIIe SIÈCLE

« La mort nous dresse diverses embûches ;
si nous échappons l'une, nous tombons en une autre ;
à la fin il faut venir entre ses mains. »

BOSSUET

Madame de Sévigné ignorait ce que signifie de nos jours la notion d'espérance de vie, mais elle ne pouvait rester indifférente aux risques encourus par tous ceux qui l'entouraient et qui la concernaient elle-même. Les exemples étaient nombreux qui lui démontraient la cruauté d'un sort qui ravissait aux siens un père, un ami, un enfant. Elle ne pouvait méconnaître l'insistante présence de la mort qui brisait sous ses yeux tant de vies heureuses. D'ailleurs, elle avait fait d'elle très prématurément une orpheline.

Elle avait 1 an en effet, quand son turbulent père Celse-Bénigne de Rabutin mourut et 7 lorsque Marie de Coulanges sa mère fut emportée en quelques heures. Sa grand-mère Marie de Bèze, chargée de recueillir la jeune orpheline mourut elle-même, une année plus tard avant qu'une tante, fille de

Marie, épouse de Philippe de Coulanges, n'assure définitivement sa protection. Cette succession de deuils devait marquer à jamais la petite Marie de Rabutin, tous les protecteurs chéris de son enfance ayant rejoint prématurément la tombe. Il est légitime de penser qu'elle ne put l'oublier et qu'elle ne fit jamais totalement confiance en un avenir tout aussi truffé d'incertitudes que le temps qu'elle avait vécu et dont les jeunes années de sa maturité devaient encore confirmer le cruel pouvoir. « Ne trouvez-vous pas, confiait-elle à sa fille, beaucoup plus tard, que voilà encore un beau sujet de réflexion pour en revenir à ce mélange continuel de maux et de biens que la Providence nous prépare afin qu'aucun mortel n'ait l'audace de dire : "je suis content" ? Ce mal est bien propre à troubler la joie et le repos au milieu des biens et des dignités » (26 avril 1680). N'avouait-elle pas aussi, un jour de doute et de solitude : « Si on m'avait demandé mon avis, j'aurais bien aimé à mourir entre les bras de ma nourrice ; cela m'aurait ôté bien des ennuis et m'aurait donné le ciel bien sûrement et bien aisément » (16 mars 1672).

Même si, de ces ennuis, elle peut se sentir comptable devant Dieu, ils ne s'inscrivent pas moins dans les tourments d'une existence ordinaire. L'espérance de vie de ses contemporains était en effet, selon des estimations récentes, inférieure à 25 ans ! Sans doute, la Marquise n'avait-elle aucune raison d'en soupçonner la terrible vérité car ce chiffre reste soumis à l'énorme poids des décès affectant l'enfance et ne relève que d'une interprétation récente des données démographiques archivées et accessibles. Son seuil est très bas, car au XVIIe siècle la mort frappe avant tout ceux qui n'ont pas encore procréé, c'est-à-dire les enfants. Des études ont pu montrer qu'à Genève, où de tels calculs ont été possibles, les moins de 5 ans comptent pour 40 % des décès entre 1650 et 1699[1]. À Toulouse, dans la seconde moitié de ce même siècle, on a pu estimer que 52 % des décès concernaient des enfants de moins de 15 ans. Voilà qui explique le fait que les populations d'alors, en dehors des grandes épidémies qui les décimaient, restent stables ou s'accroissent très peu.

De grandes difficultés de régénération démographique caractérisent également cette époque. C'est ainsi qu'à Genève, entre 1580 et 1679, les 58 832 naissances qui ont pu être répertoriées, ne dépassent les décès que de 268 unités. Ces notions qui font état du ravage de la mort parmi les enfants donnent aux adultes une espérance de vie objective, bien supérieure à la barre des 25 ans. Au fil des pages des mémoires du temps, nous trouvons de nombreux exemples de solides vieillards qui défient les ans. Les précisions qui accompagnent toujours, dans ces écrits, la circonstance des décès nous donnent à penser que les bonnes natures, douées de chance leur vie durant, atteignaient allègrement les 70 ans et bien souvent davantage.

Toutefois, la vie des contemporains de la Marquise restait soumise à un grand nombre d'aléas pathologiques, maladies ou accidents, dont il était rare qu'on sortît indemne ou qu'on sortît tout court. Le risque vital demeurait impressionnant. Pour les hommes la blessure de guerre était souvent fatale et les correspondances ou mémoires de l'époque annoncent régulièrement les pertes relevées sur les nombreux champs de bataille. Non seulement celles qui concernent les nobles, les courtisans au service du Roi, dont la disparition frappait les esprits, mais aussi celles des troupes, dont on essayait d'estimer le nombre d'hommes morts sur le terrain. En dépit de l'extraordinaire audace des chirurgiens, dont la guerre était la meilleure école et qui y apprirent les bases d'une pratique qui devait rapidement se révéler plus efficace et plus pragmatique que celle des médecins, encore dépourvue d'une pharmacopée utile.

Marie de Rabutin perdit ainsi son père devant La Rochelle. Il ne survécut pas aux vingt-sept coups de pique qui le transpercèrent ou à un coup de canon, selon que l'on adopte une version plutôt qu'une autre. Cette mort lui évita, en cette glorieuse occasion, le risque-tout aussi grand, lui, le bretteur impénitent, de mourir de l'épée de l'un de ses rivaux en libertines aventures. Comme il arriva, hélas, à Henri de Sévigné, le jeune époux de Marie devenue marquise. Pour les beaux yeux de « lolo » de Gondran[2], dont il ne supportait pas de partager les charmes, il mourut du funeste coup d'épée du chevalier d'Albret, son rival.

Pour les femmes, l'accouchement était une redoutable affaire et la cause d'un veuvage masculin fréquent et de remariages. Les complications en étaient communes, aussi redoutables pour la mère que pour l'enfant. Le roi Louis XIV s'en émut et voulut y porter remède. Il soupçonnait à juste titre les pratiques des sages-femmes, fondées davantage sur la tradition que sur un véritable savoir. Elles étaient seules habilitées à accoucher des femmes dont on redoutait que le sexe fût exposé au regard des hommes. Il exigea pourtant qu'elles soient assistées de chirurgiens – dussent-ils voiler leur regard pudiquement –, afin de modifier des méthodes qu'il supposait contraire à l'hygiène ou à la raison.

L'enfant en sortait-il vivant que les maladies infectieuses, coqueluche, diphtérie, typhoïde, typhus, dysenterie, rougeole, variole ou petite vérole (la plupart étiquetées fièvres éruptives ou purulentes, aux causes encore mal identifiées), l'attendaient à coup sûr et prélevaient leur contingent de jeunes existences. L'« indissociable triptyque disette-épidémie-crise économique[3] » réunissait les conditions favorables au développement de terribles épidémies : sous-alimentation, moindre résistance, extrême pauvreté. Le contexte météorologique, économique et politique des années 1693-1694, en est un terrifiant exemple. Dans la France en guerre, soumise aux effets d'un hiver exceptionnellement froid (le vin gèle sur la table du Roi à Versailles) et dont les villes sont privées de pain, on va enterrer trois fois plus de morts que d'habitude, baptiser très peu d'enfants car rares sont les naissances et encore plus les mariages[4]. Paris perdra ainsi 15 % de sa population pendant cet hiver effroyable. La France, aux dires de Fénelon, n'est plus alors qu'un immense hôpital.

Indépendamment de ces conditions si particulières, la peste ressurgit régulièrement dans le terrible contexte que l'on sait, en 1628 dans le Lyonnais, où elle tue 40 000 personnes et la moitié des habitants de Gordes ; en 1636, dans le Chaumontois, dont un tiers de la population meurt et en

1652-1653 à Toulouse, où elle tue 10 % des habitants. Des épidémies moins caractérisées ou des affections composites qui se propagent aussi çà et là et tuent rapidement une part importante de la population.

Sans compter la variole. Dénommée petite vérole, cette maladie éruptive et contagieuse revêt alors un caractère endémique et parfois épidémique. C'est au XVIIe siècle la maladie infectieuse la plus meurtrière. Il est quasiment fatal d'en être atteint un jour ou l'autre au cours de sa vie. Un malade sur sept en meurt[5]. Elle fauche, en ces temps-là, 6 à 10 % de la population et, en comparaison, se révèle plus meurtrière que la peste elle-même (5 %). Elle décime par petites touches et de ce fait n'effraie pas comme cette dernière, communément très meurtrière. On a toutefois déjà remarqué qu'elle crée une immunité qui protège les rescapés. Aussi n'hésite-t-on pas dans les milieux populaires à exposer les enfants afin de les en protéger pour le restant de leur vie, du moins s'ils résistent à la première atteinte ou si la forme clinique de la variole qu'ils subissent est bénigne, car sa gravité en est très variable. On sait l'hécatombe dont en furent victimes à plusieurs reprises la Cour et la famille royale, et les conséquences qui en résultèrent. Elle retint l'attention des grands chroniqueurs du siècle. Si l'on affirme faussement que la Marquise en mourut à Grignan, n'oublions pas que son petit-fils Louis-Provence en décéda lui-même, quelques mois après sa grand-mère, ainsi que plus tard sa propre mère, victimes peut-être des précautions qui avaient été prises dans la famille, comme c'était le cas dans les classes sociales élevées qui avaient tendance à se protéger de sa contagion. Il faudra un siècle, avant que l'inoculation du pus variolique établisse les bases d'une vaccination efficace contre cette maladie mortelle, dont on pouvait craindre à tout instant la survenue.

Mais on meurt aussi du paludisme, très répandu dans les marais, comme ceux sur lesquels se construit le grand Versailles, du scorbut et de bien d'autres maladies contre lesquelles, il faut l'avouer, il n'existe aucun remède spécifique. Les fièvres tierces ou quartes accompagnent des syndromes infectieux mal identifiés et les épidémies virales (le rhume, la bronchite) affectent régulièrement la population. On craint tout d'un état fébrile qui s'éternise au-delà de huit jours et qui traduit aussi bien une pneumonie qu'une infection rénale, sans compter les accidents vasculaires, cardiaques, cérébraux qu'un régime alimentaire déséquilibré favorise, les cancers et tous les syndromes aigus chirurgicaux contre lesquels on reste impuissant à de rares exceptions près.

Il en sera ainsi pendant encore un siècle, durant lequel l'espérance de vie n'aura rien gagné ; elle n'y sera que de 27 ans. Un progrès malgré tout se dessine au XIXe siècle : en 1850, elle est de 40 ans. Il se poursuit au début du XXe, mais à pas lents. En 1950, l'espérance de vie atteindra 55 ans pour les hommes et 60 ans pour les femmes. Cette progression est parallèle à l'extension des mesures d'hygiène dans les villes, au progrès de la médecine qui précise sa séméiologie, devient capable de rattacher les symptômes observés à des lésions anatomiques précises et enfin, à la suite de Pasteur, de reconnaître la responsabilité des agents pathogènes dans les maladies infectieuses et les modalités de leur contagion. Les vaccinations permettront de concevoir les méthodes préventives.

Toutefois, comme le dit le professeur Jean Bernard, aucune vraie réponse thérapeutique à toutes ces maladies n'a été découverte avant le début du XXe siècle. C'est la mise en évidence de l'action des sulfamides, dans les années 1930, qui marque le vrai départ d'une médecine efficace, à laquelle on doit, au travers de l'énorme développement qu'elle connaît depuis la fin de la Seconde Guerre mondiale, d'avoir augmenté de trente années supplémentaires l'espérance de vie dans les pays les plus développés. De quoi rendre plus serein notre contemporain qui peut espérer de l'art médical le secours que réclamait madame de Sévigné, elle qui n'en recevait aucun et pourtant ne cessait d'y croire. On comprend mieux ainsi que, pour elle, « la santé, c'est-à-dire le plaisir des autres plaisirs » (1er octobre 1684) soit une préoccupation que l'on peut qualifier d'obsessionnelle. Pouvait-il en être autrement vu le contexte terrible de sa jeune enfance et quand, se résignant au mariage de sa fille, la comtesse de Grignan, elle doit subir la douleur d'une séparation qui fera de son inquiétude le principal mobile de sa correspondance ? Seule relation désormais permise entre elles deux, séparées par deux cents lieues, elle va exprimer toutes les angoisses que les événements ou l'imagination fertile de la Marquise vont faire naître. Légitimes ou injustifiées, elles seront à l'origine des commentaires et des recommandations qu'elle voudra imposer et qu'elle ne cessera de vouloir faire partager. Ces sentiments, un passage de la lettre qu'elle adresse à sa fille le 15 novembre 1684 les révèle parfaitement : « Vous dites une grande vérité quand vous m'assurez que l'amitié que vous avez pour moi vous incommode, et c'est une grande justice de croire que celle que j'ai pour vous m'incommode aussi. Je sens cette vérité plus que je voudrais, car j'avoue que, quand on aime à un certain point, on craint tout, on prévoit tout, on se représente tout ce qui peut arriver et tout ce qui n'arrivera point, et quelquefois on se représente si vivement un accident, ou une maladie, que la machine en est tout émue et que l'on a peine à l'apaiser. » Autre aveu, alors que Françoise est en route pour Grignan et va à Lyon s'embarquer sur le Rhône (depuis Livry, le 4 octobre 1679) : « Vous aviez un temps épouvantable quand vous vous êtes embarquée ; ce Rhône aura-t-il bien voulu de vous ? Quel mal vous aura fait cette tempête ! Et puis la bise peut-être en arrivant à Grignan. Ma fille on craint toujours quand on aime comme je le fais. J'attends de vos nouvelles avec impatience ; vos lettres font la consolation de ma vie. »

Désormais, Marie, veuve, voue un attachement quasi pathologique à sa fille Françoise, dont le sort l'a séparée. Elle se situe désormais très loin de l'indifférence qu'elle avait eue à l'égard de cette fillette très tôt confiée aux soins d'une nourrice, comme c'était commun dans la société à laquelle elle appartenait et dont Roger Duchêne a si bien expliqué les raisons[6]. Puis, elle l'a placée en 1656 chez les religieuses comme il était tout aussi courant de le faire, pour qu'elle y reçoive une bonne éducation. Elle ne s'attachera que plus tard à ses deux enfants, Françoise et Charles qu'elle n'a presque pas vus grandir et qu'elle retrouve comme de beaux adolescents.

Avec Charles dont la ressemblance avec son père est frappante, elle développera une complicité durable, car il partage son caractère. Elle sera la confidente de ses frasques dont il osera, avec une grande liberté de ton, tout lui avouer. Elle ne se fait aucune illusion cependant sur la distance des liens qui l'uniront à lui plus tard, tant il est commun qu'un fils se sépare de sa famille et se mette au service du Roi.

Avec Françoise, les relations sont d'emblée plus difficiles. Si elle n'a rien à envier à sa mère en matière de beauté, elle ne partage pas la séduction si vive de la Marquise, son aisance, ni même le goût pour les mondanités qu'à l'époque de l'adolescence de Françoise, Marie cultive encore. Tout est en germe de ce que sera plus tard la difficile relation entre les deux femmes. « Madame de Sévigné s'étonne, avant d'en souffrir, du fossé qu'elle devine entre cette enfant blonde, qui lui ressemble, et elle-même [...]. L'âme sœur qu'elle n'a pas rencontrée dans le mariage et qu'elle ne poursuit pas dans ses décevantes amours, elle aurait voulu l'avoir enfantée », nous dit Anne Bernet, qui met ainsi en scène les relations de domination contrariée que la Marquise entretiendra sans répit avec sa fille[7].

Au grand profit des lettres françaises. Car ces lettres qu'elle écrit « pour le besoin d'écrire[8] » constituent une drogue dont elle a besoin. Sans lettre, elle est en état de manque et l'attente lui devient insupportable. Pour quels motifs ? En premier lieu pour la grande crainte que sa fille n'entretienne pas cette relation épistolaire, dont elle a un impérieux besoin, et prenne ainsi ses distances. « Il faudra beaucoup de temps et de lettres régulièrement reçues pour que madame de Sévigné se rassure sur la fidélité de sa fille à lui écrire à chaque courrier », écrit Roger Duchêne. Une fois rassurée et cette raison d'inquiétude tarie, d'autres motifs qui s'inscrivent dans la nature profonde de la Marquise, dont le besoin constant d'écrire traduit sans doute le plus formellement sa nature angoissée, vont prendre le relais. Parmi eux, la santé restera le plus prolixe des tourments. Comme, selon madame de Scudéry, la correspondance des femmes permet de pratiquer « un certain art qui fait qu'il n'est presque rien qu'on ne puisse faire entrer à propos dans les lettres de cette nature », la chère Marquise s'y emploiera avec l'immense talent que l'on sait. Elle ne se bornera pas à nous rapporter les seuls états de santé de sa fille, mais aussi les siens propres et tous ceux de ses proches qu'au travers de son courrier bihebdomadaire, nous lisons trois siècles et demi plus tard avec le même bonheur que si nous les avions lus dans toute leur fraîcheur.

Pour nos jeunes contemporains, la santé est, sinon un droit comme ils le pensent, du moins une condition normalement liée à leur existence. Si elle se trouve compromise, elle relève d'un réseau sanitaire en lequel ils ont toutes les raisons de placer leur confiance. De nombreux accrocs, certes, peuvent l'entacher, mais la plupart, qu'ils soient médicaux ou chirurgicaux, trouvent dans l'extraordinaire variété des soins une solution favorable. La mort n'en est pas le terme probable. Certes, le cancer et le sida gardent l'apparence de maladies terrifiantes, mais on sait leur opposer des thérapeutiques, une recherche biologique, qui entretiennent avec raison les espoirs de progrès retentissants. Le vieillissement reporte à la fin de l'existence une inquiétude légitime dans la mesure où s'impose la fatalité du dérèglement programmé de toutes les fonctions dont l'accord harmonieux constituait la santé. En ce domaine, même les hommes se permettent de rêver à une plus tardive mortalité. La mort elle-même se déroule en milieu spécialisé, rarement chez soi, au milieu d'une famille. Elle perd ainsi la charge émotionnelle que comporte le « passage », la présence prolongée d'un corps dont les derniers soins intimes, la toilette sont confiés à des personnes étrangères. Les modalités de l'enterrement se traitent plus abstraitement qu'autrefois, alors qu'aucune veillée, aucun accompagnement ne marque à jamais des témoins obligés. Les maladies sont heureusement devenues pour nos contemporains des surprises, des coups du sort, beaucoup plus que les incidents prévisibles d'un parcours nécessaire. La mort, dans sa fatalité est reportée en ces limites lointaines qu'il est permis de confondre avec une histoire à laquelle nous n'appartenons pas encore. Et il n'est plus rare de conduire ses parents jusqu'en un âge où la nécrose progressive de leurs talents précède leur disparition et prépare leur départ.

Que disait, à l'opposé, Bossuet aux contemporains de madame de Sévigné[9] ? : « Ma carrière est de quatre-vingts ans tout au plus ; et pour aller là par combien de périls faut-il passer ? par combien de maladies, etc., à quoi tient-il que le cours ne s'en arrête à chaque moment ? ne l'ai-je pas reconnu quantité de fois ? J'ai échappé [à] la mort à telle et telle rencontre : c'est mal parler, j'ai échappé [à] la mort : j'ai évité ce péril, mais non pas la mort : la mort nous dresse diverses embûches ; si nous échappons l'une, nous tombons en une autre ; à la fin il faut venir entre ses mains. » En ce « sermon sur la brièveté de la vie » c'est un intermédiaire du Tout-Puissant qui s'exprime en qualité de thérapeute. Dans son sermon sur la Providence, il annonce le remède : « Si cependant les misères croissent, si le fardeau des malheurs s'augmente, ne te laisse pas accabler, et reconnais dans la douleur qui te presse l'opération du médecin qui te guérit [...]. Enfin, si tes forces se diminuent, soutiens ton courage abattu par l'attente du bien que l'on te propose, qui est une santé éternelle dans la bienheureuse immortalité. » Il n'est de véritable recours qu'en la Providence pour traiter ses propres malheurs et le médecin n'est pas celui qu'on pense, le pauvre impuissant qui tient la main du mourant, mais celui qui promet la santé éternelle dans l'immortalité.

Le prône de Bossuet, si explicite, nous paraîtra sans doute lénifiant lorsqu'on le compare à la « Prière pour demander à Dieu le bon usage des maladies » que Pascal composa en 1659, dans les dernières années de sa courte vie alors qu'il n'en entretenait plus ses maigres forces que par le lait d'ânesse, le seul aliment qu'il supportait[10]. « Vous m'avez donné la santé pour vous servir et j'en ai fait un usage tout profane ; vous m'envoyez maintenant la maladie pour me corriger. Faites-moi bien connaître que les maux du corps ne sont autre chose que la punition et la figure tout ensemble des maux de l'âme. Mais, Seigneur, faites aussi qu'ils en soient le remède, en me faisant considérer dans les douleurs que je sens, celle que je ne sentais pas dans mon âme, quoique toute malade et couverte d'ulcères. » Des incommodités physiques, des migraines atroces, des maux d'entrailles dont il souffre depuis sa jeunesse, il fait un lien avec le Seigneur dont il attend, davantage que la guérison de son corps, celle de son âme. De ces maux dont, nous dit sa sœur, il ne se plaignait jamais. « Il regardait cela comme un gain pour lui. » C'est ainsi que, d'une rage de dents effroyable et des insomnies qui l'accompagnèrent, il sut tirer l'une des plus belles démonstrations physiques de son temps, celle de la « roulette ». Dénommée autrefois trochoïde ou cycloïde, elle consistait à déterminer le chemin que fait un clou planté sur une roue pendant que celle-ci accomplit une révolution complète, en supposant que la roue soit un cercle parfait et la terre parfaitement plane. Le père Mersenne, en 1615, en avait défini le problème. Ce n'est qu'en 1634 que Roberval soumit une solution, tout comme Descartes et Fermat. Galilée lui-même s'y était intéressé, de même que Toricelli. Pascal, aux dires de Leibniz, y ajouta des « vérités profondes et extraordinaires » et en acheva brillamment la démonstration. Ce que les mathématiciens appellent le calcul intégral est donc né au plus fort d'une rage de dents, mais, comme le dit sa nièce Marguerite Périer : « Cette application si vive détourna son mal de dents, et quand il cessa d'y penser après l'avoir trouvée, il se sentit guéri de son mal. » Quel médecin eut fait mieux ? Mais eût-il eu sa place auprès de celui qui croyait aux miracles après que sa nièce eut été guérie d'une fistule lacrymale le 24 mars 1656 ? C'est par l'attouchement d'un reliquaire contenant une épine de la couronne du Christ qu'elle le fut et Pascal en fut profondément troublé, alors même que ce « miracle de l'épine » suscitait autour de Port-Royal quelques sévères critiques !

Sans aller jusqu'à la résignation souhaitée de Pascal, vivre au XVIIe siècle imposait qu'on acceptât une fatalité que rien ne pouvait réellement contrarier. Sans doute le cours des jours faisait-il oublier ce danger qui guettait chaque être vivant et celui-ci tentait-il de s'en protéger à la mesure de ses moyens et de sa culture. Sans doute aussi, bien loin de la profonde résignation sans appel qui accablait le pauvre peuple, l'orgueil de paraître qui habitait les nobles, en une société qui leur était favorable, leur faisait-il à l'opposé négliger les plus élémentaires règles de prudence. La gloire résultant d'une blessure acquise pendant la bataille, dût-on en mourir quelques jours plus tard, était sans égale : Versailles apprenait régulièrement la mort glorieuse de ses courtisans sans que cela impressionnât vraiment plus de quelques heures, à moins qu'il ne s'agisse du grand Turenne. L'honneur outragé conduisait aussi à la mort. Henri de Sévigné en reste l'exemple le plus stupide, mais il n'est malheureusement pas le seul en dépit de la peine capitale qui menaçait les duellistes.

L'incertitude que l'événement médical ou chirurgical imposait au destin des hommes et des femmes de cette époque est très perceptible au travers de leur correspondance. Si celle de madame de Sévigné reste de loin la plus extraordinairement instructive et en un sens pédagogique, elle ne détient pas le monopole du genre. En son temps, il est habituel d'informer son correspondant de sa propre santé ou de celle des siens tout en s'inquiétant de la santé de celui auquel on écrit. La santé est mise en question au début de presque chacune des lettres à sa fille. Habitude répercutée de génération en génération et passée, de nos jours, dans le rapport oral, pour devenir le « comment allez-vous ? » qui accompagne le salut que nous adressons à celui que nous rencontrons, sans d'ailleurs que l'on tienne vraiment à en connaître la réponse. Dans les lettres de la Marquise tout aussi bien que dans celles de ses contemporains repose ainsi un monceau d'observations cliniques fort pertinentes qui pourraient nous faire penser que tous les instruits de ce temps partageaient l'art de les rédiger. Ce n'est en vérité que le souci d'échanger des informations relevant d'événements dont le cours reste totalement incertain tant sont floues à la fois les hypothèses diagnostiques et les affirmations thérapeutiques. Nul ne peut échapper au sentiment d'irrésolution d'une médecine qui, sans être aussi ridicule que ce que l'on veut bien dire, n'en reste pas moins soumise essentiellement à ce que décide la bonne nature, laquelle se révèle bien souvent extrêmement cruelle.

Nul n'échappe aussi à l'obligation d'échanger des informations, soutirées de quelque sommité médicale ou de quelque charlatan, dont les « tuyaux » infaillibles relèvent autant de la mystification que de l'escroquerie. Leur variété est infinie et leur étrangeté ne semble pas leur destiner plus de critique que les quelques remèdes de valeur que l'on commence à utiliser. Tout repose sur un partage des connaissances de l'exercice médical que s'approprient ceux qu'inquiètent des situations qu'ils vivent, sans véritable savoir, et dont ils craignent qu'elles ne prennent un tour tragique. Dans le « sauve-qui-peut » qu'ils conçoivent, ils s'associent pour conjurer un sort qui leur échappe et recourent à tous les moyens qu'ils peuvent saisir, tout aussi irrationnels dans leur conception que dans leur mode d'action. Mais à vrai dire pas tellement différents de ceux qu'utilisent sous leurs yeux des médecins tout aussi effrayés de leur impuissance en dépit des avantages que leur confère leur expérience médicale.

Racine, dans une lettre du 31 mai 1692, tente de réconforter son fils qui a la variole, variole qui l'inquiète à juste titre : « Vous aurez pu voir par les lettres que j'écris à votre mère combien je suis touché de votre maladie et la peine extrême que je ressens de n'être pas auprès de vous pour vous consoler [...]. Il est extrêmement important pour vous de ne pas vous impatienter [...]. C'est une maladie dont peu de personne sont exemptes ; et il vaut mieux en être attaqué à votre âge qu'à un âge plus avancé[11]. » Quelques jours plus tard, il écrit à Boileau (le 3 juin) : « J'ai été si troublé depuis huit jours par la maladie de mon fils, que j'appréhendais qui ne fût fort dangereuse, que je n'ai pas eu le courage de vous mander aucune nouvelle. » La variole était la plus grande tueuse de ce temps. Quelques années plus tôt, en 1687, c'est de la santé de Boileau que Racine s'inquiète. Boileau souffre d'une affection rhinopharyngée s'accompagnant d'une extinction de voix qu'il soigne à Bourbon-Archambault. Racine s'enquiert sans arrêt de l'évolution de sa maladie et sollicite à la Cour les avis des médecins qu'il rencontre afin d'aider son ami.

Ainsi de Dodart, médecin de la princesse de Conti, dont Guy Patin disait fort grand bien. Louis XIV s'étonnait qu'à sa mort, la Princesse le pleurât, alors qu'il n'était que « son médecin et son domestique ». Elle répondit : « Ce n'est ni mon médecin ni mon domestique que je pleure, mais mon ami. » Ce Denis Dodart conseille à Boileau le sirop d'abricot « qui vous est fort bon, pur ou mêlé à l'eau en l'avalant lentement goutte à goutte ». Il ajoute profiter de la recette en même temps que le docteur Félix, le chirurgien du Roi qui en fin de compte « se croit le plus malade des trois ». Mais pour son mal de gorge, Fagon, le médecin du Roi recommande à Racine de boire beaucoup d'eau de Sainte-Reine, des tisanes de chicorée. Le docteur Nicole, lui, contre-indique absolument, ce qui fait écrire Racine à Boileau : « Présentement je n'exécute ni son ordonnance ni celle de Fagon [...]. Je me suis remis dans mon train de vie ordinaire et je m'en trouve assez bien. » Il n'en poursuit pas moins ses recommandations à son ami dont la voix ne s'améliore guère : avaler une tisane à l'erysimum qui a guéri un chantre de Notre-Dame dont la carrière était compromise. Il prend l'avis de Daquin, qui conseille à l'auteur de *L'Art poétique* le docteur des Trapières plutôt qu'un autre. Hésitant sur les moyens, il le rassure cependant en lui disant que monsieur Morin, qui a confié la recette de l'erysimum à Dodart, est « sans doute le plus habile médecin qui soit dans Paris, et le moins charlatan ». Puis, alors que, toujours inquiet de la durée du mal de son ami, Racine redemande son avis à Fagon, celui-ci recommande de quitter d'urgence les eaux de Bourbon, où pourtant le bon Amyot surveille le déroulement de la cure. « Monsieur Fagon me dit que du moment qu'il s'agissait de la vie et qu'elle pouvait être en compromis, il s'étonnait qu'on mît en question si vous prendriez des demi-bains. Il en écrira à monsieur Bourdier et cependant il m'a chargé de vous écrire au plus vite de ne point vous baigner. » Il est suivi en cela par Félix, Moreau, Du Tartre, etc.

Qui croire après tant d'avis contradictoires ? Sa Majesté le Roi peut-être qui, après avoir demandé à Racine des nouvelles de Boileau, prononce cette sage sentence : « Il fera mieux de se remettre à son train de vie ordinaire ; la voix lui reviendra lorsqu'il y pensera moins. » Ce qui arriva. Racine n'écrit-il pas encore, le 24 août 1867, à son ami Boileau : « Monsieur Roze m'avait déjà dit de vous mander de sa part que le Roi, après Dieu, était le plus grand médecin du monde, et je fus même fort édifié que monsieur Roze voulut bien mettre Dieu devant le Roi. » De cette correspondance entre Racine et Boileau, nous tirons maintes informations sur la santé des gens de la Cour, le rôle du quinquina, du café, du chocolat comme nous en retrouverons à foison dans les lettres de la Marquise. Ainsi, la santé, lorsqu'elle était compromise chez l'un de leurs amis, entretenait-elle communément à cette époque, au-delà du recours aux hommes de l'art, et surtout au travers des hésitations de ceux-ci, une relation de solidarité qui n'hésitait pas à mettre en doute leur capacité et à solliciter les aides d'où qu'elles viennent.

Avant de quitter le grand auteur tragique, n'est-il pas particulièrement pathétique de revivre avec lui l'émotion d'un père qui craint de perdre son enfant de 12 ans et qui nous en transmet au travers des siècles toute l'émotion ? Fanchon était malade. « La pauvre Fanchon s'était beaucoup plainte de maux de tête tout le matin ; elle avait pourtant été à confesse à Saint-André. En dînant ses maux de tête l'ont reprise, et on a été obligé de la mettre sur son lit. Sur les trois heures, comme je prenais mon livre pour aller à vêpres, j'ai demandé de ses nouvelles. Votre mère [il écrit à Jean-Baptiste son fils aîné] qui la venait de quitter m'a dit qu'elle lui trouvait un peu de fièvre. J'ai été lui tâter le pouls ; je l'ai trouvée renversée sur son lit, la tête qui lui traînait à terre, le visage tout bleu et tout bouffi, sans la moindre connaissance, avec une quantité horrible d'eaux qui l'étouffaient et qui faisaient un bruit effroyable dans sa gorge ; enfin une vraie apoplexie. J'ai fait un grand cri, et je l'ai prise dans mes bras, mais sa tête et tout son corps n'étaient plus que comme un sac mouillé, ses yeux étaient tout renversés dans sa tête ; un moment plus tard elle était morte. Votre mère est venue tout éperdue, et lui a jeté deux ou trois poignées de sel dans la bouche, en lui ouvrant les dents par force ; on l'a baignée d'esprit de vin et de vinaigre, mais elle a été plus d'une grande demi-heure entre nos bras dans le même état que je vous ai représenté et nous n'attendions que le moment où elle allait étouffer.

[On appelle Maréchal, Du Tartre en vain.] À la fin, à force de la tourmenter et de lui faire avaler par force, tantôt du vin, tantôt du sel, elle a vomi une quantité épouvantable d'eau qui lui était tombée du cerveau dans la poitrine. Elle a été pourtant deux heures entières sans revenir à elle, et il n'y a qu'une heure, à peu près, que la connaissance lui est revenue [...]. Elle ne se souvient de rien de ce qui lui est arrivé [...]. Madelon [sa jeune sœur] en est encore toute effrayée et a bien pleuré sa sœur qu'elle croyait morte » (31 mars 1698).

Cette lettre empreinte de la panique toute récente d'un père qui a cru perdre entre ses bras sa jeune enfant exprime à la fois l'extrême attention portée aux symptômes dont il tente de décrypter les mystères et les gestes d'urgence qu'il croyait devoir accomplir, sachant que si Maréchal ou Du Tartre étaient intervenus, ils auraient selon leurs convictions recommandé ou une purgation ou une saignée. Qu'auraient-ils diagnostiqué de plus assuré que la chute d'eau du cerveau sur la poitrine ? Quelque échange d'humeurs au devenir tout aussi incertain. Car où en était vraiment la médecine en cette seconde moitié du XVIIe siècle ?

Chapitre 2

L'ÉTAT DE L'ART

> « Ce n'est que de la santé
> qu'il est question dans le monde :
> "Comment vous portez-vous,
> comment vous portez-vous ?"
> Et l'on ignore entièrement cette science
> qui nous est si nécessaire ! »
>
> Madame DE SÉVIGNÉ

« Les médecins sont bien empêchés pour remédier à un mal si extraordinaire. » C'est ainsi que Coulanges termine une lettre adressée à sa cousine, la marquise de Sévigné (24 mai 1694). Son objet est la santé de madame de Sanzei : « On prétend que les parfums et les jonquilles, dans un temps où ces odeurs sont mortelles, l'ont jetée dans l'état où elle est. On a jusqu'ici qualifié son mal d'un rhumatisme dans les entrailles. Il n'y a sorte de remèdes qu'on lui ait faits, jusqu'à la saigner trois ou quatre fois du pied en deux jours. Enfin elle est dans des agitations et des convulsions si violentes qu'elle n'a plus de repos qu'en prenant de l'opium, dont on lui fait faire un trop fréquent usage. » Il n'est pas démontré que Coulanges ait parfaitement saisi ce que lui ont dit les médecins qui traitent madame de Sanzei, sa sœur. Toutefois, rien de surprenant dans la croyance au rôle mortel du parfum des jonquilles, en l'existence d'un rhumatisme des entrailles, et dans l'ordonnance de plusieurs saignées. Le tout dans une incohérence de pensées et d'actions tout à fait habituelle. La correspondance du temps fourmille d'exemples semblables qui traduisent le désarroi habituel des médecins devant une complexité médicale dont ils ne possèdent pas encore les clés et que, faute de procédure thérapeutique raisonnée, ils ne peuvent aucunement influencer ; d'autant plus qu'alors, ne sont à leur disposition que très peu de drogues actives, dont on conteste d'ailleurs farouchement les indications. Les autres ne sont, pour la plupart d'entre elles, que d'inefficaces et fantaisistes recettes héritées de temps immémoriaux dont on ne peut écarter les nuisances et dont les effets restent toujours douteux.

Faut-il en conclure cependant que la médecine n'est qu'une fausse assurance en une société encore incapable de dominer le champ de ses développements ? Pour Daremberg cité par Jacqueline Lévy-Valensi[1] : « Le XVIIe siècle, période de transition, n'a plus pour la médecine, proprement dite, la pleine possession du passé et n'a pas encore le juste sentiment de l'avenir : c'est un vaisseau désemparé qui chasse sur ses ancres et dont l'équipage consulte inutilement la boussole, tandis qu'il est en proie à la fureur des vents. » La citation fait image : la médecine en ce XVIIe siècle finissant est une discipline « déboussolée ».

La maladie crée, en quelque sorte, une situation toujours préoccupante. Elle n'est pas pire que celle qui a prévalu depuis l'Antiquité, mais la pérennité de ses mystères choque en un siècle où l'on sait raisonner. On commence à comprendre que ce que l'on a admis jusqu'alors n'est peut-être pas tout ce qui pourrait l'être et que l'Antiquité, à laquelle on se réfère à chaque instant, n'a peut-être pas laissé en toutes choses l'idéal du beau et du vrai que l'on chante encore. On admet tout juste qu'après Aristote, il reste sans doute encore des choses à faire. D'autant que la pensée humaine, les querelles d'ordre métaphysique s'étant apaisées, redonne sa place à la raison, à ce qui se vérifie, s'analyse, se palpe, se mesure, et fait dater terriblement les errements qui polluent encore la logique médicale du temps. C'est devenu une telle évidence que ses aspects les plus grotesques s'exposent à la critique narquoise et féroce d'un Molière, d'un Boileau, d'un La Fontaine, suivis en cela par toute une société qui se venge des médecins dès l'instant où le recours qu'elle continue à implorer avec insistance se solde par des entreprises qui échouent, la mort en étant hélas trop souvent le terme.

Puisqu'il n'est pas interdit de rire des situations les plus tragiques et que le rire d'un Molière reste d'une indiscutable drôlerie, sans l'ombre d'une ride, nous serions tentés de lui concéder l'exclusivité d'une critique résolument objective de la médecine du temps de Louis XIV, l'excusant d'avoir parodié un exercice qui se voulait utile et qui ne l'était guère. Nous pouvons comprendre aussi qu'il ait pu profiter des travers que lui offraient nombre de praticiens de l'époque ; ceux qui s'obstinaient à refuser tout progrès et qui firent de l'École parisienne la plus obscurantiste qui soit dans son acharnement à nier toute invention et à refuser les avancées que proposait sa rivale montpelliéraine. Toutefois, si nous ne retenions que ces amusantes parodies, nous négligerions tout un pan de l'évolution médicale qui conduira à un changement radical dans les méthodes, les actions et les performances des médecins dans la seconde moitié du XVIIe siècle. Elle transparaît, malgré tout, dans l'intérêt que lui porte la société contemporaine, dans la mesure où ses atouts, principalement sa santé, sont en cause et qu'elle perçoit indirectement les enjeux d'un conflit opposant les tenants d'une tradition obsolète aux inventeurs d'une nouvelle médecine.

Depuis le XVIe siècle, en effet, la critique des dogmes antiques s'est plus ou moins timidement affirmée. Paracelse (1493-1541) à Bâle a détrôné Galien et Avicenne, et vanté la chimie comme facteur thérapeutique. Vésale (1514-1564) a relégué l'anatomie du singe ou celle du porc à ce qu'elle est : de très imparfaits modèles par rapport à l'anatomie de l'homme, seule susceptible de faire comprendre les fonctions des organes. Viennent à leur suite les penseurs, comme Galilée (1564-1642) ou René Descartes (1596-1650), que la médecine intéresse, les adeptes des esprits animaux, du *pneuma* ou souffle vital. Francis Bacon (1561-1626) tient un solide discours médico-philosophique sur l'empirisme auquel il accorde une grande place tout en s'opposant aux « empiristes », auteurs sans diplômes d'une médecine parallèle. John Locke (1632-1704), empiriste célèbre, allie philosophie et médecine. Leibniz (1646-1716) aussi, dont la rupture avec le savoir figé des anciens n'en comporte pas moins une étonnante tolérance vis-à-vis de l'alchimie et des antiques « monades » actives et pensantes.

Ce mélange d'audace et de réserve constitue les bases d'une médecine scientifique. En cela, il annonce Harvey (1578-1657), le découvreur du principe de la circulation. C'est en 1628 que celui-ci publie *Exercita anatomica de motu cordis et sanguini in animalis*, qui constitue la grande découverte du siècle, modèle de raisonnement déductif et d'observation anatomique, d'une portée physiologique considérable. Ibn Nazif et Michel Servet (brûlé à Genève pour l'avoir trop tôt pressenti) avaient sans doute précédé Harvey dans l'hypothèse qu'il propose, mais sa démonstration qui définit le rôle du cœur et le sens de la circulation du sang n'appartient qu'à sa sagacité. Il nie le rôle qu'y joue le foie. Il s'oppose ainsi aux idées reçues et partagées par la plupart des médecins qui s'appuient sur le seul fait que Galien n'en parle pas. Sa découverte et l'opposition qu'elle provoque en l'école de Paris est à l'origine d'une querelle formidable qui prend à témoin toute la société de la capitale.

Cette querelle trouve aussi son origine dans la découverte de Jean Pecquet, le Dieppois, diplômé de la faculté de Montpellier (1622-1674). Il s'intéresse comme Harvey à la circulation lymphatique et démontre l'existence de la citerne abdominale, où se déversent les vaisseaux lactés, ainsi que celle du canal thoracique, qui s'anastomose à la veine sous-clavière. À l'affirmation de Harvey qui ne fait plus « partir » les veines du foie s'ajoute ainsi celle de Pecquet, lequel nie que les aliments rallient le foie pour y fabriquer le sang.

Ces deux découvertes portent au comble le désarroi des tenants de la théorie de Galien. Si elles nient le rôle du foie dans la circulation, c'est donc que ce grand ancêtre se serait trompé et que son erreur est entretenue par tous les responsables qui en perpétuent l'enseignement. Hippocrate et Aristote eux-mêmes seraient donc incertains ? Il est difficile d'imaginer le trouble que ces deux découvertes causèrent dans le corps médical. Il faut se reporter à ce qu'il était alors : attaché à ses prérogatives locales, composé d'un nombre restreint de membres (une centaine à Paris pour quelque 540 000 habitants), tous coulés dans le même moule et imprégnés d'une culture classique qui plaçait l'enseignement d'Hippocrate, d'Aristote et surtout de Galien au niveau d'un dogme intangible. Leur exercice s'en accommodait fort bien ; à la fois scientifiquement, car il était routinier, et financièrement car la demande était forte.

On comprend que toute innovation en troublait à la fois leur esprit et leur situation, par ailleurs battue en brèche par une multitude de charlatans de toutes espèces, qui inventaient et vendaient des remèdes plus fumeux les uns que les autres. Aussi des affirmations aussi contrariantes que celles de Harvey ou de Pecquet, reposant sur une démonstration solide, ébranlent-elles leur édifice au point qu'elles engagent le corps des professeurs de la faculté de Paris à réagir. Il y réfléchit, estime que la contre-attaque doit être vive et décide d'en confier la responsabilité à l'un de leurs plus brillants collègues dont la réputation est incontestée : Jean Riollan fils (1577-1657).

C'est un grand savant, un anatomiste de grand renom, qui appartient au Collège royal de Paris, un homme d'une honnêteté indiscutable et dont les immenses talents vont être mis au service d'une bien mauvaise cause. On est consterné à l'analyse des arguments qu'il oppose à Harvey ; ils sont en effet pitoyables et peu dignes d'un homme aussi respectable, même s'il s'efforce d'exprimer avec courtoisie sa critique des travaux de Harvey. Il sera d'ailleurs l'un des rares contradicteurs auxquels celui-ci daignera répondre. Il est bien triste ce combat de savant fourvoyé, qui déploie un talent fou à soutenir des thèses absurdes avec une sincérité que l'on ne peut mettre en doute. Son bon sens se révolte contre une théorie qui détruit tout ce sur quoi repose son savoir. « Il se rejette violemment vers le passé et dépense toutes les ressources de sa dialectique à se tromper lui-même, plutôt que de faire des concessions qui l'eussent entraîné plus loin qu'il ne voulait, et épuisa sa vie dans cette misérable tâche, indigne de son talent[2]. » Guy Patin, le doyen de la faculté de Paris, que nous retrouverons, vient à sa rescousse. Ses arguments sont tout aussi opposés aux thèses de Harvey, mais il les exprime à sa manière, brutalement, afin de détourner ses disciples de ces découvertes contrariantes. Au nom de l'immense majorité de ses confrères, il stigmatise ceux qui adoptent les thèses de l'Anglais, ceux qu'il appelle les « circulateurs », en jouant sur les mots quand il s'exprime en latin (*circulator* veut dire charlatan). On en devine pas moins qu'il adopte une position de principe plutôt que le ton d'une véritable critique scientifique. Plus administrateur qu'homme de science, il n'a sûrement pas compris tout le sens et les développements qu'implique la découverte de Harvey, mais il n'est pas douteux qu'il en ait saisi, en revanche, l'impact délabrant sur l'enseignement qui était pratiqué en sa faculté. La querelle s'éternisera.

Il faudra attendre la publication des thèses de Fagon (1638-1718), en 1663, et celle de P. Mallot, en 1665, pour que l'on reconnaisse l'intérêt de la circulation du sang dans les rangs de la Faculté. Il faudra toutefois que Louis XIV en impose, en 1673, l'enseignement au Jardin du Roi (notre Jardin des Plantes) par Dionis (1643-1718) pour que cessent les débats qu'elle suscite encore. Les protagonistes de ces grandes découvertes, Harvey et Riolan, seront morts depuis seize ans déjà. Notons cette intervention de l'autorité royale dans la querelle de la circulation. Elle ne sera pas la seule et contribuera à plusieurs reprises à favoriser l'orientation scientifique dans l'enseignement de la médecine[3].

Ce grand débat autour de la circulation fut indiscutablement le point de départ d'une révolution médicale dont nous verrons plus loin les développements, mais il fut surtout l'occasion de critiquer à souhait un corps médical attaché aux fondements d'un enseignement momifié depuis des siècles. Dépassant le cadre des cénacles médicaux, il avait trouvé un terrain très favorable dans un public aussi friand de science que de ragots. Dans le foisonnement des écrits qui traversaient les salons et les académies ou inspiraient le théâtre, les allusions y furent nombreuses qui mirent en scène ce conservatisme coupable.

Boileau ne fut pas le moins cruel. Dans *L'Arrêt burlesque*, écrit en collaboration avec Bernier, ce médecin ami de Molière, ne « fait-il pas défense au sang d'être plus vagabond, errer et circuler dans le corps, sous peine d'être entièrement livré et abandonné à la faculté de médecine » ? Molière, dans *Le Malade imaginaire*, ne fait-il pas de Diafoirus un médecin plus « anticirculateur » que les vrais ? Quand celui-ci présente son fils Thomas, ce dernier aime à préciser : « Sur toutes choses ce qui me plaît en lui et en quoi il suit mon exemple, c'est qu'il s'attache aveuglément aux opinions de nos anciens et que jamais il n'a voulu comprendre ni écouter les raisons et les expériences des prétendues découvertes de notre siècle, touchant la circulation du sang et autres opinions de même farine. » Pouvait-on moquer davantage ceux que Molière poursuivait de son piquant esprit ?

Car ils sont partout ces médecins dont il critique tant la pédanterie, la cuistrerie, l'impudence, le goût de l'argent : dans *La Jalousie de Barbouillé, Le Médecin volant, Dom Juan, L'Amour médecin, Le Médecin malgré lui, Monsieur de Pourceaugnac* tout comme dans *Le Malade imaginaire*. Si, à peu près toute sa vie durant, Molière mit en scène la médecine et les médecins, remarquons qu'en moins d'une année, de septembre 1665 à août 1666, il écrivit *L'Amour médecin*, véritable farce, *Le Misanthrope* qui donne un rôle essentiel aux « humeurs » (« Mon phlegme est philosophe autant que votre bile ») si chères à la médecine, et enfin *Le Médecin malgré lui*, peut-être le plus critique des trois. Faut-il que la médecine ait eu pour lui une telle importance pour que l'on y trouve l'une des principales sources de son humour ?

Certes, elle ne fut pas sa seule source d'inspiration comique autant qu'acide, dans son théâtre si riche en caricatures de toutes sortes. Il n'épargna personne, pas même les femmes dont il moqua l'aspiration naissante à la culture et à l'écriture, en somme la libération d'un carcan que les hommes jusqu'alors leur imposaient. Quelques années plus tard, alors que *Tartuffe* retrouvait l'autorisation d'être joué, Molière s'en explique dans la préface qui précède le texte de sa pièce refondue : « Voici une comédie dont on a fait beaucoup de bruit, qui a été longtemps persécutée ; et les gens qu'elle joue ont bien fait voir qu'ils étaient plus puissants en France que tous ceux que j'ai joués jusqu'ici. Les marquis, les précieuses, les cocus et les médecins ont souffert doucement qu'on les ait représentés, et ils ont fait semblant de se divertir, avec tout le monde, des peintures que l'on a faites d'eux ; mais les hypocrites n'ont point entendu raillerie ; ils se sont effarouchés d'abord et ont trouvé étrange que j'eusse la hardiesse de jouer leurs grimaces et de vouloir décrier un métier dont tant d'honnêtes gens se mêlent. » À bon entendeur salut !

Les médecins trouvent leur place dans son esprit aux côtés des marquis, des cocus et des précieuses. Faut-il que cette place, peu flatteuse, ait acquis au fil du temps une signification plus sérieuse que celle qu'on lui réservait dans les farces initiales ? Faut-il que les rapports avec Louis Daquin, premier médecin de Marie de Médicis et père d'Antoine, futur premier médecin du roi Louis XIV, qui fut le propriétaire de l'appartement qu'il habitait avec Armande rue Saint-Thomas-du-Louvre depuis 1661, aient influencé défavorablement son opinion ? Ou plutôt ne faut-il pas évoquer les rapports que Molière eut avec la maladie et donc avec les médecins ?

À vrai dire, si l'on reste impressionné par la mort brutale qui le frappa en pleine gloire, les opinions que l'on peut formuler sur sa santé restent imprécises. Sa condition de « vedette » de l'époque, que met si bien en évidence Roger Duchêne[4], ne simplifie d'ailleurs pas le problème. Et les ragots, les pamphlets à la manière d'*Élomire Hypocondre ou les médecins vengés*, comédie publiée en 1670 par Le Boulanger de Chalussay, qui lui est farouchement hostile, ne facilitent en rien cette tâche. Molière détenait-il lui-même un bon fond d'hypocondrie, riche en suppositions morbides, que ses soucis et chagrins répétés ranimaient régulièrement[5] ? Fut-il réellement épileptique, au sens imprécis d'alors, avec tout le cortège angoissant qui accompagne souvent cet état ? Ou ne veut-on par là qu'évoquer ce « hoquet » qui contrariait sa diction en fin de phrase ?

Plus sérieuses sont certaines affirmations qui font état dans le registre si précis de Lagrange de plusieurs arrêts de maladie. Roger Duchêne nous aide, là encore, à en préciser l'ordre. En 1664, Molière a 42 ans. Il se voit contraint de « mesurer ses forces », simple précaution destinée à alléger des tâches de création surhumaines. Que n'a-t-il en effet écrit, mis en scène, animé dans les années précédentes au théâtre du Palais-Royal ou pour le roi à Versailles ! On apprend en 1666 par l'une des lettres en vers que Robinet adressait à Madame que « la Parque au gosier glouton » a failli emporter « le Dieu du ris ». Mais, le 28 février, on apprend que celui-ci, autrement dit Molière, « qu'on a cru mort, se porte bien ». On hésite entre une dépression nerveuse ou plutôt une « fluxion » qui mettrait déjà en jeu son avenir. Mais il s'en remet rapidement et pour Duchêne « il n'y a pas de coïncidence entre ses maux et l'ouverture dans son œuvre d'un cycle médical ». Cette amélioration reste toutefois de courte durée.

Robinet, le chroniqueur de Madame, nous apprend le 16 avril 1667 que Molière se trouve encore « à l'extrémité et proche d'entrer dans la bière » même s'il n'est pas mort. On sait qu'il suit un traitement au lait de vache que l'on prescrivait dans les affections pulmonaires chroniques. Les fluxions, les arrêts de travail, le lait de vache, les retraites dans une maison d'Auteuil à partir de 1665 plaident en faveur d'une maladie pulmonaire chronique qui pourrait fort bien être une tuberculose qu'aurait signée fatalement l'hémoptysie mortelle de 1673. Mais Molière, pour l'instant, s'en remettra et des témoignages démontreront qu'il sut retrouver une apparente bonne santé avant que cet accident brutal ne survienne.

Comment vécut-il avec ses médecins les relations que sa maladie lui imposait ? Fut-il capable de prendre au sérieux les prescriptions invariables de purges, de saignées et de lavements qu'il condamnait si drôlement dans *Le Malade imaginaire* ? Faut-il le croire lorsqu'un jour, il répondit au roi Louis XIV, qui le rencontrait en compagnie du docteur Mauvillain, l'un de ses chers amis médecins, et lui demandait : « Monsieur est-ce là votre médecin ? » « Oui Sire ! » « Et que vous fait-il ? » « Sire, dit Molière, nous bavardons ensemble, il me prescrit des remèdes, je ne les prends point et je guéris ! » Du moins tant qu'il fut guérissable. Sut-il accepter de ne l'être plus au cours des six dernières années de sa vie, celles qui le conduiraient à mourir en scène d'une hémoptysie, dont les causes durent lui faire solliciter à plusieurs reprises l'avis de médecins tous impuissants ? Est-ce de cette impuissance que naît le ton âpre de cette exceptionnelle et cruelle satire, *Le Malade imaginaire*, qui se termine par le chœur des bacheliers répétant inlassablement aux questions des savants docteurs qui les interrogent, leur irrésistible litanie : *Clysterium donare, postea seignare, ensuitta purgare* ?

Sa dernière comédie était destinée aux fêtes de Carnaval de la Cour « pour délasser l'Auguste Monarque de ses glorieux travaux », lequel la négligea finalement ; elle fut jouée en son propre théâtre pour la première fois le 10 février 1673, soit une semaine avant sa mort. Quand il la composa, Molière était gravement atteint ; il toussait, il se sentait épuisé. La mort de son dernier fils en octobre 1672 l'avait profondément affecté. Le 17 février, jour fatal, ne confiait-il pas à sa femme retrouvée et à Baron, son compagnon : « Je vois bien qu'il me faut quitter la partie ; je ne puis plus tenir contre les douleurs et les déplaisirs qui ne me donnent pas un instant de relâche. Mais, qu'un homme souffre avant de mourir ! Cependant je sens bien que je finis. » Les railleries amères qu'il lance alors contre les médecins prennent le sens d'une bien tragique fanfaronnade, la dernière qu'il puisse adresser aux meilleurs inspirateurs de ses comédies. Mais ces médecins ne lui offrent-ils pas alors une occasion de repli aimable lui permettant de mettre en scène une comédie-ballet, avec des effectifs dépassant de beaucoup ceux qu'autorisaient désormais les décisions royales réservant au seul Lulli, son ami devenu son rival, ce genre d'exercice et de tester ainsi par une sorte de provocation les intentions royales ? La cible médicale ne serait alors, dans les intentions du grand Molière blessé, qu'un prétexte utile, auquel sa mort imprima ce pathétique imprévu.

Huit ans plus tôt, dans *L'Amour médecin*, si la satire était aussi vive, le pathétique en restait exclu et n'habitait pas encore le comédien ; il n'hésitait pas à confronter en une désopilante et succulente consultation quatre médecins réputés que le public d'alors se plut à reconnaître. Des Fougerais, qui boitait et que mimait le boiteux Béjart, dans le rôle de Desfonandrès, surnom que l'on dit devoir à Boileau tout comme ceux des autres médecins de la pièce et qui veut dire : tueur d'homme ; Vallot, reconnu sous les traits de Tomes (saigneur) ; Brayer, qui bégayait sous les traits de Bahys, imitant dans son défaut de prononciation le fameux : « Il vaut mieux mourir selon les règles que de réchapper contre les règles » ; et enfin Guénaut, que l'on reconnaissait sous les traits de Macroton et dont l'élocution très lente était imitée avec un tel soin, que l'on ne pouvait s'y méprendre. Tous quatre étaient médecins du Roi, leur spectateur amusé. On pourrait soupçonner Molière d'avoir trop chargé les portraits de ces inénarrables morticoles pour des fins exclusivement comiques, mais le peut-on encore lorsque l'on prend connaissance de cette lettre de Guy Patin[6] (7 mars 1661) concernant l'agonie de Mazarin : « Hier à deux heures dans le bois de Vincennes, quatre de ses médecins, savoir Guénaut, Valot, Brayer et Bréda des Fougerais [ceux auxquels Boileau donna les surnoms], alterquaient ensemble et ne s'accordaient pas de l'espèce de maladie dont le malade mourait : Brayer dit que la rate est gâtée, Guénaut que c'est le foie, Vallot dit que c'est le poumon et qu'il y a de l'eau dans la poitrine, Des Fougerais dit que c'est un abcès du mésentère [...]. Ne voilà-t-il pas d'habiles gens ! Ce sont les fourberies ordinaires des empiriques et des médecins de cour qu'on fait suppléer à l'ignorance. Cependant voilà où sont réduits la plupart des Princes. »

La réalité dépasse ici la fiction. Aussi convient-il d'en rire. À la manière du roi Louis XIV, dont on tient cette réflexion désabusée : « Les médecins font assez souvent pleurer pour qu'ils fassent rire quelquefois. » Un rire que la farce italienne avait lié depuis toujours à la médecine, au personnage du médecin autant que du pédant. Les bouffons de Scaramouche qui se partageaient avec Molière la scène du Palais-Royal disaient communément en italien ce que Molière osait en français. Il y avait non seulement autrefois comme aujourd'hui une source inépuisable de situations et de jeux de mots dans les manies de la médecine, mais encore une vieille prédilection à se moquer des tares physiques qui accablaient les gens. Peut-on penser vraiment que la mode en soit passée ? Il n'est de jour où l'on ne se plaint encore d'une médecine qui répond désormais aux exigences les plus extrêmes des malades. Oubliant qu'il n'est pas dans les possibilités des médecins de savoir tout guérir. Mais combien de fois n'entendons-nous pas de terribles réquisitoires contre des praticiens dont le talent est incontestable mais qui n'ont pu guérir leur malade. Les « morticoles » de Léon Daudet, le docteur Knock de Jules Romains prolongent le propos de Molière. Ce qui prouve que peuvent coexister à la fois le dévouement de médecins parfaitement adaptés aux connaissances de leur temps et les plus drôles satires les concernant.

S'en révoltaient-ils pour autant lorsque Molière leur livrait ses terribles assauts ? Assez peu, semble-t-il, autant que nous le sachions, si l'on exclut *Le Malade imaginaire*, qui faisait le procès de la faculté, ce que celle-ci supporta très mal au point qu'elle chercha à s'opposer à son impression et à son édition. Mais pour les autres comédies ? Allaient-ils les voir ? Et se sentaient-ils concernés par des railleries fort générales ou surtout réservées aux médecins de la Cour, dont eux-mêmes se sentaient peu solidaires ? Et puis, ils savaient bien que tous les médecins n'étaient pas aussi entêtés dans leurs opinions et aussi peu soucieux des intérêts de leurs patients que ceux que

Molière ridiculisait. Enfin, toute critique paraît avec constance s'adresser plutôt à un autre qu'à soi-même. On peut d'ailleurs trouver mille arguments témoignant en la faveur de cette médecine si malmenée.

Tient-on beaucoup d'exemples concernant la santé d'individus leur vie durant et sur lesquelles il est possible de juger du rôle de leurs médecins ? Très peu à l'évidence, sauf en ce qui concerne nos rois. Héroard, médecin de Louis XIII, initia la rédaction d'un journal concernant la santé du Roi[7]. Son exemple fut repris par les médecins de Louis XIV. Si l'on s'arrête aux deux décennies pendant lesquelles Antoine Daquin (d'Aquin) fut responsable de la santé de ce dernier, peut-on douter de son dévouement et de ses connaissances alors qu'il dut diagnostiquer et traiter successivement une luxation du coude après une chute de cheval, une arthrose du pied droit, un furoncle de l'aisselle gauche, une nécrose de la voûte palatine avec fistule bucco-nasale, des anomalies dentaires obligeant à l'arrachement de toutes les dents de la mâchoire supérieure, une fistule anale, un abcès du périnée, etc. ? Sans compter les multiples épisodes fébriles, les indispositions digestives, la typhoïde, les complications artéritiques, goutteuses que ses prédécesseurs ou successeurs traitèrent chez un patient qui vécut jusqu'à 77 ans.

Au travers du récit des trois médecins du Roi, Vallot, Daquin et Fagon, qui rédigèrent *Le Journal de santé de Louis XIV*, il est possible d'en faire une lecture objective qui contrebalance la vision caricaturale que nous ont transmise les siècles qui nous précèdent[8] ; et cela d'autant plus que le théâtre de Molière a gardé toute la fraîcheur de sa création alors que la médecine de son époque ne supporte pas la comparaison des temps modernes. Dans *La Lancette et le Sceptre*, qui précède la récente réédition de ce journal, l'auteur, Stanis Perez, démontre qu'on reste dans sa rédaction « loin des grimaces d'un malade imaginaire car ces médecins royaux — et ce n'est pas exceptionnel — ne sont pas des adeptes des galimatias latins ou du conformisme aveugle à la tradition antique. Cherchons bien dans *Le Journal*, on ne trouve aucune référence à Hippocrate et

Galien. Pas de latin non plus, à l'exception de quelques recettes car la plupart des potions ont leur composition écrite en français ». Il insiste aussi sur la qualité de l'observation que ces médecins consignent, véritable préalable à l'examen clinique autour duquel se bâtira toute la médecine à venir, cet art de l'interprétation des symptômes qui, jusqu'à l'invention de la radiologie et de l'imagerie médicale, permettra de soupçonner, de décrire, de classer les maladies en attendant de les pouvoir traiter. Rappelons qu'alors la fièvre, ce signe si élémentaire de la maladie, n'était qu'une impression avant que ne soit inventé le thermomètre. Pour Stanis Perez cette médecine du XVIIe siècle finissant « privilégie dans le détail la relation au malade. La connivence induite entre le médecin et le malade est l'un des rouages majeurs de cette médecine. Une fois pour toutes, oublions Molière et jetons sur cette médecine un regard plus anthropologique soucieux de substituer à la dérision facile de l'incroyable la compréhension modeste de l'étrange ».

D'autant que s'affirment des connaissances nouvelles qui vont faciliter l'essor scientifique de la médecine[9] : Leeuwenhoek (1632-1723), génial opticien hollandais, invente le microscope, découvre le spermatozoïde et remet en cause les théories de la fécondation d'Aristote ; le Danois Sténon (1638-1686) et le Hollandais Graaf (1641-1673) découvrent bientôt l'ovaire, dont on discutera longtemps le rôle ; l'usage du microscope permet à Malpighi (1628-1694) d'étudier la peau, de décrire la structure du rein, du foie, etc., d'en dégager le concept de « cellule ». Une succession de travaux va s'inscrire à la suite de Harvey et poser le principe de la transfusion sanguine, d'animal à animal et de l'animal à l'homme, en en ignorant les risques d'incompatibilité, mais en usant de la voie veineuse. Lower (1631-1691) démontre le rôle du poumon dans l'oxygénation du sang et confirme la validité de la saignée dans l'œdème aigu du poumon, au cours des grandes défaillances cardiaques. Il valide ainsi l'une des seules indications recommandables de cette ponction veineuse à l'usage si galvaudé. Vieussens (1641-1715) établit les premières concordances entre les lésions du cœur et les symptômes observés, véritable départ de la cardiologie. L'obstétrique trouve son maître François Mauriceau (1637-1704) et ses règles. La pratique clinique prend avec Thomas Sidenham (1624-1689), médecin d'Oxford et de Montpellier, sa véritable dimension ; surnommé « l'Hippocrate anglais », il s'inspire largement de Bacon dans l'observation des maladies. La goutte, la lithiase rénale, les affections nerveuses et infectieuses trouvent sous sa plume une description clinique d'une précision encore valable de nos jours. Il privilégie la purgation aux dépens de la saignée ; son émule Boerhaave de Leyde (1668-1738) en assurera la diffusion. L'usage enfin d'une drogue aussi efficace que le quinquina ouvre l'aire d'une thérapeutique active dans le cadre d'indications de plus en plus précises. Succédant au chimiste Charas, Marie Meurdrac publie en 1666 *La Chimie charitable et facile*. Quelque dix ans plus tard, Nicolas Lémery met en ordre par ses cours et ses traités la pharmacologie officielle.

Les nombreuses avancées scientifiques émanant de ce corps des médecins si malmené nous permettent de brosser un tableau objectif de la médecine dont parleront les patients du XVIIe siècle finissant. Une médecine dont ces patients partagent les aléas, et qu'à la manière de la philosophie qu'ils manient, ils interprètent de façon très inexacte tout en s'en entichant à souhait. Est-il meilleur exemple que cet extrait d'une lettre de la Marquise à sa fille, Françoise de Grignan (24 novembre 1679) : « Quelle lecture et quel plaisir de vous entendre discourir sur tous les chapitres que vous traitez ! Celui de la médecine me ravit. Je suis persuadée qu'avec cette intelligence et cette facilité d'apprendre que Dieu vous a données, vous en saurez plus que les médecins ! Il vous manquera quelque expérience et vous ne tuerez pas impunément comme eux, mais je me fierais bien plus à vous qu'à eux pour juger d'une maladie [...]. Il est vrai que ce n'est que de la santé qu'il est question dans le monde ; "comment vous portez-vous, comment vous portez-vous ?" et l'on ignore entièrement cette science qui nous est nécessaire ! Apprenez, apprenez ma fille, faites votre cours. Il ne vous faudra point d'autre licence que de mettre une robe, comme dans la comédie. »

Nous avons cité déjà à deux reprises le doyen Guy Patin, une fois pour souligner son attitude obscurantiste face à la circulation et une autre fois pour la critique acerbe qu'il faisait des médecins de Mazarin, à la manière d'un second Molière ou d'un inspirateur du grand comédien. Il nous semble, à l'étudier de plus près, qu'il est possible de le prendre comme exemple et de cerner plus objectivement la position du médecin de l'époque et de ramener la pratique médicale à ses dimensions objectives. Guy Patin reste en effet un personnage clé de cette époque, dont il rendit témoignage par une abondante correspondance et par ses opinions qu'il affirma en qualité de doyen de la faculté de Paris et de défenseur des privilèges de celle-ci.

Né en Picardie, le 31 août 1601, d'un père avocat et d'une mère de bonne et ancienne famille d'Amiens, il fit ses études au collège de Beauvais et rejoignit à 15 ans le collège Boncourt sur la montagne Sainte-Geneviève, à Paris. Sur les conseils de Riollan le Jeune, son futur beau-frère, il entra à la faculté de médecine, se brouilla avec sa famille, trouva les moyens de survivre en se faisant correcteur d'imprimerie et devint bachelier en 1624 ; il passa en décembre de la même année sa première thèse. Le sujet en pourrait paraître étonnamment actuel et empreint des connaissances les plus modernes de l'endocrinologie si nous ne soupçonnions qu'il ait pu être inspiré par une arrière-pensée plus diabolique : « La femme ne peut-elle pas se transformer en homme ? » Ce à quoi il répond par la négative, ce qui est pour le moins prudent.

Sa deuxième thèse, soutenue devant ses maîtres une année plus tard, relève d'un sujet autrement plus sérieux : « Faut-il faire avorter une femme enceinte dont la vie est en danger ? » Terrible dilemme, dans lequel il n'est pas certain que médecins et religieux aient pu exprimer la même position. À la question posée, Guy Patin répond que, pour sauver la mère, on peut recommander l'avortement si « le fœtus est corrompu ». Était-il si facile d'en faire la preuve ? Peut-être l'ambiguïté de la réponse réside-t-elle précisément dans cette difficulté dont on suppose qu'elle pouvait favoriser plutôt l'inaction que la décision d'avorter. Une femme sur dix mourait en accouchant. En 1626, sa thèse cardinale a encore pour thème la grossesse : « Peut-on trouver dans l'urine un signe certain de grossesse ? » Très bonne question, restée, on s'en doute, sans réponse, mais qui traduit néanmoins dans l'esprit de Guy Patin ou de ses inspirateurs une réflexion médicale de qualité, dont il serait indélicat de se moquer.

Devenu en 1650 doyen de la faculté et, cinq ans plus tard, titulaire de la chaire de médecine au Collège de France, anatomiste distingué, il se révèle un très brillant enseignant. On le disait même si éloquent qu'il semblait à ses contemporains qu'il eût été meilleur avocat que bon médecin. Esprit curieux et paradoxal, épris de littérature médicale, se procurant tous les livres de médecine paraissant en Europe, bibliophile averti et reconnu, à la fois croyant en la médecine et réticent vis-à-vis de ce qui peut en modifier le cours, il se veut avant tout le défenseur des valeurs et des privilèges de sa faculté. À sa tête, il n'est pas systématiquement opposé au progrès, dont il a une claire connaissance, mais il a tendance à refuser celui qui engage le présent. Par conviction sincère et réfléchie, il préfère ce qui est à ce qui pourrait être. Il confond progrès et aménagement des acquis passés, dont la base classique reste à ses yeux insurpassable.

En réalité, il donne à la faculté une doctrine. À son époque, les médecins s'en tenaient à l'observation pure et simple. On croyait toujours, avec Hippocrate que la nature soutenait les forces de guérison et que la maladie n'exprimait que la traduction salutaire des efforts qu'elle développait dans cette direction. Le rôle du médecin se limitait donc, à l'époque de Patin, à « en tempérer les mouvements excessifs, à exciter ceux qui languissent ou à surveiller, à provoquer l'apparition des crises ». Il devait respecter ce travail et ne jamais le troubler.

Il y a dans cette position un fond de bon sens qu'il est difficile de contredire, lorsque l'on prend la mesure de l'impuissance thérapeutique des médecins de ce temps. Ce que l'on peut reprocher à la médecine d'alors, cependant, ce n'est pas d'avoir vécu seulement dans ces idées mais de les avoir mêlées abusivement d'« humorisme », c'est-à-dire d'un galiénisme forcené qui laissait libre cours à l'intuition et à l'interprétation de chacun à partir de suppositions plutôt que de faits. Les divergences d'opinions des médecins devant un malade relevaient à l'évidence de ce vice de pensée qu'aggravaient les rivalités d'école ou tout simplement la vanité des hommes.

Guy Patin, nourri de cette conception doctrinaire de la médecine, veut conférer à la faculté qu'il dirige un rôle susceptible de protéger l'exercice des médecins de tout ce qui le menace : les confrères des autres facultés tout d'abord, dont certains, choisis par le Roi ou par les courtisans, sont issus des universités de province et tout spécialement de Montpellier, la rivale détestée. Puisqu'ils ne sont pas parisiens, il convient de limiter leur exercice concurrent. Ils ne sont pas les seuls à s'infiltrer sur le territoire des confrères de Patin. Il faut compter avec les barbiers-chirurgiens, qui outrepassent leur rôle d'auxiliaires, de ponctionneurs de veines ou de consolideurs de fractures, de bailleurs. Mais aussi avec ce qui est pire encore : les faux médecins, les empiriques, les charlatans et les faux apothicaires, etc. Car la science, pour lui, cela ne fait aucun doute, c'est la faculté qui la détient, et surtout celle de Paris. Elle se doit de séparer le bon grain de l'ivraie. Convenons qu'elle avait fort à faire, d'autant que les malades inquiets, surtout s'ils étaient puissants, n'hésitaient pas à promouvoir des inventeurs de soins de toute espèce, le plus souvent doublés d'escrocs notoires.

On peut sourire du ton que prend alors Patin pour les invectiver, mais celui-ci s'inspirait des bonnes intentions d'un homme que les contemporains en général louent. Ils le disent libre de toute ambition personnelle et épris de bien public. On lui opposera qu'il a confondu les hommes de progrès avec les charlatans et a constamment défendu à tort des opinions fausses, qu'elles concernent la circulation ou l'usage du quinquina ou de l'antimoine, au cours de confrontations où il se rendit malheureusement célèbre. Mais on peut assimiler son comportement à celui que tient généralement l'ensemble du corps médical à l'égard d'inventions qui modifient sa façon de penser ou d'agir, au moins pendant la durée de leur évaluation.

Nous jurerions facilement qu'en 2005 des Guy Patin freinent toujours, çà et là, telle découverte modifiant leur manière de penser et d'agir au motif qu'elle engage défavorablement l'avenir des patients. Est-ce un réflexe uniquement médical ? On pourrait aussi songer à l'inadmissible vandalisme de certains à l'encontre des territoires voués à l'étude expérimentale des organismes génétiquement modifiés (OGM), dont les avantages ont un label scientifique indiscutable. Que n'invente-t-on pas pour protéger des intérêts corporatifs ! Avec quelle mauvaise foi et quelles mauvaises intentions ne se livre-t-on pas à des actes d'une sottise insondable ! Ce protectionnisme, Guy Patin en est le représentant exemplaire : il s'applique à le traduire avec fureur lorsqu'il stigmatise, avec quelque raison d'ailleurs, tous ces remèdes « hérités d'Arabie » et divulgués par un Moyen Âge ignorant et crédule. Il n'a qu'une règle et elle est bonne : *Pauca, sed selecta et probata remedia.* (Des remèdes peu nombreux, mais bien choisis et qui ont fait leurs preuves.) Mais cette attitude de précaution le conduit à commettre des erreurs grossières ; par exemple, en prenant Harvey, l'inventeur de la circulation sanguine, pour un « cuisinier arabe ». Descartes, qui se mêle de médecine et tente de la théoriser, l'irrite de ses prétentions, tout autant que Bacon, qu'il a lu. Il l'admire, mais, dit-il, « c'est un savant homme qui a beaucoup écrit et n'a rien fait de bon ». Ces hommes, les philosophes, les chimistes, « gâtent tout, tant en philosophie qu'en médecine », leur tort étant de s'aventurer sur un territoire dont Guy Patin se veut le gardien légitime. Il leur oppose Gassendi, son ami et patient, ce philosophe provençal dont il partage les idées et dont il fait « un abrégé de vertu morale et de toutes les belles sciences ». Il ne réserve pas aux seuls hommes de science ses rancunes. Personnage de contraste, d'une verdeur de langage rabelaisienne, il charge ses lettres de bons mots aussi drôles que blessants qui dépassent souvent sa véritable pensée[10]. Il hait les jésuites, « ces maîtres passefins, cette vermine de loyolites, les argoulois du père Ignace et la plus méchante peste de gens qui soit au monde ». Il déteste tout autant Mazarin, même s'il est l'ami intime de

Gabriel Naudé, médecin et bibliothécaire du Cardinal. Il malmène les « fanfreluches romaines et papimaresques ». Il témoigne d'une irrévérence volontairement affichée et exprime des idées d'anarchiste qui contredisent singulièrement la rigidité des bornes qu'il impose à la médecine.

Homme de contraste, disions-nous, il affiche une culture étendue qu'entretiennent ses amis médecins, Belin, Spon, Falconnet, des magistrats comme le président Le Thou, frère du compagnon malheureux de Saint-Marc, ce prétendant fugace de la jeune Marie de Rabutin-Chantal, Miron, Lamoignon, avec lequel il forme une petite académie où se rencontrent Pelisson, le « tendre ami » de mademoiselle de Scudéry, Charles Patin, son fils, et même Bossuet. Avec Naudé, il partage une bibliomanie dévorante et, s'il ne l'en critique pas moins pour son goût des Grands et de l'argent, il admire l'audace avec laquelle ce dernier lutte contre toutes les superstitions et comment il s'opposa à l'implantation des Rose-Croix dans le royaume. N'étaient-ils pas tous deux élèves de Berluget, lequel « ne reconnaissait d'autre autorité qu'Homère, Aristote et Cicéron, n'admettait ni miracle ni prophétie, et disait que les plus sots livres du monde étaient la Genèse et la Vie des Saints » ?

Il se révélait capable d'être aussi bien fidèle ami de Foucquet que véhément à l'égard d'un Théophraste Renaudot qui contrarie sa doctrine dans son bureau d'adresse de la maison du Grand Coq de la Cité. Du premier (Foucquet), malgré son goût immodéré de bibliophile, il ne voulut pas racheter les livres, car il considérait que c'eût été profiter bien malhonnêtement de la « mauvaise fortune » qui accablait l'Intendant ; du second il disait qu'il était un « esprit un peu étroit, pénétrant plutôt qu'élevé, ayant peu de préjugés, mais aussi peu de convictions[11] ». Convaincu toutefois de son rôle, Guy Patin illustre bien le « physicien » praticien d'alors, écartelé entre le profit d'un exercice classique dont il se satisfait et les effets d'un progrès qu'il accueille avec méfiance et dont il retarde par réflexe conservateur la généralisation.

Chapitre 3

PETIT PANTHÉON MÉDICAL

> « Ne soyez pas en peine de la santé
> de votre enfant. Ni saignée,
> ni médecine, rien du tout, ma fille [...].
> Voilà ce qu'un médecin
> pourrait lui ôter. »
>
> Madame DE SÉVIGNÉ

« Je vous assure que les médecins sont fort décriés et fort méprisés ici [à Paris] hormis les trois ou quatre que vous connaissez et qui conseillent l'Anglais[1]. Cet Anglais vient de tirer de la mort le maréchal de Bellefonds. Je ne crois pas que le premier médecin [Daquin] ait le vrai secret. » Même si l'affirmation qu'adresse la Marquise à sa fille le 24 novembre 1679 est fausse, comme le confirme le *Mercure Galant* d'octobre de la même année, elle ne résiste pas au plaisir de critiquer une nouvelle fois le corps médical, fût-il représenté par le premier médecin du Roi. Il faut croire qu'elle ne porte pas à celui-ci une grande estime car elle récidive un an plus tard, le 8 novembre 1680 : « L'Anglais a promis au Roi sur sa tête et si positivement de guérir Monseigneur dans quatre jours et de la fièvre et du dévoiement que s'il n'y réussit je crois qu'on le jettera par les fenêtres. Mais si les prophéties sont aussi véritables qu'elles l'ont été pour tous les malades qu'il a traités, je lui dirai qu'il lui faut un temple comme à Esculape. C'est dommage que Molière soit mort. Il ferait une scène merveilleuse de Daquin qui est enragé de n'avoir pas le bon remède et de tous les autres médecins accablés par les expériences, par les succès et par les prophéties comme divines de ce petit homme. Le Roi lui-même a fait composer son remède devant lui et lui confie la santé de Monseigneur. Pour madame la Dauphine elle est déjà mieux et le comte de Gramont disait hier au nez de Daquin :

> Talbot est vainqueur du trépas,
> Daquin ne lui résiste pas ;
> La dauphine est convalescente :
> Que chacun chante.

On ne parle à la Cour que de cela. » Ces deux lettres résument admirablement la position des personnages influents de la Cour ou de la société mondaine de Paris à l'égard d'une médecine dont on confie la pratique aussi bien à des personnages de hasard, en l'occurrence ici à cet Anglais d'importation, qu'à des élus légitimes de la Faculté. Si, dans l'exemple présent, la gloire d'un docteur Talbot, médecin ordinaire du roi Charles II d'Angleterre, repose sur l'usage recommandable du quinquina, fort efficace dans les fièvres, il est aisé de se gausser des médecins parisiens qui tardent à en recommander l'indication, d'autant plus que Guy Patin, bien naturellement, reste opposé à l'usage d'une poudre découverte par les jésuites qu'il hait tant et le fait savoir. Ce n'est donc pas la Faculté qui en fera la promotion, mais le roi Louis XIV lui-même. Achetant le remède à Talbot, il en rendra public l'usage et permettra à Daquin, son médecin, d'en disposer désormais, contrairement à ce qu'en dit la Marquise. Il s'agissait en réalité de l'une des avancées les plus remarquables de la pharmacologie de l'époque.

Là où la Marquise ne se trompait pas, c'est quand elle affirmait que le quinquina était efficace. Toutefois, nous vérifierons bien souvent que ses avis ne lui confèrent pas un rôle prophétique bien sérieux. Soucieuse de sa santé et de celle des siens, et suivant une inclination qui lui est très particulière, elle sera constamment en quête du remède miracle, quel que soit le mal en cause et quelle qu'en soit l'origine. Aussi oscillera-t-elle en permanence, selon l'évolution de sa santé ou de celle de ses proches, entre la médecine officielle et celle des autres, tous les autres, empiriques et charlatans. Elle n'hésitera jamais à mêler savamment purgations, clystères et saignées, recommandés par ses médecins, aux mystérieuses préparations de capucins momentanément bien en cour, pour ne citer que les moins dangereux. Passant de l'un à l'autre, ne jurant que par l'un avant de le condamner, puis par l'autre en faisant de même avec autant d'obstination que de désinvolture. Si, à l'image de ses contemporains, sa quête insistante d'une solution thérapeutique l'engage sur des voies souvent absurdes et dépourvues de toute rationalité, elle n'abandonne toutefois jamais le recours aux avis des médecins, ces « trois ou quatre » qui, on l'a vu, ont sa confiance. Nous constaterons qu'elle en consultera beaucoup d'autres.

Leur présence dans sa vie est si remarquable qu'elle a retenu notre attention comme celle de tous ceux qui ont admiré ou admirent la célèbre épistolière. Sans doute cette relation avec les médecins était-elle commune à ses contemporains, mais la relation qu'elle entretint avec ses enfants et surtout sa fille, au travers de ses lettres, nous offre l'exceptionnelle occasion de saisir ce lien très particulier à la santé. La distance qui la séparait d'eux n'offrait, aux questions qu'elle ne cessait de poser sur leur état, que des réponses différées, qu'imposait la durée de l'aller-retour du courrier. Les échanges qui ne concernaient que les faits ordinaires ne souffraient guère de ces délais, mais ceux qui avaient un rapport avec la maladie les transformaient en cruelle attente. Nous en soupçonnerons souvent les conséquences sur le moral de la Marquise. Et aussi l'influence du doute qu'entretenaient les aléas évolutifs des événements dont elle avait été informée, un doute enclin au pessimisme, qui l'engageait à agir et à intervenir en permanence sur leur déroulement, par des conseils, des recommandations, qu'elle allait puiser auprès des médecins qu'elle rencontrait, ou de quelque capucin du voisinage. Elle entretient ainsi notre curiosité au travers de ses choix. Nombreux sont les médecins qu'elle évoque au fil de son écriture. C'est donc avec elle que nous allons faire leur connaissance.

« Je suis toujours couperosée, ma pauvre petite, et je fais toujours des remèdes, mais comme je suis entre les mains de *Bourdelot*, qui me purge avec des melons et de la glace, et que tout le monde me dit que cela me tuera, cette pensée me met dans une telle incertitude qu'encore que je me trouve bien de ce qu'il m'ordonne, je ne le fais pourtant qu'en tremblant » (24 juillet 1657), confie-t-elle à madame de La Fayette, avec laquelle elle se trouve alors en grande intimité.

Ce Pierre Bourdelot (1610-1685), Pierre Michon de son vrai nom, abbé, arrière-petit-fils de Théodore de Bèze, successeur de Calvin à Genève (ce qui lui valut d'être surnommé « le Calvin de la médecine »), était célèbre par ses recommandations d'hygiène et de produits naturels (bouillon, fruits, lait), ce qui soulevait les critiques de ses confrères, mais n'empêchait pas la Marquise, malgré ses craintes, d'y recourir. Il n'était pour l'acariâtre Guy Patin, qui ne négligeait cependant pas de le fréquenter, qu'« un charlatan favorisé par la fortune ». Qu'était-il vraiment ? Né Michon, il ne prit le nom de sa mère qu'à l'âge de 24 ans, avec l'arrière-pensée de revendiquer dans sa généalogie l'illustre Genevois dont sa mère était la descendante. Seulement philiatre en 1634, c'est-à-dire étudiant en médecine très débutant, il accompagne en qualité de médecin François de Noailles, ambassadeur de France auprès du Saint-Siège. En 1638, il rentre à Paris afin de compléter ses études et passe au service du prince de Condé, le suit à la guerre pendant la Fronde et perd, du fait du rôle qu'y prend le prince, son emploi.

Mais la Providence veille sur lui. Guy Patin ne voulant pas quitter sa famille et suivre Christine de Suède en son pays, Bourdelot accepte de le remplacer. Sa conduite aurait été jugée scandaleuse à la cour de cette reine originale de telle sorte qu'il en est rappelé. Le pape Urbain VIII, qu'il avait connu à Rome, lui confie alors une abbaye, sans l'obligation d'être clerc, à condition qu'il soigne gratuitement les malades, ce qu'il fait scrupuleusement. Toutefois, peu commode, il ne cesse d'être en conflit avec les moines de son abbaye. Aussi, profitant du retour en grâce du prince de Condé, il les quitte et reprend son service auprès de lui. Ce dernier en a en effet bien besoin ; il souffre d'une goutte dont on dit qu'elle est monstrueuse. Bourdelot semble être parfaitement désigné pour cette tâche étant lui-même perclus de goutte. Étrange personnage, en réalité, qui fréquenta aussi Mazarin et fut consulté par les Grands de la Cour. Christine de Suède, malgré l'épisode douteux de Suède, le consultait toujours par correspondance et la Princesse Palatine suivait ses conseils. Il autopsia, avec l'aval de Fagon, La Rochefoucauld. Il taquinait aussi les muses et fit parvenir ses vers à la marquise de Sévigné qu'il appelait « la mère des amours », bien qu'elle trouvât « ses vers méchants » tout en s'étonnant qu'il en fît. Il était un habitué du salon scientifique de Habert de Montmort, où il préconisa le premier la transfusion sanguine. On prétend qu'un serviteur de la Marquise en fut l'un des premiers et hasardeux bénéficiaires. Il réunit à son retour de Suède, en 1651, rue de Tournon, une académie composée de philosophes, de magistrats, de chimistes. Il publie alors ses travaux chez Gallois, des travaux dont les thèmes ne manquent pas d'étonner, à l'exemple de celui-ci : « Comment une femme qui a perdu ses dents à 30 ans les retrouve-t-elle à l'âge de 50 », et protège le *Journal de médecine*. Il est un tantinet iconoclaste et l'on prétend qu'en compagnie de la Palatine et de Condé, il essaya de brûler un morceau de la Vraie Croix. Son fonds de livres scientifiques réuni à celui de son neveu fut le premier essai de création d'une bibliothèque médicale, que Patin constituera plus tard lorsque les moyens de l'entretenir seront réunis. Il n'était pas dépourvu de bon sens quand il confiait, dans une lettre en 1679 à Condé, que la mélancolie terrassait : « Le plus grand malheur qui puisse arriver à un malade, c'est d'avoir trop d'esprit. Les impressions qu'il prend sont vives ; il les pousse trop loin. »

Jean Pecquet (1610-1674) à la même époque est en grande faveur chez la Marquise. Ne l'appelle-t-elle pas « le petit Pecquet » ? L'amitié qu'ils entretenaient l'un et l'autre avec Foucquet, dont ils suivirent avec tant de passion et de tristesse la chute, ne pouvait qu'avoir renforcé leurs liens. À propos de l'incarcération de Foucquet à la Bastille, elle s'insurge : « Si vous saviez comme cette cruauté paraît à tout le monde de lui avoir ôté ces deux hommes, Pecquet et Lavalée [son domestique] » (lettre à Pomponne, 21 décembre 1664). C'est Pecquet qui délivre madame de Grignan, lors de sa première grossesse, à Livry, chez l'oncle Coulanges. C'est un drame. La comtesse de Grignan y accouche prématurément d'un garçon en présence de l'ami médecin, et il meurt quatre heures plus tard, tout juste ondoyé par Pecquet. Cet incident frappa beaucoup la Marquise. Deux ans plus tard, le 4 novembre 1671 : « Ah ma fille ! il y a aujourd'hui deux ans qu'il se passa une étrange scène à Livry et que mon cœur fut dans une terrible presse. Il faut passer légèrement sur de tels souvenirs. Il y a de certaines pensées qui égratignent la tête. » C'est lui qui veillera sur la santé et l'alimentation de son petit-fils Louis-Provence, né en 1671. Il restera jusqu'à sa mort, survenue trois ans plus tard, le médecin aimé de la famille.

Anatomiste célèbre, nous avons fait sa connaissance lors de sa découverte de la circulation lymphatique et du canal qui porte son nom et qui lui valut de partager avec Harvey les foudres de la Faculté. Il accepta d'être enfermé avec Foucquet, son malade fort souffrant au moment de son arrestation, celle qu'avait décidée soudainement en septembre 1671 le jeune roi Louis XIV. Il se laissa enfermer avec lui, quoique malade d'une fièvre quarte, au château d'Angers. Puis à Amboise et à la Bastille, où il resta trois mois. Il sollicita le droit de l'accompagner à Pignerol, ce qui lui fut refusé. Il fut même exilé à Dieppe, en sa ville natale, pour le punir de cette fidélité qui contrariait le Roi. Pecquet dont le nom rime avec Foucquet comme on aime à le dire alors, ne cesse d'écrire à son illustre et malheureux patient. Il ne l'abandonnera jamais. Lui-même ne sollicitera aucune faveur et c'est sur l'intervention de son épouse qu'il sera rappelé de son exil. C'est vingt ans plus tôt que Foucquet l'avait pris à son service. Patin qui le haïssait — on s'étonnerait du contraire — ironise et dit alors que c'est pour « soigner la valetaille » ou encore parce que Foucquet « a voulu avoir son médecin de plaisir c'est-à-dire l'entretenir à ses heures des plus jolies questions de physique [médecine] », ce que Pecquet faisait admirablement. Plus exactement, il avait été engagé aux fins d'analyser les eaux minérales destinées à son grand protecteur. En reconnaissance, Foucquet lui offrira la bibliothèque médicale de Moreau, que Patin convoitait. Pecquet fut l'un des premiers membres de l'Académie des sciences. Il appartint aussi à l'académie Bourdelot. Fervent adepte de la méthode expérimentale, il appartint à la Chambre royale opposée à la Faculté et fut donc l'ennemi juré de Patin et de Riolan. Il fut moqué quand il se cassa la jambe en visitant ses patients à cheval, alors que la plupart de ses confrères faisaient traditionnellement leur visite à dos de mule. Il fut un fervent adepte du calvados — origine normande oblige —, qu'il prescrivait largement à ses patients et dont il ne se privait pas lui-même. Les méchantes langues prétendaient qu'« on pouvait le reconnaître sinon à son visage, du moins à son haleine ». Sans doute la conséquence de son exil à Dieppe, où il fallut bien qu'il trompât l'ennui.

Il est normal que les premiers médecins du Roi aient aiguisé la curiosité de tous ceux qui avaient la possibilité de les connaître ou d'en parler. Le seul choix de leur personne par Sa Majesté le Roi leur conférait des capacités qu'à tort ou à raison tout un chacun souhaitait partager. Leur talent cependant n'était, par définition, destiné qu'à celui dont ils avaient la charge de protéger la santé. On ne pouvait le solliciter qu'au travers de certains artifices, de consultations orales glanées dans de brèves rencontres, et encore à condition qu'on bénéficiât du privilège de leur être présenté. On parle beaucoup d'eux naturellement et la Faculté en conçoit une profonde jalousie. Tout d'abord parce que le Roi choisissait ses médecins le plus souvent sans son avis et en dehors d'elle et que souvent il lui imposait des décisions qui la contrariaient ; trancher en faveur de la circulation par exemple, ne fut pas, on le sait, la moindre des contrariétés qu'elle éprouva. Aussi les premiers médecins du Roi et à un moindre degré ceux qui étaient destinés à la Reine et aux princes du sang avaient-ils le privilège de s'imposer dans la vie de tous ceux qui fréquentaient de près ou de loin la Cour et tout particulièrement dans ce qui les préoccupait tant : leur précieuse santé. Aussi ne serons-nous pas étonnés de trouver leur nom dans les correspondances ou les mémoires de l'époque, assortis de commentaires élogieux ou assassins, selon qu'ils auront répondu ou non à ce qu'on attendait d'eux. Ou encore spirituels lorsqu'ils donnaient l'occasion d'en rire.

Ainsi, dans cette lettre du 27 février 1671 qu'écrit la Marquise : « Rien ne dure cette année, pas même la mort de *monsieur Vallot*. Il se porte bien et au lieu d'être mort comme on me l'avait dit, il a pris une pilule qui l'a ressuscité. Il a dit au Roi que le plus habile homme qu'il connut pour la médecine est *monsieur Duchesne* du Mans. » Notons qu'à l'occasion de cette boutade madame de Sévigné s'empresse de noter le nom de Duchesne, dont le premier médecin fait l'éloge, homme que l'on peut sans doute atteindre et qu'il doit être bon de connaître. Saint-Simon est d'ailleurs de cet avis : « Du Chesne, fort bon médecin, charitable et homme de bien et d'honneur, qui avait succédé auprès des fils de France à Fagon lorsque celui-ci devint premier médecin du Roi, mourut à Versailles, à quatre-vingt-onze ans, sans avoir été marié, ni avoir amassé grand bien. J'en fais la remarque parce qu'il conserva jusqu'au bout une santé parfaite et sa tête entière en soupant tous les soirs avec une salade et ne buvant que du vin de champagne. Il conseillait ce régime. Il n'était ni gourmand, ni ivrogne ; mais aussi il n'avait pas la forfanterie de la plupart des médecins[2]. » Éloge dans la bouche du grand mémorialiste souvent moins amène, mais qui se révèle inexact puisque Pierre Duchesne avait été parfaitement marié et avait même eu seize enfants.

Antoine Vallot (1594-1671) était probablement originaire de l'école de Montpellier. Médecin d'Anne d'Autriche et de Mazarin, il avait été nommé à la mort de Vautier premier médecin de Louis XIV. Il est le premier rédacteur du *Journal de santé de Louis XIV*, qu'il tint jusqu'à sa mort, en 1671. Il se distingua surtout pendant la maladie du jeune roi à Mardyck et Calais pendant la campagne de 1658, qui semble avoir été une fièvre typhoïde. Ni les purgations ni les saignées ne semblaient modifier l'évolution d'un mal qui s'aggravait de jour en jour. Aussi Vallot appela-t-il à ses côtés Guénaut, Esprit, Daquin, Yvelin, tous les médecins de la Cour et un obscur confrère d'Abbeville dénommé Saussoy (ou Saussaye). Une grande consultation eut lieu en présence du cardinal Mazarin, auquel on attribue la décision – à moins que ce ne soit à Saussoy – d'administrer au Souverain une « once d'antimoine » assortie de vingt-deux purgations. Le Roi si mal en point en guérit. « Ce n'est pas la peine de dire que le vin émétique (l'antimoine) a sauvé le Roi, s'écrie Patin, furieux que l'on ait eu recours à ce poison, vu qu'il en a pris si peu qu'il ne se peut moins. » Ce qui valut en contrepartie à Guénaut, fervent défenseur de l'antimoine, ce sonnet de Scarron :

> À la Cour, où régnaient la tristesse et l'effroi,
> On faisait nuit et jour mille vœux pour le Roi
> Quand l'illustre Guénaut calma ce grand orage.
>
> Il vient ; il voit le Roi, l'entreprend, le guérit.
> Tout pleurait à la Cour, maintenant tout y rit.
> Quel Dieu, quel Esculape en eût fait davantage.

Gloire de Guénaut et fin de cette guerre de l'antimoine, sujet que reprendra bientôt notre chère Marquise et que nous reverrons avec elle. Antoine Vallot mourut au Jardin-Royal, où il résidait, le 9 avril 1671, quelques jours seulement après que le bruit de son décès eut couru dans Paris.

La mention de Duchesne par Vallot n'est pas tombée dans l'oreille d'une sourde. Dans une lettre (8 novembre 1679) la Marquise écrit à sa fille : « J'ai vu Duchesne et je ne sais par quel hasard il m'est tombé dans l'esprit de parler de votre santé [...]. Il vous aime, je le trouve plus touché et plus appliqué que les autres. » Le hasard qu'elle évoque ne fait-il pas ricaner ? Pouvait-elle avoir un autre but que celui d'interroger le cher Duchesne, recommandé par Vallot, sur la santé de sa fille qui l'obsède et dont elle présente les recommandations en souhaitant qu'elle en tienne compte ? Elle récidive quelques semaines plus tard (29 décembre 1679) : « J'ai vu l'autre jour Duchesne chez madame de Coulanges qui a gardé plus de quinze jours sa chambre [...]. Il me parla de votre santé et me dit encore pis que pendre de cette chienne d'écriture [on accuse l'écriture d'épuiser les forces de Françoise]. Il est ami de *Fagon*. Il me conta qu'il ne vivait que par l'éloignement des écritoires et me dit que vous ne vous laissassiez pas mourir d'inanition. Quand la digestion est trop longue, il faut manger : cela consomme un reste qui ne fait que se pourrir et fumer si vous ne le réchauffez par des aliments ; Saint Aubin en a fait cent fois l'expérience. Il pria fort aussi de vous recommander l'eau de Sainte-Reine. C'est une cause de tous vos maux, à quoi vous ne pensez peut-être pas. Dieu veut que je vous dise tout cela [...]. Il me semble que vous croyez que je mens quand je parle de la connaissance de Fagon et de Duchesne. Ça a été ma belle pendant la blessure de monsieur de Louvois qu'ils furent quarante jours ensemble. Ils se sont liés d'une estime très particulière. » Duchesne, dont on gardera les conseils, a en outre l'avantage d'être l'intermédiaire avec Fagon, promis au plus bel avenir : « Je veux vous rendre compte d'une conférence de deux heures que nous avons eue avec monsieur Fagon, très célèbre médecin [...]. Il a bien de l'esprit et de la science. Il parle avec une connaissance et une capacité qui surprend et n'est point dans la routine des autres médecins qui accablent de remèdes. Il n'ordonne rien que des bons aliments » (27 mai 1678).

Madame de Sévigné n'est pas la seule interlocutrice de Fagon. Elle charge madame de Coulanges d'être aussi son intermédiaire auprès du grand médecin, auquel elle souhaite poser encore quelques questions : « Madame de Coulanges causa l'autre jour une heure avec Fagon chez madame de Maintenon. Ils parlèrent de vous [madame de Grignan] [...]. Madame de Coulanges écouta et retint tout ce discours, et voulut vous le mander ; je m'en suis chargée, et je vous conjure, ma très bonne, d'y faire quelque réflexion » (8 décembre 1679). La Marquise pressent l'importance de celui qui va devenir à la suite de Daquin le premier médecin du roi. Bien en cour, grâce à l'appui de Vallot, il donne des soins au duc du Maine atteint d'une claudication que l'on prétend survenue à la suite de convulsions. Il l'accompagne aux eaux de Barèges et de Bagnères, en 1677. La veuve Scarron est avec lui en qualité de gouvernante des enfants de madame de Montespan. Celle-ci apprécie ses soins et son dévouement. Il devient épisodiquement premier médecin de la Dauphine, puis de la Reine, mais à la mort de celle-ci le 30 juillet 1683, suite à une saignée prescrite par Daquin, malgré son opposition, et que Dionis appelé en tant que chirurgien exécute malgré lui, il est nommé médecin des enfants de France. « Depuis que je suis arrivé, écrit Fléchier, évêque de Nîmes, quelques jours plus tard, je n'ai ouï parler que de la mort de la Reine : tout le monde est déchaîné contre les médecins et notre ami Fagon triomphe. » Louis XIV parfois surpris par les décisions de Daquin fait de plus en plus souvent appel à Fagon. Celui-ci soutient Félix au moment de l'opération de la fistule. Il encourage le Roi à prendre du quinquina lors d'une poussée de fièvre paludéenne. Surtout un soir que le Roi est malade à Marly, il reste auprès de lui, dans l'antichambre, alors que Daquin s'en est allé imprudemment se coucher. Sans doute s'agit-il d'une attitude conforme à son caractère, mais aussi d'un zèle dont l'ostentation pouvait le servir. Il se sentait devenu le rival de Daquin dont, nous dit Sourches[3], « Fagon était le grand ennemi ». En la circonstance, il sait prendre son avantage et la disgrâce de Daquin, fortement souhaitée par madame de Maintenon qui le détestait, ne tardera guère. Le Roi charge Pontchartrain de l'annoncer à Daquin, qui tombe des nues et ne se remet guère d'apprendre, le 2 novembre 1693, qu'on l'exile à Moulins avec une pension de six mille livres et que son frère médecin ordinaire est sommé de s'y retirer lui aussi, avec trois mille livres.

Jean-Crescent Fagon (1638-1718), qui se dit plus touché par les formes de la disgrâce de Daquin que par l'honneur qui lui revient, restera le médecin du Roi jusqu'en 1715. Saint-Simon donne sa propre version de la disgrâce de Daquin. Il en attribue la pleine responsabilité à madame de Maintenon, qui voulait maintenir le Roi sous sa coupe. Elle « sapait depuis longtemps d'Aquin, [et elle] saisit ce moment de la prise si forte qu'il donna sur lui et sur la colère du Roi : elle le résolut à le chasser, et en même temps à prendre Fagon en sa place[4] ». Et la Princesse Palatine (lettre du 5 novembre 1693) la sienne : « Je n'ai rien de neuf à vous mander sinon que le Roi a disgracié son premier médecin et mis Fagon à sa place, le même qui a si vivement expédié la Reine en la béatitude éternelle. Il ne m'est pas possible de vous écrire tout ce que je pense à ce sujet. Fagon est une créature de la vieille [madame de Maintenon]. » Saint-Simon aime à préciser aussi : « Jamais le Roi n'avait tant parlé à d'Aquin que la veille à son souper et à son coucher et n'avait paru le mieux traiter. Ce fut donc pour lui un coup de foudre qui l'écrasa sans ressource. La Cour en fut fort étonnée, et ne tarda pas à s'apercevoir d'où cette foudre partait, quand on vit, le jour des Morts, Fagon déclaré premier médecin par le Roi même, qui le lui dit à son lever, et qui apprit par là la chute de d'Aquin à tout le monde, qui l'ignorait encore, et qu'il n'y avait pas deux heures que d'Aquin lui-même l'avait apprise. »

Fagon sera un médecin scrupuleux, attentif et sensible aux innovations. Parisien, il fera fermer la Chambre royale, repaire des médecins étrangers aux diplômes douteux, après une longue et âpre lutte. Sa santé était médiocre : elle ne se soutenait que par un régime presque superstitieux. Fagon avait épousé en 1664 Marie Mazereau, fille d'un orfèvre joaillier de Paris. D'après Dangeau : « C'était une femme de beaucoup d'esprit, mais fort extraordinaire. Elle était toujours malade et passait sa vie à Bourbon où elle était fort honorée ; elle y faisait beaucoup de bien. Elle se croyait plus grand médecin que son mari, qui était reconnu généralement comme le plus grand médecin de France[5]. » Fagon gêna un peu la carrière de ses fils sous prétexte qu'ils bénéficiaient d'avantages certains. Il n'était pas bel homme, et même bossu. La Palatine le décrivait ainsi : « Le docteur est une figure dont on a peine à se faire une idée. Il a les jambes grêles comme celles d'un oiseau, toutes ses dents de la mâchoire supérieure pourries et noires, les lèvres épaisses, ce qui lui rend la bouche saillante, les yeux couverts, la figure allongée, le teint bistre, et l'air aussi méchant qu'il l'est en effet, mais il a beaucoup d'esprit et il est fort politique[6]. » Pour Saint-Simon : « Fagon était un des beaux et bons esprits de l'Europe, curieux de tout ce qui avait trait à son métier, grand botaniste, bon chimiste, habille connaisseur en chirurgie, excellent médecin et grand praticien. Il savait d'abord beaucoup : point de meilleur physicien que lui ; il entendait même bien les différentes parties des mathématiques. Très désintéressé, ami ardent, mais ennemi qui ne pardonnait point. Il aimait la vertu, l'honneur, la valeur, la science, l'application, le mérite et chercha toujours à l'appuyer sans autre cause ni liaison, et à tomber aussi rudement sur tout ce qui s'y opposait, que si on lui eût été personnellement contraire. Dangereux aussi, parce qu'il se prévenait très aisément en toutes choses, quoique fort éclairé, et qu'une fois prévenu, il ne revenait presque jamais ; mais s'il lui arrivait de revenir, c'était de la meilleure foi du monde et il faisait tout pour réparer le mal que sa prévention avait causé. Il était l'ennemi le plus implacable de ce qu'il appelait "charlatans", c'est-à-dire des gens qui prétendaient avoir des secrets et donner des remèdes, et sa prévention l'emporta beaucoup trop loin de ce côté-là. Il aimait sa faculté de Montpellier, et en tout la médecine jusqu'au culte. À son avis, il n'était permis de guérir que par la voie commune des médecins reçus dans les facultés dont les lois et l'ordre lui étaient sacrés. Avec cela, délié courtisan, et connaissant parfaitement le Roi, madame de Maintenon, la Cour et le monde. Il avait été le médecin des enfants du Roi depuis que madame de Maintenon en avait été gouvernante : c'est là que leur liaison s'était formée. De cet emploi il passa aux enfants de France, et ce fut d'où il fut tiré pour être premier médecin. Sa faveur et sa considération, qui devinrent extrêmes, ne le sortirent jamais de son état ni de ses mœurs, toujours respectueux et toujours à sa place. »

Quand, en août 1715, Louis XIV ressent les premiers symptômes de la maladie qui allait l'emporter, la gangrène artéritique, on appelle contre l'avis de Fagon un empirique provençal dénommé Le Brun. Devant les prescriptions fantaisistes de celui-ci, « Fagon se limaçonna en grommelant sur son bâton, sans oser répliquer de peur d'essuyer pire », nous confie si délicieusement Saint-Simon. Le lendemain de la mort du Roi, le 1er septembre 1715, Fagon assista à son autopsie et ensuite se retira au jardin de Port-Royal où il mourut trois ans plus tard.

Pour l'honorer, la Faculté, tout laid qu'il fût selon l'opinion de la Princesse Palatine, le fit peindre en grandeur nature, assis, par Rigaud. Un portrait très délabré dont on ne possède plus qu'une reproduction gravée. Compensait-il par le talent de Rigaud cette fagonnade qui nous donne ce tableau pitoyable du célèbre médecin dont Fontenelle disait qu'« il pouvait donner pour preuve de son habileté, qu'il vivait » :

Un vieux médecin cacochyme
L'engendra par l'ordre des cieux
Il ne vivait que de régime
Exténué, bossu, hideux,
La démarche d'un quadrupède,
Sa figure semblait un zède,
Une forêt de noirs cheveux,
Entourant son crâne et sa face

Il effrayait la populace
Chacun croyait à son abord
Voir le squelette de la mort.

Si Vallot et Fagon semblent avoir mérité les éloges de madame de Sévigné, *Antoine d'Aquin (Daquin)*, nous l'avons vu, fut plutôt moqué par elle. En cela elle exprimait sans doute l'opinion de ceux qui fréquentaient la Cour. Ne le jetait-elle pas avec désinvolture en pâture à Molière pour qu'il le ridiculisât en « une scène merveilleuse » ? Certes, elle paraît s'être tout d'abord conformée à l'opinion du Roi quand elle affirme à la mort de Vallot que : « Sa Majesté ne pouvait lui donner un successeur dont la capacité fut plus universellement connue. » Mais elle en resta là et, dans les lettres que nous avons citées, elle en fait plutôt un personnage dépassé par les événements. Malgré le dévouement qu'il manifesta auprès du Roi, il n'inspira jamais, parmi ceux qui étaient proches du Souverain, une réelle sympathie. Saint-Simon, une fois encore, nous éclaire singulièrement sur le personnage : « Je trouvai un changement à la Cour qui surprit fort. D'Aquin, premier médecin du Roi, créature de madame de Montespan, n'avait rien perdu de son crédit par l'éloignement final de la maîtresse, mais il n'avait jamais pu prendre avec madame de Maintenon, à qui tout ce qui sentait cet autre côté, fut toujours plus que suspect. D'Aquin était un grand courtisan, mais riche, avare, avide et qui voulait établir sa famille de toute façon. Son frère, médecin ordinaire était moins que rien ; et le fils du premier médecin, qu'il poussait par le Conseil et les Intendances, valait encore moins. Le Roi se lassait peu à peu de ses demandes et de ses importunités. » Daquin était-il déjà par la bonté du Roi comte de Jouy, seigneur de Château-Renard, de Loches et de Saint-Marc, lorsqu'il indisposa le Souverain en lui demandant de faire son fils abbé. Selon Saint-Simon : « Ce fut l'écueil qui le brisa. » On sait la suite : « Madame de Maintenon, qui voulait tenir le Roi par toutes les avenues et qui considérait celle d'un premier médecin habile et homme d'esprit comme une des plus importantes, à mesure que le Roi viendrait à vieillir et sa santé s'affaiblir, sapait depuis longtemps d'Aquin. »

Saint-Simon insiste aussi sur le fait que le Roi avait été profondément marqué par « l'ignorance profonde et l'opiniâtreté du premier médecin d'Aquin », manifestées au cours de la maladie qui provoqua la mort de la Reine, d'autant plus qu'il éprouvait dans le même temps un « dégoût de la Maîtresse (la Montespan) dont les humeurs étaient devenues insupportables et que nulle politique n'avait pu arrêter ». Ces sentiments furent à l'origine de la décision qu'il prit de se séparer de Daquin et de le remplacer par Fagon avec la brutalité que l'on sait. Telle était l'opinion de l'entourage du Roi que nous rapporte Saint-Simon.

Quelle était celle de la Faculté, exprimée par l'inévitable Guy Patin ? Pour celui-ci, Antoine Daquin n'est qu'« un pauvre cancre, race de juif qui est un grand charlatan et qui avait autrefois suivi la reine mère [...]. Il est court de science, mais riche en fourberies chimiques et pharmaceutiques [...]. Garçon apothicaire de la feue reine. » On n'en attendait pas moins de l'ennemi des médecins de Montpellier et des adeptes de l'antimoine.

D'Aquin était le nom de baptême de Daquin, qu'il avait reçu à Aquino, petite ville du royaume de Naples. Son grand-père était rabbin à Avignon et sa descendance s'était convertie. C'est par son mariage qu'Antoine Daquin s'était rapproché de Vallot, alors premier médecin du Roi. Marguerite Geneviève Gayant étant la nièce de ce dernier, on s'explique mieux son ascension, surtout si l'on croit tous ceux qui n'ont pas manqué de souligner sa voracité de titres et de biens matériels. Surnommé « le quémandeur » par ses confrères, il n'aura de cesse d'avoir placé ses frères et ses enfants qui en une abbaye, qui en une intendance ou un conseil, en grand contraste avec le sobre Fagon qui se fit une règle de ne pas profiter de sa position pour promouvoir ses fils. « D'Aquin, dit Saint-Simon, ci-devant premier médecin du roi, ne put survivre longtemps à sa disgrâce : il alla chercher à prolonger ses jours à Vichy et y mourut en y arrivant et avec lui sa famille qui retomba dans le néant. »

Un autre médecin pour lequel madame de Sévigné semble avoir eu de l'estime est *Charles Delorme*. Elle quitta pour lui le docteur *Vesou*, qui s'occupait depuis déjà quelques années de sa santé mais aussi de sa tante mourante, dont « Vesou lui a signifié son arrêt ». « Je vous enverrai l'avis de Vesou », écrit-elle à sa fille le 23 juin 1677. On sait peu de chose de lui sinon qu'il se serait plus spécialement occupé de ses dents et que, devenu beaucoup plus tard médecin par quartier du Roi il partagea, en 1681, avec quatre autres médecins de même rang, l'honneur d'ouvrir le corps de mademoiselle de Fontanges, dont on soupçonnait qu'elle avait pu être empoisonnée et à qui le Roi avait offert pierreries, beau carrosse gris perle à huit chevaux. Il l'avait faite duchesse. Madame de Montespan en était donc très jalouse, mais, dit Saint Simon, « mademoiselle de Fontanges ne fut pas si heureuse, ni pour le vice, ni pour la fortune, ni pour la pénitence [...]. Sa beauté la soutint un peu, mais son esprit n'y répondait en rien. Il en fallait au Roi pour l'amuser et le tenir ». Les conclusions de cette macabre démarche à laquelle Vesou participa levèrent officiellement ce soupçon et attribuèrent la mort de cette ravissante maîtresse du Roi à « la pourriture totale des lobes droits du poumon, qui s'est faite en suite de l'altération et intempérie chaude et sèche de son foie, qui ayant fait une grande quantité de sang bilieux et âcre, lui avait causé les pertes qui ont précédé ». On ne peut pas dire que nous sommes plus avancés sur les causes réelles de cette mort lentement annoncée dans un contexte d'avortement, de métrorragies durables, d'anémie. « La belle Fontanges est morte : *sic transit mondi* », annonce sèchement à son cousin Bussy-Rabutin madame de Sévigné (juin 1681). Un an auparavant elle avait écrit à sa fille (6 avril 1680) : « Que le Roi fut l'autre jour trois heures chez madame de Maintenon, qui avait la migraine, que le P. de la Chaise y vint, que madame de Fontanges pleure tous les jours de n'être plus aimée. »

En 1674, âgée de 48 ans, la marquise de Sévigné souffre de troubles de la ménopause, « ces vapeurs » qui l'inquiètent. Vesou ne la soulage pas. Elle décide alors de faire appel à Charles Delorme. C'est un très vieux praticien. Il a alors 90 ans et il a su conserver la confiance de ses patients. Le 7 août 1675, elle écrit à sa fille : « Je m'en vais commencer par ma santé, ma bonne. N'en soyez point en peine : je vois très souvent monsieur de L'Orme chez madame de Montmor, qu'il ressuscite [...]. Il me fait prendre de sa poudre avant que je parte, mais ce sera plus par civilité pour lui que par besoin. » C'était un grand partisan de l'antimoine ; aussi conseilla-t-il à Marie d'en prendre tous les mois, ce qu'elle s'empressa de discuter avec ses enfants, Charles y étant favorable et Françoise opposée. C'est une habitude des patients, de discuter ainsi les décisions des médecins, ce qui nous donne la mesure du degré de confiance qu'ils leur accordaient et d'accommoder ce qui leur est prescrit au sel de leur opinion. Il est aisé d'imaginer à quel point cette confiance est le jeu des rumeurs concernant la réputation du praticien et de ses remèdes fétiches. Il existe en quelque sorte une mode médicale qui agite la société et la dirige vers des médecins et des pratiques dont la réputation est la plupart du temps purement subjective et le plus souvent bien provisoire.

Ce n'est pas le cas du docteur Charles Delorme qui, malgré son très grand âge, reste porté par elle. Le vieux médecin n'innovera pas en matière de prescription puisqu'il lui recommandera l'usage de son cher antimoine. Il semble qu'il en ait été satisfait, ignorant d'ailleurs si elle fut ou non respectée. L'année suivante, il en suspend la prescription et la réserve pour l'hiver. Nous aurons régulièrement l'écho de ces médications, que la Marquise prendra à son gré ou qu'elle recommandera à ses amis. En cure à Bourbon (7 octobre 1687) : « J'ai donc pris huit jours de Vichy et huit jours de Bourbon. J'ai pris dans l'intervalle de la poudre de monsieur Delorme, qui m'a fait des merveilles. Je n'ai pas eu la moindre vapeur. J'ai un très bon visage. » Elle poursuivra par du crocus, qui est aussi une préparation à base d'antimoine : « J'ai pris du crocus, parce que je sais que quand il ne trouve guère d'humeurs, il ne fait point de mal à son hôte. » Cette assurance procède d'une manie bien classique des patients qui prétendent, à partir de leur propre expérience et de celle de leur entourage, détenir une part du savoir médical.

À l'époque de madame de Sévigné, l'irrésolution des médecins dans leurs décisions et la prescription de drogues aux effets aléatoires étaient parfaitement perçues par les patients qui ne doutaient pas de devoir y ajouter leur grain de sel. Parions que de nos jours il en va toujours ainsi malgré les acquis thérapeutiques dont nous bénéficions. Quel médecin ne se réjouit malicieusement d'écouter tel grand esprit débiter les plus incongrues sottises médicales devant des hôtes qui ne demandent qu'à l'approuver entre deux cuillerées de soupe aux choux ou de caviar, le niveau social n'intervenant guère en la matière ? N'est-il pas naturel de prétendre connaître, mieux que quiconque, ce qu'est la maladie qui ébranle nos belles assurances ? Et toujours en quête des meilleurs soins, n'est-il pas normal qu'on doute parfois de la qualité de ceux qui nous sont recommandés ? Tant de rumeurs courent, tant d'informations encombrent Internet, qui troublent nos idées et auxquelles on prête une bienveillante attention ! Aussi trouverons-nous des excuses à madame de Sévigné lorsqu'elle ose interpréter les sages conseils de Charles Delorme, dont le si long passé avait confirmé la renommée.

Il était comme beaucoup de ses confrères le fils d'un médecin connu, Jean Delorme, médecin du roi Henri IV et de la reine Marie de Médicis. Il sera ensuite médecin ordinaire du roi Louis XIII et fera nommer son fils Charles parmi les consultants de ce Roi. Comme son père, il fera ses études à la faculté de Montpellier et où il soutiendra, en 1607, une thèse dont le sujet fait sourire : « Est-il bon de danser après les repas ? » En 1611, il convole avec Anne Hebert, largement dotée, fille de feu Michel, conseiller du Roi, trésorier général de France en la généralité de Montpellier. Il en sera veuf et à 78 ans se remariera avec une femme de 20 ans et fort pauvre, qui mourra un an plus tard. Médecin réputé de grande élégance, il inspirera confiance, du moins selon Pascal qui aurait dit : « Qui pourrait avoir confiance dans un médecin qui ne porte pas de rabat ? » On lui attribue aussi la création de l'habit que revêtaient les médecins pendant les épidémies de peste, tout de cuir protecteur, assorti de son masque à bec de corbin et faux nez bourré d'aromates, dont on suppose que sa conception reposait sur une croyance solide en la contagion, ce qui n'était pas communément partagé.

Parmi ses hauts faits, citons qu'il mena aux bains à Bourbon l'abbé de Richelieu et ses sœurs. Tallemant des Réaux nous apprend qu'à cette occasion, ayant peur de s'ennuyer, il y emmena par prudence sa maîtresse. On dit encore qu'il accompagna la reine mère qui se rendait à Angoulême et, selon Tallemant, on apprend qu'il la quitta à Aigre « aux enseignes qu'il disait qu'elle lui avait dit des paroles plus aigres que le lieu où elle les avait dites ». L'irascibilité de Delorme était légendaire. Ne dit-on pas qu'il n'avait pas hésité à rouer de coups un confrère qui ne partageait pas son diagnostic ? Ce dandy jurait comme un charretier. En 1612, il avait suivi en Espagne le duc de Nevers, chargé de négocier le mariage de Louis XIII et d'Anne d'Autriche. Une place de premier médecin est vacante chez Gaston d'Orléans ? Il l'obtient par l'intermédiaire de Bérulle, le ministre de Richelieu, mais quand Gaston d'Orléans lève l'étendard de la révolte avec Montmorency, il la résigne en homme prudent qu'il est. Charles Delorme reçoit de Louis XIII, en 1633, la charge d'intendant maître des eaux minérales et médicinales de France.

Sur le plan médical son adhésion à l'antimoine, dans le contexte de guerre que ce minéral suscita entre les médecins, restera son plus beau titre. Pendant dix ans la marquise de Sévigné ne cessera de vanter « la poudre de Delorme », « la poudre du bonhomme », « ce grand remède qui fait peur à tout le monde [et] est une bagatelle pour moi » (2 septembre 1676). Elle recommandera avec insistance la prescription fétiche de son médecin préféré. Ses titres de noblesse seront toutefois contestés sous Louis XIV lorsqu'en 1668, le sieur

Trébor a mission de faire le ménage parmi les titres usurpés. En fait, son nom s'écrit Delorme, mais il n'a jamais contesté qu'on l'écrive de l'Orme comme d'Aquin. Un arrêt du Conseil d'État le 28 août 1669 lui confirmera toutefois ses titres contestés.

Cette liste de médecins desquels la marquise sollicite le concours pourrait s'arrêter là, car leur renom, leur diversité constitue pour l'époque une garantie dont se satisfait le Souverain lui-même. Mais il en est beaucoup d'autres qu'elle cite dans sa correspondance, qu'elle fait intervenir en des occasions diverses ou lors de ses déplacements, à moins qu'ils ne soient ceux de ses amis dont la santé la préoccupe. Faisons toutefois une place à part à « monsieur Dubois » (4 février 1689), « qui est le médecin de madame de La Fayette et le mien [qui] veut être le vôtre, écrit-elle à sa fille. Il veut vous écrire pour vous ordonner une saignée du pied et puis de votre bonne pervenche ». Ce monsieur Dubois se nomme *Goibaud-Dubois*, en réalité. C'est en désespoir de trouver un bon médecin susceptible de la soulager de « sa mauvaise veine de santé » que madame de La Fayette fait appel à ce personnage « ambigu » qui était l'ami de Vallant, médecin de madame de Sablé, mort récemment et dont elle dit qu'il était devenu alors « son médecin, son confesseur et son ami[7] ». Il avait tenu auprès d'elle le rôle de psychiatre avant la lettre, tout comme il l'avait tenu longtemps auprès de madame de Sablé, malade « languissante » elle aussi. En réalité, Goibaud-Dubois, les titres en moins, va tenter de jouer auprès de madame de La Fayette, le même rôle que son prédécesseur Vallant, mais on ne sait si comme celui-ci, qui n'hésitait pas à colporter les recettes thérapeutiques que madame de Sablé aimait à recueillir auprès des pires charlatans, il fut aussi efficace en qualité de médecin qu'en celle de confesseur « au parfum d'augustinisme » ou de secrétaire capable de prendre la plume à sa place et de poursuivre une entreprise littéraire qu'il ne dédaignait pas. Au moins espère-t-on que « sa hardiesse jusqu'à l'effronterie » et que sa finesse, qui fait dire à Méré qu'« il a le nez bon », furent utiles à chacune des deux amies, très soucieuses de leur commune santé. Ce qui n'est pas douteux, c'est qu'il les a séduites au moins pendant un temps. Son jansénisme les poussait insensiblement vers Port-Royal, auquel elles n'étaient pas totalement indifférentes, et sa nouvelle traduction du traité *De la vieillesse* de Cicéron ne pouvait que flatter leur appétit culturel.

D'autres médecins auront les honneurs d'une citation de la Marquise. Dans sa lettre du 5 novembre 1684 elle évoque *Pierre Alliot*, de Bar-le-Duc, médecin ordinaire de Charles de Lorraine qui fut appelé en août 1665 auprès de la reine mère Anne d'Autriche ; elle se mourait au Val-de-Grâce d'un cancer du sein. Devant les hésitations de Séguin, son premier médecin, Louis XIV ordonne que Vallot prenne la direction du traitement. Séguin, mécontent d'avoir été écarté, suggère à l'entourage d'appeler le curé de Voves en Beauce, François Gendron, dont on dit qu'il fait des miracles. Ce dernier s'efforce pendant tout l'hiver de soulager la reine ; elle retirera moins d'avantages de son traitement que lui-même de ses efforts, car, congédié faute de résultat, il héritera de l'abbaye de Sainte-Marie de Mézières en Bourgogne, ce qui n'était pas une récompense négligeable. C'est l'aggravation de l'état de la patiente, dont la lésion ulcérée du sein suppure de façon impressionnante, qui provoque l'appel d'Alliot. Madame de Motteville est à l'origine de cette démarche, car elle dit monts et merveilles de ce médecin lorrain. Pourtant, il ne changera guère l'évolution fatale de cette tumeur, malgré ses onguents et l'usage du jus de pavot, dont on peut espérer qu'il eut sur les douleurs un effet salutaire. Un charlatan milanais lui succédera peu avant que la reine mère ne s'éteigne le 20 janvier 1666. C'est donc Pierre Alliot qu'évoque la Marquise : « Vous avez été très mal menée, ma pauvre bonne de toute façon. Je croyais que ce fut Alliot [...]. Que c'était lui qui avait eu l'honneur de vous traiter, qu'il vous avez saignée trois fois et que votre mal était fort prenant et fort violent. »

Ailleurs c'est *Sanguin* qu'elle cite : « Ce pauvre homme [monsieur de Vardes] après une maladie de langueur, comme vous avez su, s'abandonna enfin à monsieur Sanguin » (3 septembre 1688). « La petite de Monchy n'a point eu la petite vérole ; c'était le pourpre [scarlatine] dont Sanguin l'a guérie » (6 décembre 1679). Ou *Guisoni*, le médecin que s'est attaché madame de Grignan en Provence et que nous retrouverons auprès de la Marquise quand il s'occupera de son rhumatisme (7 octobre 1679) : « Hélas ! Quelle incommodité auriez-vous dans le repos de Grignan, de remède si doux [le lait de vache], si salutaire et si peu pénible et conseillé par Guisoni que vous estimez » (14 juillet 1677). Ou encore *Joseph Chambon*, originaire de Grignan, protégé de Fagon, qui fut médecin du roi de Pologne et exerça en Hollande : « Je parlerai à Duchêne de votre petit médecin [Chambon] à qui nous donnerons dans notre quartier quelques malades à tuer, pour voir un peu comme il s'y prend ; ce serait dommage qu'il n'usât pas du privilège qu'il a de tuer impunément. Ce n'est pas que la saison ne soit contraire. » Sans doute quelque prescription médicale récente et malencontreuse est-elle responsable de ces attaques virulentes qu'elle réserve de temps en temps au corps médical (1er novembre 1679). Mais encore *Nicolas Lizot*, premier médecin de Philippe d'Orléans et remplaçant du docteur Esprit : « Un médecin que j'ai connu chez madame de La Fayette m'a prié de ne point me faire purger de sitôt. Il me donnera des pilules admirables. C'est le premier médecin de Madame qui vaut mieux que tous les autres premiers médecins » (3 juillet 1675).

N'oublions pas les médecins de cure. Aux eaux de Bourbon : « Mais nous avons un médecin qui me plaît ; c'est *Amyot*, qui connaît et estime Alliot, qui est adorateur de notre bonhomme Jacob. Il a été six mois avec lui à l'hôtel de Sully pendant que monsieur de Sully se mourait. Madame de Verneuil m'avait fort priée de le prendre, je l'avais oublié [...] c'est un homme ennemi, raisonnablement, de la saignée, qui approuve les capucins, il parle de bon sens et me conduira avec une attention extrême » (22 septembre 1687). Elle en dit du bien à ses amis. À Moulceau, un mois plus tard, le 24 octobre 1687 : « Amyot vous écrit. Outre qu'il est fort bon médecin, il y a ici un petit apothicaire qui est la capacité, la sagesse et l'expérience mêmes. Ils disent tous deux : "Point de douche." Ils croiraient faire un attentat et de mettre en alarme une santé comme la mienne ; ils croiraient aviser les nerfs d'un désordre à quoi ils ne pensent pas [...]. En un mot, ils sont d'une prudence et d'une conduite qui attirent la confiance par être les premiers à improuver leurs remèdes quand ils ne conviennent pas. » Amyot reçut mission de Fagon de traiter par les eaux de Bourbon-Archambault l'aphonie de Boileau-Despréaux, l'historiographe de Sa Majesté, et dont nous avons évoqué plus haut, grâce à la correspondance de Racine, l'aventure médicale. Toutes les villes d'eau ne possèdent pas des médecins de la qualité d'Amyot. À Vichy, madame de Sévigné se contentera du *docteur Vincent*, que madame de Noailles lui a recommandé. Souvenons-nous que lorsque le jeune duc du Maine fut envoyé aux eaux de Barèges, c'est Fagon lui-même qui dut l'accompagner, puisqu'il était alors courant pour les princes de s'y faire accompagner par leur premier médecin.

On s'étonnerait que la Marquise n'évoque pas *Jean-Adrien Helvétius*, ce Hollandais, empirique à secrets, enrichi par la vente de la poudre d'ipéca, qui prit son bonnet à la faculté de Reims en 1680, cet « Apollon sans barbe », comme l'appelait Bernier qui s'étonnait qu'il refusât de porter la barbe ; il devint le médecin de Philippe, petit-fils de France et futur régent, et fut anobli par Louis XV. Voilà ce qu'en dit Saint-Simon : « C'était un gros Hollandais qui, pour n'avoir pas pris les degrés de médecine, était l'aversion des médecins, et en particulier l'horreur de Fagon, dont le crédit était extrême auprès du Roi, et la tyrannie pareille sur la médecine et sur ceux qui avaient le malheur d'en avoir besoin. Cela s'appelait donc un empirique dans leur langage, qui ne méritait que mépris et persécution, et qui attirait la disgrâce, la colère et les mauvais offices de Fagon sur qui s'en servait. Il y avait pourtant longtemps que Helvétius était à Paris, guérissant beaucoup de gens rebutés ou abandonnés des médecins, et surtout les pauvres, qu'il traitait avec une grande charité ; il en recevait tous les jours chez lui à heure fixée, tant qu'il y en voulait venir, à qui il fournissait les remèdes, et souvent la nourriture. Il excellait particulièrement aux dévoiements invétérés et aux dysenteries. C'est à lui qu'on est redevable de l'usage et de la préparation diverse de l'ipécacuana pour les divers genres de ces maladies. C'est ce qui donna la vogue à Helvétius, qui d'ailleurs était un bon et honnête homme, homme de bien, droit et de bonne foi. Il était excellent encore pour les petites véroles et les autres maladies de venin ; d'ailleurs, médiocre médecin... » Saint-Simon rapporte aussi la démarche que monsieur de Chevreuse fit auprès du roi, à propos de Beauvilliers, son ami mourant et dont la résolution était d'appeler Helvétius. « Il [le Roi] l'approuva, et le rare est que Fagon même en fut bien aise, qui, dans une autre occasion, en serait entré en furie ; mais comme il était bien persuadé que monsieur de Beauvilliers ne pouvait échapper et qu'il mourroit à Saint-Aignan, il fut ravi que ce fût entre les mains d'Helvétius, pour en triompher. Dieu merci le contraire arriva. [Il guérit.] Je vis Fagon, tout débraillé, assis la bouche ouverte, dans l'état d'un homme qui se meurt : c'était une attaque d'épilepsie. Il en avait quelque-fois, et c'est ce qui le tenait si barricadé chez lui, et si court en visites chez le peu de malades de la Cour qu'il voyait, et chez lui jamais personne. »

Bussy-Rabutin, le 15 septembre 1688, écrit à Corbinelli : « Vous me préparâtes à la nouvelle de la mort de Vardes, Monsieur, quand vous me mandâtes qu'il avait une fièvre lente ; je ne pensais pas que cela allât si vite. Cet événement ne fait pas honneur au médecin hollandais car ce n'est pas un mal extraordinaire. » Ce qui n'est pas l'avis de madame de Coulanges, qui l'apprécie et veut que ses talents profitent à madame de Grignan, laquelle souffre d'un fibrome utérin hémorragique ; elle écrit à Marie (7 novembre 1695) : « Il [Helvétius] a un remède pour arrêter le sang, de quelque côté qu'il vienne [l'ipecacuana a la vertu d'arrêter les hémorragies]. C'était un très joli homme et très sage. Sa physionomie ne promet pas tant de sagesse, car il ressemble à Dupré comme deux gouttes d'eau. » S'agit-il de ce Dupré qui en 1631 pre-nait pour thème de thèse : « Le mal de dents, la fraîcheur des mains sont-ils signes d'amour ? » Preuve que la médecine ne néglige alors aucun sujet.

C'est ainsi que tout au long de sa vie et surtout passé 50 ans que la marquise de Sévigné citera dans sa correspondance les noms des plus grands médecins, tout autant que de plus humbles. Elle ne leur attribuera toutefois sa confiance que parcimonieusement ; elle attend d'eux des preuves que les malheureux sont peu capables de lui offrir. Elle la réservera à quelques-uns, mais condamnera sans recours la pratique de beaucoup d'autres, souvent avec violence. De leurs prescriptions, elle se fera une ardente propagandiste, nous en avons un exemple avec l'antimoine de Delorme ; ou tout au contraire, elle les condamnera sans détour ; le même remède pourra tour à tour mériter ses grâces ou sa vindicte. Quoique entichée des médecins, elle leur réservera de bien sévères sentences. À l'exemple de celle-ci retenue parmi d'autres : « Il y a des fêtes continuelles à Versailles, hormis l'accouchement de madame la Dauphine, car les médecins, ne pouvant lui faire d'autre mal, se sont si bien mécomptés qu'ils l'ont saignée dans la fin du troisième mois et dans le huitième, tant ils ont envisagé de vouloir toujours quelque chose. » C'est ce qu'elle écrit à Moulceau le 28 juillet 1682. Ce qui est pour le moins peu aimable. Nous avons lu plus haut qu'elle leur attribue « le privilège de tuer impunément » alors qu'elle évoque le jeune docteur Chambon. Cruelle accusation, même si elle est formulée sur le ton de la plaisanterie. Avec quelle assurance n'écrit-elle pas à sa fille (le 13 décembre 1688) : « Ne soyez pas en peine de la santé de votre enfant. Ni saignée, ni médecine, rien du tout, ma fille [...]. Voilà ce qu'un médecin pourrait lui ôter, si nous le mettions entre ses mains. » Peut-on clamer une plus grande défiance des médecins et de la médecine ?

Et que dire de cette missive (du 15 mars 1680) relative à la maladie de La Rochefoucauld : « Toujours dans la même situation. Il a les jambes enflées ; cela déplaît à l'Anglais, mais il croit que son remède viendra à bout de tout. Si cela est, j'admirerai la bonté des médecins de ne pas le tuer, assassiner, déchirer, massacrer, car enfin les voilà perdus ; c'est leur ôter la vie que de tirer la fièvre de leur domaine. Duchesne ne s'en soucie pas trop mais les autres sont enragés. » Peut-on exprimer avec davantage de violence sa haine des médecins qui n'approuvent pas le quinquina de Talbot ? Et plus de passion ? Certes, elle ne réservera pas cette brutalité aux seuls médecins, mais comparativement à ce qu'elle dit des charlatans, ils conservent la meilleure part de ses critiques ; ce qui en un certain sens démontrerait tout de même qu'elle leur réserve la considération que leurs diplômes leur confèrent officiellement. Son ressentiment ne prendrait son origine que dans le dépit qu'elle éprouve à constater l'impuissance de leur démarche, en quelque sorte dans la trahison que celle-ci oppose à l'espoir qui l'accompagne.

Qu'en est-il des chirurgiens
dont on a très peu parlé jusqu'à présent ?

1686 fut l'année de la fistule et celle du premier chirurgien du Roi, *Félix*, qui fut pendant plus d'un mois l'homme de France le plus à la mode. « Sa Majesté se plaignit, au 15 janvier, d'une petite tumeur devers le périnée, à côté du raphé, deux travers de doigts de l'anus, assez profonde, peu sensible au toucher, sans douleur ni rougeur, ni pulsations ; se portant fort bien du reste, et n'étant empêchée d'aucune de ses fonctions naturelles, ni même de monter à cheval. Cependant, cette tumeur, petit à petit, parut s'endurcir et s'accroître, et, le 31 de janvier, elle nous parut assez considérable pour presser le Roi de faire quelques remèdes pour tâcher à la résoudre, s'il était possible. » Ainsi commence le récit par Daquin dans le *Journal de santé de Louis XIV* des événements qui devaient conduire à l'opération de la fistule quelques mois plus tard. Des épisodes d'infection, d'ulcères et de douleurs intolérables contre lesquelles emplâtres, injections dans le trajet de l'ulcère, purgations répétées s'étaient révélés inefficaces, auront quelque peu changé l'aspect des choses. Le projet d'une cure à Barèges, que l'on avait dite favorable au traitement des fistules, avait même été envisagé, puis abandonné faute d'être véritablement assorti d'efficacité. Daquin n'y croyait pas, Fagon si.

Le Roi, las d'une telle situation, décide de se faire opérer le 18 novembre par son premier chirurgien Félix, aidé de son confrère Bessières, en présence de Daquin, Fagon et de Louvois. Il supporte le ciseau de Félix « avec toute la constance possible », nous dit le premier médecin, et conserve la même attitude face à la douleur lors d'une deuxième intervention qui s'avère nécessaire quelques jours plus tard. « Depuis ce temps, nous dit Daquin, la santé du Roi se confirma de jour à autre et la cicatrice de sa plaie se rendit sensiblement meilleure et plus solide. Depuis ce temps, le Roi n'y a souffert aucun mal, et il n'est jamais rien suinté de la plaie. »

Cette opération eut un retentissement considérable à l'époque et la gloire de Félix servit utilement la corporation des chirurgiens brimés depuis toujours de façon outrancière par les médecins. Il faut dire que l'homme avait bien préparé son affaire. Il s'était entraîné largement sur les malades de l'hôpital de Versailles, avait créé un écarteur spécial, bel instrument assez peu engageant que l'on peut admirer au musée de l'école de médecine de Paris. La santé du Roi, en l'occurrence sujet d'expérience, allait modifier les courants de la pensée médicale. L'exploit de Félix devint l'objet d'une démonstration au Jardin-Royal et l'occasion de critiquer les anciens. Il est mentionné dans le *Mercure Galant*, qui ne manque pas à cette occasion de vanter le courage du Souverain et sa détermination face à l'épreuve.

Madame de Sévigné connaissait l'habileté de Félix depuis longtemps déjà ; l'occasion lui en avait été donnée, hélas, par la blessure que Charles, son fils, avait reçue devant Valenciennes. Durant le combat, il avait eu sa botte emportée par un coup de canon. La Marquise, le 28 juillet 1677, s'en inquiète et implore l'avis de Félix : « Je crie toujours qu'on fasse voir son talon à monsieur Félix. Monsieur Félix n'a pas de loisirs et le temps passe. » Révolte d'une mère qui craint que son fils ne bénéficie pas des conseils de celui dont on vante les mérites, d'autant plus qu'il est le chirurgien du Roi.

Elle ne négligera pas pourtant de recourir à l'art de chirurgiens plus humbles dès lors qu'il s'agit de la saigner. De *Passerat*, rue Neuve-des-Petits-Champs, la Marquise loue le talent : « Il me fit une saignée admirable après avoir examiné près d'une heure avec quel soin la Providence cache mes veines aux yeux des plus habiles chirurgiens. Il fut ravi quand il eut répandu mon sang. Ce coup de lancette m'a guérie » (lettre à Guitaut le 9 avril 1683). Ou en l'art d'accoucher, tel ce *Boucher*[8] que recommande Maurepas et qu'elle appelle auprès de madame de Guitaut, dont « il craint bien que cette grande émotion [un incendie] ne la fasse accoucher avant les neuf jours ».

Elle eut la chance de ne pas avoir l'occasion d'y recourir pour d'autres motifs. Sa chute et sa « noyade » n'eurent aucune conséquence fâcheuse sur sa santé. Bien d'autres de ses contemporains n'eurent pas cette chance. À cet égard, les mémoires de madame de La Guette sont fort instructifs[9]. On ne peut, il est vrai, comparer la prudence de madame de Sévigné à la témérité de madame de La Guette, qui ne rêvait que plaies et bosses, et se régalait des spectacles de bataille. « Leur bruit lui était plus agréable que les meilleures symphonies qu'on pourrait entendre. » Elles se rencontrèrent en 1671 lorsque la Marquise cherchait une bonne nourrice pour sa petite-fille Marie-Blanche, l'aînée de ses petits-enfants. Cette dame de Sucy-en-Brie, de passage à Paris, sut l'aider ; ce fut l'occasion d'ailleurs pour elles deux de se souvenir que madame de La Guette, de quinze ans son aînée, avait rencontré Marie lorsqu'elle était toute petite chez ses grands-parents Coulanges. « Madame de Coulanges avait auprès d'elle mademoiselle de Chantal, qui était une beauté à attirer tous les cœurs. Elle a été depuis madame la marquise de Sévigné, que tout le monde connaît par le brillant de son esprit et par son enjouement », rappelle-t-elle dans ses mémoires.

Si nous nous reportons à ceux-ci, c'est qu'ils donnent un avant-goût de ce qu'était la souffrance humaine de ce temps qui ignorait tout de l'analgésie. Pendant la Fronde, qui fut l'occasion de cent aventures, elle dut s'occuper de son père, « qui s'était disloqué la hanche en tombant de sa hauteur. Par malheur, il eut un chirurgien qui n'y entendait rien du tout et qui le perdit absolument, parce que c'était dans le temps de guerre de Paris qu'il fit sa chute, et que l'on ne put pas avoir de plus habile homme [...]. Il lui dit même [à son mari] qu'il était résolu de se faire rebriser la hanche par le bailleul du Roi [...]. Mais on ne voulut jamais faire l'opération, le bailleul disant hautement qu'il mourrait entre ses mains s'il l'entreprenait ; et mon père ressentait toujours des douleurs très violentes, qui le conduisirent au tombeau quelques mois après ».

Le bailleul était un homme qui faisait profession de remettre les membres démis, de réduire les luxations et les fractures. Il exerçait sans diplôme et tenait l'emploi des rebouteux de nos campagnes. Notre mémorialiste eut, hélas, bien souvent recours à ses soins. Ayant lancé son cheval au galop, ce qu'elle adorait, elle fut désarçonnée et se brisa le nez, et en conserva pendant longtemps « des douleurs insupportables ». Voulant sortir du coche de Montereau en empruntant un petit bateau, elle manqua se noyer et ne fut sauvée que par le courage d'un batelier ; glissant sur une plaque de glace, elle se luxa l'épaule et resta sept semaines en cet état avec des douleurs effroyables.

Le récit qu'elle nous fait de cet épisode fait frémir : « Je craignais le bailleul comme la mort, qui me fit arrêter à un chirurgien de notre lieu que je croyais fort expérimenté et qui pensa me perdre [...]. Je fus tout ce temps sans fermer l'œil, quoique ce bon chirurgien fît tout son possible pour adoucir mes maux, venant quatre fois me frotter de quelques huiles et soutenant fortement que je n'avais rien de disloqué [...]. Ce pauvre bras s'était collé contre mon estomac et raccourci de moitié. » N'en pouvant plus de souffrir, elle décide enfin de se confier à un certain Cuvilliers, bailleul du Roi : « Aussitôt qu'il fut arrivé, [il] débanda mon bras et me dit sans me toucher que l'os était hors de sa place. En effet, il le trouva sous mon aisselle [il s'agissait d'une luxation de l'épaule] [...]. On se prépara à me tirer à outrance : le bailleul se mit à cheval sur ce pauvre bras raccourci. Il me semblait qu'il l'avait allongé d'une pique. Quelle douleur épouvantable ! Le chirurgien et sa fille me le tiraient de toutes leurs forces et deux autres hommes me le soulevaient en haut avec une serviette ; mon mari me tenait par le milieu du corps [...] je les priai mille fois de me relâcher, mais madame Tronson [la fille du bailleul] s'y opposa fortement et dit : "Si nous la quittons, nous ne la retenons plus, et elle ne voudra jamais permettre qu'on la retouche. C'est pourquoi ne l'épargnons pas !" Et en disant ces paroles, elle les encourageait toujours de bien tirer. Monsieur de Cuvilliers était tout en eau, comme si on l'avait tiré de la rivière, ayant fait de très grands efforts pour replacer l'os, en sorte qu'il n'en pouvait plus. Il se jeta sur le plancher et dit à sa fille : "Tôt, tôt ! Voilà l'os préparé." Cette bonne demoiselle reprend vite la place de son père et y agit si adroitement que tout d'un coup l'os fut remboîté. Je croyais entrer en Paradis, car ma douleur diminua tout d'un coup. » Accident fort commun au demeurant, dont les méthodes de réduction des luxations n'ont guère changé, jusqu'à nos jours, mais dont heureusement il n'en résulte pour la victime que de très brefs mauvais instants.

Qu'en était-il lorsque l'on s'apprêtait à opérer de la pierre ? Samuel Pepys (1633-1703) relatant dans son célèbre journal la vie à Londres, en cette seconde moitié du XVIIe siècle nous en confie quelques impressions : « La chirurgie [du calcul vésical, qu'il subit] n'était pas un choix aisé. C'était une procédure horrible doublée d'un pari douteux. Dans cette importante et dangereuse opération, où luttaient la vie et la mort, personne ne pouvait prévoir laquelle des deux gagnerait et il était recommandé de faire la paix avec le Seigneur avant de la subir. Et cependant, en dépit de ce risque effroyable, on se soumet à cette intervention parce que les douleurs de la pierre sont d'une incroyable intensité. » Il est facile d'imaginer la terreur que le patient, lié sur son lit, éprouvait, en attendant le trait que le bistouri traçait entre le scrotum et l'anus pour retrouver dans la vessie le calcul qu'une sonde urétrale avait au préalable repéré.

Un exemple parmi tant d'autres de ce que les contemporains de madame de Sévigné redoutaient et devaient malgré tout subir. Mais que sa correspondance et celle de ses amies évoquent rarement, n'étant guère exposées aux accidents et de surcroît échappant par leur nature à cette terrible opération de la pierre. De célèbres lithotomistes, voués à l'opération de la pierre, exercèrent à l'Hôtel-Dieu de Paris, dont Philippe Colot, chirurgien et valet de chambre du Roi, que Guy Patin désignait comme un « grand excellent lithotome », appartenant à une dynastie d'opérateurs qui se succédèrent entre le XVIe et le XVIIIe siècle. En ces familles, on se transmettait l'art de « tirer les pierres de la vessie » de père en fils, comme ailleurs on se transmettait les façons de faire du pain.

Nous connaissons désormais tous les médecins et chirurgiens desquels madame de Sévigné attendait le soutien. Mais, déçue, elle n'hésitait pas à solliciter l'avis de ceux qui n'avaient guère leurs compétences et leurs diplômes : les empiriques, les capucins, les charlatans qui pullulaient à Paris et en province. Ils n'étaient pas moins nombreux dans l'entourage de la Marquise.

Chapitre 4

TOUT UN MONDE DE CHARLATANS

« Il y a eu de tout temps des charlatans.
Il y en a aujourd'hui plus que jamais,
et Dieu veuille que le nombre n'en
augmente pas pour le salut public. »

Pierre DIONIS

Le *Mercure galant* d'avril 1660 annonce l'arrivée à Paris du prieur de Cabrières. C'est un étrange personnage que ce Charles Trimont de Cabrières. Né en 1620, il semble qu'il ait longtemps hésité entre plusieurs destinées. Il a d'abord embrassé la carrière militaire, l'a abandonnée pour une vocation d'ecclésiastique et c'est finalement par la botanique qu'il se fera quelque réputation. Ni médecin ni apothicaire, empirique, il offrira à ceux qui le consultent les remèdes que son dernier savoir lui a permis de mettre au point. Exerçant au Louvre comme nombre de ces parasites de la médecine, où le Roi les tolérait, il y partage la confiance de patients en quête d'une guérison que les médecins ne savent leur promettre au grand courroux des mandarins de la Faculté. « Tout le monde va à votre prieur de Cabrières, écrit madame de Sévigné à sa fille le 18 octobre 1679, et parce qu'il est votre voisin, vous n'y songez pas ; c'est le proverbe ! Madame d'Elbeuf, prête à mourir de son cancer, espère y trouver un soulagement, et monsieur de Feuillade pour un vieux mal dont tout le monde sent l'incommodité ; ils s'en vont tous à Prieur. »

Le ton de la Marquise n'est pas celui du doute, plutôt celui d'une aveugle confiance. À ses yeux, il est une évidence : le prieur guérit. Saint-Simon lui-même témoigne à son endroit une certaine estime. C'est, dit-il, « un homme très charitable, à recettes et à remèdes très singuliers, et plus que cela à horoscopes et à toutes sortes de connaissances de cette nature, si connaissances cela peut s'appeler. Quoi qu'il en soit, il avait eu du bonheur puisque monsieur de Louvois, qui y avait une foi entière, était son grand protecteur, que le Roi, madame de Montespan, madame de Maintenon, tous les ministres n'en avaient pas moins ». Ne confia-t-il pas son secret à Sa Majesté avec promesse de ne point le divulguer avant sa mort ? Laquelle aurait confectionné de ses royales mains, aidé en cela par son valet de chambre en quartier, le précieux remède destiné à ses sujets ! Sans doute celui qui fait la gloire de ce Cabrières, qui prétend modifier le cours fâcheux des descentes et des hernies mais dont les talents se veulent beaucoup plus étendus. « On disait hier que madame de Montespan voulait ramener le prieur de Cabrières chez lui et sur les lieux faire traiter ses enfants ; il dit que le chaud de ce pays-là est meilleur pour ses remèdes [...]. Cependant ce médecin forcé traite madame de Fontanges d'une perte de sang très opiniâtre et très désobligeante, dont ses prospérités sont troublées » (26 avril 1680). Médecin forcé, dit la Marquise, « parce qu'il n'était rien moins que médecin, quoiqu'il eût des remèdes pour bien des maladies ».

Madame de Sévigné trouve dans cette relation de madame de Montespan avec le prieur un argument qui confirme le bien-fondé de sa confiance. C'est dire combien elle partage avec nombre de personnages de la Cour et même le Roi à la fois le dédain de la médecine officielle et l'engouement inconsidéré pour le premier « guérisseur » venu. D'autant que ce n'est pas une passade. Elle va s'attacher avec obstination, avec le goût qu'elle porte aux maladies, au sort de mademoiselle de Fontanges, « blessée dans le service ». Selon le mot cruel de Trichoteau écrivant à Bussy-Rabutin à propos des hémorragies liées sans doute à un avortement, « c'est pour un amant une blessure reçue à son service ». Une suite de lettres de la Marquise nous fournit la preuve irréfutable de sa croyance aux pouvoirs du fameux prieur. « Vous savez tout ce que la fortune a soufflé sur la duchesse de Fontanges ; voici ce qu'elle lui garde : une perte de sang si considérable qu'elle est encore à Maubuisson dans son lit avec la fièvre qui s'y est mêlée. Elle commence même à enfler ; son beau visage est un peu bouffi. Le prieur de Cabrières ne la quitte pas ; s'il fait cette cure, il ne sera pas mal à la Cour » (1er mai 1680). Puis, le 6 mai : « Madame de Fontanges revient demain. Voyez un peu comme le prieur de Cabrières est venu redonner cette belle beauté à la Cour. » Le 14 mai : « Nous avons très bien jugé du prieur de Cabrières ; c'est le médecin forcé. Cependant, en faisant ses fagots, madame de Coulanges me mande qu'il a guéri madame de Fontanges qui est revenue à la Cour, où elle reçut d'abord publiquement une fort belle visite. Le Roi veut qu'elle s'établisse à Paris. » Le 18 mai, en route vers les Rochers et en étape à Nantes, elle ne manque pas de confier à Guitaut, entre autres nouvelles : « [L'état] de la belle duchesse de Fontanges est quasi guéri par le moyen du prieur de Cabrières. Voyez un peu quelle destinée ! Cet homme que je compare au médecin forcé, qui faisait paisiblement des fagots, comme dans la comédie, se trouve jeté à la Cour par un tourbillon qui lui fait traiter et guérir la beauté la plus considérable qui soit à la Cour. Voilà comme les choses de ce monde arrivent. » À sa fille, le 25 mai : « La belle Fontanges est retombée dans ses mains. Le prieur va recommencer ses remèdes. » Des Rochers, le 14 juillet à sa fille encore : « Vous avez ri de cette personne blessée dans le service ; elle l'est à un point qu'on la croit invalide. Elle ne fait point le voyage et s'en va dans notre voisinage de Livry. » À l'abbaye de Chelles, trois jours plus tard, le médecin forcé n'a plus la cote. C'est le risque des charlatans comme celui des médecins : « Madame de Fontanges est partie pour Chelles [...]. La belle perdant tout son sang, pâle, changée, accablée de tristesse [...] votre prieur de Cabrières a fait là une belle cure ! Je ne pense pas qu'il ait un exemple de si heureuse et de si malheureuse personne. »

Ainsi la belle Fontanges, « parfaite beauté blonde », « digne présent des cieux » au regard de La Fontaine, épuisée et indifférente aux talents usurpés du prieur de Cabrières, finit par se réfugier à Port-Royal, à Paris. Elle y mourut le 28 juin 1681, après avoir revu le Souverain qui pleura beaucoup en la voyant.

« Je meurs contente, dit-elle, puisque mes yeux ont vu pleurer le Roi. »

Ce long arrêt sur le destin tragique de la belle madame de Fontanges, maîtresse très passagère du Roi-Soleil, au grand désespoir de madame de Montespan, traduit remarquablement le genre d'emballement que pouvaient avoir les personnages les plus importants du royaume pour les empiriques et les charlatans de toute espèce. Madame de Sévigné n'échappe pas à la magie que dispensent tous ceux qui promettent la santé. Seuls quelques personnages au solide bon sens résistent à leurs attraits. Bussy-Rabutin le sceptique est de ceux-là. À l'inverse de sa cousine, il sait garder raison quand il lui écrit (9 avril 1687) : « Mon beau-frère de Toulongeon a failli à mourir depuis huit jours. Il y avait longtemps qu'il avait la goutte aux genoux. Il s'avisa, il y a trois ou quatre ans, d'aller avec sa femme trouver le prieur de Cabrières pour qu'il leur fît faire des enfants. Il prit aussi ses remèdes pour guérir sa goutte. À la vérité ce charlatan ne leur fit point faire d'enfants, mais en récompense il guérit mon beau-frère de sa goutte aux genoux, et la lui mit dans la tête, où il a de temps en temps des douleurs insupportables ; et c'est de cela qu'il vient d'être à l'extrémité ; il en est revenu, mais j'ai peur que cela ne lui fasse tôt ou tard un méchant tour. » Bilan mitigé, loin de l'adhésion de sa cousine aux pratiques du prieur, « ce charlatan » dont l'échec dans le cas de madame de Fontanges ne semble pas avoir provoqué davantage que des réflexions désabusées chez notre célèbre épistolière. Puisque le prieur n'a pu soulager mademoiselle de Fontanges, c'est que la Providence en avait décidé ainsi et qu'aucun médecin n'aurait pu, à son avis, faire mieux que lui. Voilà qui soulève une vraie question.

Cette médecine empirique vers laquelle se précipitaient naïvement les malades se distinguait-elle tellement de la médecine officielle ? Ne mêlait-elle pas dans ses manières, ses pratiques, son savoir-faire, quelque façon qui pût tromper au point qu'on ait pu les confondre et solliciter plus aisément son aide ? Nicolas de Blégny, lui-même empirique, charlatan et brasseur d'affaires, fort peu recommandable au demeurant, en donne cette définition : elle est « celle qui est pratiquée par des particuliers dont l'étude n'a pas été assez réglée pour parvenir aux degrés [diplômes] et qui se fonde principalement sur les épreuves de quelques recettes médicales ». Cette définition comporte tous les aveux : c'est la médecine des non-médecins, donc son exercice illégal par ceux qui n'ont pas obtenu de diplômes et qui n'ont pour la plupart même pas cherché à y parvenir, ce qui, on le verra, ne sera pas le cas de ce monsieur de Blégny.

La médecine empirique justifie sa fonction, tous les guérisseurs l'affirment, par son souci de soigner au nom de l'humanité et de la charité ; mais sans contrôle sanitaire, sans examen, et bien sûr en dehors de la règle, ce qui lui confère une certaine saveur. Voilà qui fait dire à Pierre Dionis (1643-1718), chirurgien au Jardin-Royal, devant la pullulation de ces hommes ou femmes qui se targuent de guérir : « Il y a eu de tout temps des charlatans. Il y en a aujourd'hui plus que jamais, et Dieu veuille que le nombre n'en augmente pas pour le salut public. »

Car au travers du folklore qu'ils entretiennent, ils ne contribuent que très rarement à améliorer la santé des gens. Bien heureux encore s'ils ne l'altèrent pas. Leur succès repose sur l'ignorance la plus totale, la crédulité, le pouvoir du mystérieux, et aussi sur l'instinct de conservation, dans une société où les risques de maladies comportaient fréquemment une issue mortelle. Il se fondait aussi sur le fait que l'empirisme ne se distinguait pas totalement d'une pratique médicale qui accréditait une part de charlatanisme dans son exercice. Entre parler et duper et parler en exprimant des arguments fumeux (ce que partagent toujours les empiriques et parfois les médecins) ne s'inscrivent que des nuances, sauf quant à la sincérité. Aussi convient-il en ce monde où la confusion est facile de distinguer les empiristes sincères, s'il en est, et les autres qui ne sont qu'escrocs vulgaires et malfaiteurs. Saint-Simon attribuait au prieur de Cabrières quelque considération. Il estimait aussi beaucoup le frère du Soleil, un jésuite, apothicaire du Collège : « Mes deux fils avaient eu la petite vérole l'année précédente et le cadet en avait été longtemps à l'extrémité. Je m'étais servi du frère du Soleil, fort habile et n'avais point voulu de médecin. Je m'en étais si bien trouvé que j'avais fort conseillé à monsieur et à madame la duchesse d'Orléans d'en user de même si monsieur le duc de Chartres avait la petite vérole. Ils me crurent et cela réussit à souhait. Ce frère du Soleil était excellent par science, par expérience et par une attention infime à ses malades et habile pour toutes les maladies avec une simplicité et une douceur qui le faisaient aimer. C'était aussi un humble et un fort religieux. La guérison de monsieur le duc, monsieur le prince de Conti et de monsieur le duc de Chartres de la petite vérole produisit une très impertinente nouveauté[1]. » Ce témoignage démontre à quel point l'adhésion aux pratiques des empiriques était forte chez les personnages les plus doués de sens critique.

La petite vérole, la variole, que concernent ces propos, est à cet égard un bon exemple car l'endémie qu'elle entretenait en nos pays constituait pour tout un chacun un risque terrible et justifiait les plus grandes inquiétudes et tous les recours possibles. « Madame d'Armenonville mourut de la petite vérole, qui fit sur jeunes et vieux, bien des ravages toute cette année, nous dit encore Saint-Simon. Peu de jours après, la duchesse de Richelieu en mourut aussi sans enfant[2]. » Et si l'on n'en mourait pas, on en restait souvent défiguré. Du fils Ponchartrain, Saint-Simon nous dit encore : « Sa taille était ordinaire, son visage long, mafflé, fort lippu, dégoûtant, gâté par la petite vérole, qui lui avait crevé un œil. Celui de verre dont il l'avait remplacé était toujours pleurant et lui donnait une physionomie fausse, rude, renfrognée, qui faisait peur d'abord, mais pas tant encore qu'il en devait faire. »

Devant cette maladie fort variable dans son expression pathologique, aussi bien bénigne que mortelle et donc fort peu prévisible quant à son évolution, nous pouvons affirmer que les médecins demeuraient impuissants et tentaient de gérer la crise dans un concours de saignées, de clystères et de purges dont l'indication reposait sur des bases peu rationnelles, même si le prescripteur pensait le faire avec une certaine logique. Ils n'étaient nullement dupes de cette impuissance et priaient pour que tout allât bien.

Le champ restait donc largement ouvert à tous les initiateurs de thérapeutiques secrètes auxquelles il était d'autant plus aisé d'attribuer un effet que la variole était parfois bénigne et que, dans ce cas, elle s'en serait de toute façon passée sans inconvénient. Et à la compassion que devait avoir l'empiriste, dont les actions n'avaient de valeur que dans le contexte forcément théâtral qui les accompagnait. On comprend ainsi les raisons qui favorisent la multiplication des empiriques et des charlatans. Il faut y ajouter le comportement des médecins qui, en plus de leur impuissance à guérir faute de moyens efficaces, s'opposaient en vaines querelles d'école et en portaient l'écho sur la place publique. Ne négligeons pas non plus leur relative rareté en dehors des grandes villes. L'empirisme, dans les campagnes privées de médecins et d'apothicaires, est la seule ressource de l'humanité souffrante.

Au siècle de la « bienfaisance éclairée », tout le monde est, peu ou prou, guérisseur. La science du rebouteur, la pharmacie des bonnes sœurs du couvent voisin, les secrets de famille, les cahiers de recettes de la châtelaine sont constamment sollicités. Dès lors, tout petit guérisseur a droit de cité. De proche en proche, d'ailleurs, certains d'entre eux se taillent une situation honorable favorisant la confusion des genres.

L'exemple de Nicolas de Blégny, que nous citions plus haut, est à cet égard fort édifiant. Il nous démontre que l'on pouvait avec intelligence faire illusion et atteindre des positions égales à celles de médecins dont on n'hésitait pas à usurper les titres. Né vers 1642, Nicolas de Blégny fut dès l'âge de 13 ans apprenti chirurgien, ce qui témoigne, au moins chez lui, d'une certaine vocation. Il exercera la fonction de compagnon chirurgien à l'armée une quinzaine d'années, puis à l'hôpital général et dans les boutiques de Paris. Il remplira pendant deux ans les fonctions de chirurgien ordinaire de la charité de Saint-Côme, tout en achetant un privilège le faisant l'un des quatre chirurgiens de la prévôté de l'Hôtel du Roi, avant de devenir en 1680 le chirurgien ordinaire du corps de Monsieur. Il en achète bientôt la charge, tout en créant rue Guénégaud un amphithéâtre d'anatomie, un laboratoire de chimie, un hôpital de deux lits, et sa propre académie. Il en fait tant, avec un tel souci de publicité et si peu de respect de l'éthique médicale, que la Faculté prend ombrage de ce chirurgien quelque peu douteux qui se permet de prescrire le quinquina. Un comble ! Elle lui donne ordre de se défaire de sa charge de chirurgien ordinaire du corps de Monsieur. Il n'en a que faire, parvient à prendre des lettres de docteur de la faculté de Caen, on ne sait comment, sinon qu'on les obtenait en quelques jours, et devient médecin ordinaire du duc d'Orléans qui le protège, par lettres patentes enregistrées en 1685, à la prévôté de l'Hôtel. Il obtient de surcroît un privilège d'apothicaire épicier suivant la Cour. En 1687, il est nommé, on n'en croit pas ses yeux, médecin ordinaire du Roi. N'alla-t-il pas, fort de ces protections, jusqu'à prétendre rétablir « la religion hospitalière et militaire du Saint-Esprit, qui est la plus ancienne de l'Église de Dieu » afin de soulager « les maladies présumées incurables pour la guérison desquelles il a plu à Dieu de lui donner des talents et des remèdes très singuliers » ?

Tant d'impudentes ambitions pouvaient-elles rester convaincantes longtemps, même dans l'entourage de ceux qui les favorisaient ? En 1693, un ordre du Roi envoyait ce grand brasseur d'affaires qui avait su faire restituer à l'ordre du Saint-Esprit les biens détenus par celui de Saint-Lazare, au Fortl'Évêque avant de l'incarcérer au château d'Angers. Les raisons profondes qui le condamnèrent à y rester huit ans pendant lesquels, toutefois, il sut faire le commerce de ses remèdes miracles et même créer en Guyane une commanderie de son ordre du Saint-Esprit, paraissent relever davantage de la morale que de l'exercice illégal de la médecine.

Le Roi le libéra, et c'est à Avignon qu'il termina sa vie, après un séjour en Italie, retrouvant la pratique de cette médecine qu'il s'était approprié avec malignité le droit d'exercer. Un tel exemple permet de saisir l'importance de la confusion que pouvaient entretenir les détenteurs du pouvoir dans l'exercice de la médecine. Ce compagnon chirurgien fut-il jamais vraiment chirurgien de Saint-Côme, auquel la Faculté interdisait « de lire, de professer, de conférer des grades de bacheliers, de licenciés, de prendre le titre de collège et enfin de porter la robe et le bonnet » et au dire de Patin « des laquais bottés, des chiens grondants, la superbe racaille, les estaffiers de Saint-Côme » ? Se distingue-t-il vraiment de cet autre chirurgien charlatan, Beaulieu, dit frère Jacques, venu de Bourgogne à Paris, dont les démonstrations d'opérer la pierre ne convainquirent pas les chirurgiens qui le testèrent sur un cadavre et qui, fort désappointé de leur avis se rendit à la Cour, flatta Fagon, Duchesne et Bourdelot de telle sorte qu'ils l'autorisèrent à opérer à l'Hôtel-Dieu et à la Charité, au grand désappointement des chirurgiens, qui lui avaient fermé les portes. Il y opéra une cinquantaine de malades. « Il en mourut plus qu'il n'en guérit. Il en mourut à la Charité jusqu'à sept dans le même jour. » Fagon, comme nous le confie Saint-Simon, préféra toutefois être taillé par Mareschal, « qu'il préféra à tous ceux de la Cour et d'ailleurs. Fagon, asthmatique très bossu, très décharné, très délicat et sujet aux atteintes du haut mal, était un méchant sujet en terme de chirurgie ; néanmoins il guérit par sa tranquillité et l'habileté de Mareschal qui lui tira une fort grosse pierre [...]. Sa Majesté marqua une grande inquiétude de Fagon, en qui, pour sa santé, il avait mis toute sa confiance. Il lui donna cent mille francs à cette occasion[3] ». Ce qu'aurait dû faire le maréchal de Lorge comme nous le fait

remarquer Saint-Simon nous parlant du même frère Jacques :
« Ce n'était ni un moine, ni un ermite, mais un homme bizar-
rement encapuchonné de gris, qui avait inventé une manière
de faire la taille [par une voie d'abord latéralisée] [...]. Tout est
mode en France ; cet homme-là y était tellement, qu'on ne
parlait que de lui [...]. La tête tourna au frère Jacques, qui
n'était que bon opérateur de la main [...]. On insista pour
qu'on fît venir Mareschal ou d'autres chirurgiens [...]. Jamais
frère Jacques ne voulut. » Le maréchal de Lorge mourut trois
jours après l'opération.

On n'hésitait pas, cet exemple nous le démontre, à préférer au meilleur chirurgien des calculs de la vessie de ce
temps, le célèbre Mareschal, le premier charlatan venu. Aussi
comprend-on que l'audace d'un Blégny puisse n'avoir aucune
limite ; soutenu par Monsieur, frère du Roi, elle conduit à
« acheter » en l'une de ces facultés laxistes de province son
diplôme de médecin, qui lui permet de s'inscrire sur la liste
des médecins du Roi et de créer des infirmeries où l'on gué-
rissait grâce à ses innombrables et secrets remèdes « asthme,
phtysie, pulmonie, migraines, vapeurs, épilepsie, hydropisie,
hémorroïdes, ulcères, cancers, varices, etc. ». L'homme a un
sens étonnant des affaires que ne démentiraient pas certains
directeurs de cliniques contemporains. Sa pension Pincourt,
entre la porte Saint-Louis et la porte Saint-Antoine, est fort
agréablement aménagée et pour l'époque assez exemplaire.
Elle accueille tout le monde : « Les indigents y sont soignés
pour 20 à 30 sols par jour, les gens de service pour 40 sols et
les gens de considération à 3, à 4, 5 et 7 livres par jour [...].
On peut même y décider d'un forfait au-delà de la somme
duquel on ne paye rien de plus. » Et même y pratiquer autre
chose que la médecine. Le bruit court bientôt que l'on y
donne surtout des rendez-vous galants, ce qui serait la raison
de l'arrestation qui conduisit notre chirurgien médecin
apothicaire, chimiste, affairiste, au château d'Angers. En haut
lieu on tolère l'exercice illégal de la médecine mais pas les
entorses à la morale, du moins hors de Versailles.

On aura compris que la protection de la Cour peut aller jusqu'à confier à des gens aussi peu recommandables des fonctions qui le sont encore moins. Le moindre prince, duc ou comte, la plus influente des maîtresses du Roi, une madame de Sablé, de Sévigné, de La Fayette, un Ménage, un Huet, un Racine protège et soutient la réputation de l'un ou l'autre de ces empiriques aux dépens de la médecine officielle qui, quoique restant le seul garant du progrès médical, souffre de ses insuffisances, de ses indéterminations, de ses contradictions. « La vénalité des offices donne accès à de nombreux exotiques, recommandables ou non, de tout poil et de tout acabit », écrivait Paul Delaunay. Car, tout autant que le vulgaire et les Grands, le Roi croit aux panacées des empiriques. Aux capucins du Louvre, le père Tranquille et le père Rousseau, qui disent avoir rapporté d'Égypte quelques beaux secrets, il accorde mille cinq cents livres de pension et un logement en son palais, où ils poursuivent leur lucrative activité pharmaceutique, avec la même facilité qu'il avait accordé au médecin anglais, Talbot, une pension pour avoir amené en France le quinquina. Un identique soutien est ainsi accordé au charlatan et au préparateur médecin dans un cas pour une panacée mystérieuse, dans l'autre pour le premier des médicaments vraiment utile. Un tel soutien du Prince fait la fortune de celui qui le reçoit. Son renom est immédiat. Qui n'y serait sensible ?

Sûrement pas la marquise de Sévigné (18 octobre 1679, à sa fille) : « Je vous envoie par ce cuisinier, une petite fiole de cette eau des capucins, que madame de Pomponne s'est ôtée pour vous la donner. »

Elle récidive (22 octobre) : « Je vous prie de ne pas perdre cette eau des capucins, que votre cuisinier vous a portée ; c'est une merveille pour toutes les douleurs du corps, ces coups à la tête, les contusions, et même les entamures quand on a le courage d'en soutenir la douleur. Ces pauvres gens sont partis pour s'en retourner en Égypte. Les médecins sont cruels et ont ôté au public des gens admirables et désintéressés, qui faisaient en vérité des guérisons prodigieuses. Je leur dis adieu à Pomponne. Faites serrer cette petite fiole, il y a des occasions où on en donnerait bien de l'argent. » Le ton de cette lettre témoigne d'un emballement passionné pour cette eau miraculeuse que la Marquise recommande à sa fille et de l'habitude qu'elle a de condamner ces médecins qui décidément ne veulent rien comprendre.

Il ne faut pas penser pourtant que la protection que le Roi accordait à ces charlatans décourageait la Faculté. Elle s'oppose alors avec vigueur à l'exercice sauvage des capucins de telle sorte que le Roi se voit contraint d'en tenir compte. Pour ne pas envenimer la situation, il les place sous la protection du gouverneur de Bretagne, le duc de Chaulnes qui les emmena avec lui dans sa province ; ce qui ravit la Marquise, qui va bientôt les retrouver lorsqu'elle va habiter son château des Rochers, situé non loin de Vitré. 27 septembre 1684 : « Nous attendons les capucins », s'empresse-t-elle d'écrire à sa fille. Ils vont bientôt prendre en charge la santé des hôtes des Rochers et donner leur avis. 31 octobre 1684 : « Nos capucins sont ennemis du polychreste [sulfate ou tartrate de potassium] [...]. Le bon abbé est un peu incommodé de sa plénitude et de ses vents ; ce sont des maux où il est accoutumé. Les capucins lui font prendre tous les matins un peu de poudre d'écrevisse, et assurent qu'il s'en trouvera fort bien. Cela est long, et en attendant il souffre un peu. » La poudre d'écrevisse ne soulève aucune interrogation chez la Marquise qui adhère à toutes les suggestions des braves pères. Nous aurons d'autres surprises et exemples de cette naïveté empressée qu'elle affiche.

À l'enthousiasme succède un panégyrique de leurs talents, destiné à convaincre madame de Grignan, dont le silence ou le manque d'acquiescement traduisent, on le soupçonne, quelque douce réserve. Elle doit cependant se féliciter du sentiment de bien-être qu'ils apportent à leur mère, aussi celle-ci répond-elle (11 avril 1685) : « J'ai fait vos compliments aux pères Esculapes [les capucins] ; je vous en avertis, ils en reçoivent de toute l'Europe. Vous n'êtes point dans cette affaire ; c'est pourquoi vous ne comprendrez pas la force de mes paroles. Ces bons pères, qui étaient comme des gens prêts à partir avec tache et ignominie, sont transportés d'être rétablis dans leur bonne réputation par le jugement de Salomon car l'arrêt du Roi paraît tel. Le duc de Chaulnes en est cru le premier ministre, et c'est une grande circonstance pour eux. »

Les capucins avaient inventé ou copié pendant leur séjour en Orient plusieurs médicaments secrets qu'ils distribuaient sans retenue : eau de la reine de Hongrie, eau d'émeraude, baume tranquille, etc., « des remèdes doux et bienfaisants » célébrés par le *Mercure galant*. Parmi eux, le baume tranquille tenait une place privilégiée : il associe « les anodins et les somnifères vénéneux », et les capucins affirment qu'il doit permettre à l'homme de commander à la nature et de la remettre dans la tranquillité qui lui sera convenable ; ils soutiennent que le remède est surtout efficace quand on y ajoute autant de gros crapauds qu'il y a de litres d'huile, comme nous le verrons. Ce baume tranquille sert à tout : esquinancies, fluxions et inflammation du poumon, coliques, inflammation des entrailles, brûlures, plaies récentes, règles retenues, inflammation de la matrice et couches difficiles. Il s'applique en lavement, en frictions et en applications, et même peut se prendre par la bouche. C'est pourquoi madame de Sévigné ne cesse de répéter à sa fille combien il est utile d'en avoir auprès de soi. Le 5 novembre 1684 : « Je vais vous envoyer ce que j'ai de baume tranquille [...]. J'en ai très peu. Ce baume est souverain. » Le 15 décembre, cinq semaines plus tard : « Je vous envoie aussi ce que j'ai de plus précieux, qui est ma demi-bouteille de baume tranquille. Je ne pus jamais l'avoir entière ; les capucins n'en ont plus. » Des Rochers, beaucoup plus tard, le 13 juillet 1689, la Marquise affirmera encore sa fidélité au baume tranquille, dont elle pense qu'il guérira l'angine de sa petite-fille, Marie-Blanche : « Gardez bien votre baume tranquille ; c'est un remède infaillible [...]. Ne soyez jamais sans ce baume précieux, je vous en conjure. »

La Marquise est aussi friande du baume que de l'eau des capucins ou de l'eau d'émeraude, dont elle use et usera tout au long de son existence. « Je fais ici un tripotage à mes mains avec de la moelle de cerf et de l'eau de la reine de Hongrie, qui me fera, dit-on, des merveilles. Ce qui m'en fait beaucoup, c'est le temps miraculeux qu'il fait » (Livry, 9 octobre 1676). On veut bien croire que la chaleur et le temps sec de Livry, ce doux refuge du bon abbé, son oncle, aient fait tout autant que l'eau de Hongrie sur le rhumatisme du poignet de la Marquise. Ne décrypte-t-on pas dans ce petit aveu un doute sur l'action de drogues dont on verra que madame de Sévigné les abandonne aussi vite qu'elle s'est précipitée à les prendre ? Elle ne leur en garde pas moins une confiance, une foi du charbonnier, allant jusqu'à espérer qu'ils possédassent une vertu miraculeuse que la Providence, à l'insu des hommes, entretiendrait et dont les bons capucins seraient les innocents intercesseurs. Elle en garde l'impression, vingt-trois ans plus tard, le 18 mai 1689, et l'exprime depuis Rennes à sa fille : « Je me disposais à prendre ma poudre et ma manne des capucins. Je suis donc purgée comme vous êtes saignée ; je m'en trouve fort bien. » Elle fait référence à une nouvelle drogue des capucins : la manne, « limonade ou tisane des capucins, si connue en médecine ».

Puisqu'il s'agit de purgation, nous nous retrouvons dans une tradition médicale qui donne bonne conscience et rapproche les bons pères des médecins que l'on connaît et dont on sait qu'ils ne refuseraient pas qu'on se purgeât. Quelques jours plus tard, elle réitère (5 juin) : « Je vous ai dit la perfection de l'état où je suis. Cette médecine [la manne des capucins] ne me fit ni bien ni mal. Je n'ai plus de vapeurs. Je ne prends point d'essence de Jacob, car il ne faut rien faire quand on est bien. Plus de sursaut la nuit ; rien du tout à mes mains. » On comprend que la manne des capucins est destinée à traiter les bouffées de chaleur de la ménopause, les fameuses « vapeurs » de la Marquise. Elle se réjouit qu'elle ne fasse ni bien ni mal, et s'inquiéterait de prendre de l'essence de Jacob puisqu'elle se sent bien et qu'elle ne voudrait quitter cet état.

Cette automédication permanente ne laisse pas d'être étrange. Elle semble avoir été une conduite très répandue chez les contemporains de madame de Sévigné ; sans doute initiée par les charlatans ou empiriques qu'ils fréquentaient ou par la rumeur qui consacrait dans les salons tel ou tel remède mira-cle, et par ce besoin de rechercher en permanence cet état d'équilibre que compromettent si fréquemment les migraines, la constipation, les vapeurs, les vertiges, la mélancolie, tout ce cortège de dystonie neurovégétative ou de « gueule de bois » aux lendemains d'agapes, qui empoisonnent les jours, les leurs tout aussi bien que les nôtres, et pour lesquels nous disposons heureusement de plus raisonnables solutions. Aussi convient-il, malgré ce désir de s'automédiquer, de ne pas compromettre ce fragile et soudain bonheur que la Marquise ressent ; d'où la réticence vis-à-vis de cette essence de Jacob dont elle disait un jour, parlant de son fils et de sa bru : « Ce sont eux qui ont mis le feu à la maison par leurs remèdes violents ; mon fils avec l'essence de Jacob deux ou trois fois par jour ; il faut que tout cela fasse un grand effet » (14 février 1685). Toutefois, elle ne sait y résister. À madame de Grignan, elle écrit le 8 juin 1689 : « Je vous assure que j'ai pris ces deux médecines [manne des capucins et eau de Jacob], dont vous fûtes si éton-née, sans aucune sorte d'incommodité, et seulement pour les avoir prises et satisfaire aux auteurs qui disent qu'il faut se pur-ger de temps en temps. » Et le 29 juin : « Cette purgation des capucins, où il n'y a point de séné, me paraît comme un verre de limonade, et c'en est en effet. Je la pris pour n'y plus pen-ser, parce qu'il y avait longtemps que je n'avais été purgée ; je ne m'en sentis pas. Vous faites trop d'honneur à ce remède. Mon fils n'en sort pas moins le matin. C'est un remède pour ôter le superflu bien superflu, qui ne va point chercher midi à quatorze heures ni réveiller tous les chats qui dorment. »

On se rassure comme on peut et d'autant plus que c'est du pipi de chat et qu'on n'« en sentit pas ». Alors pourquoi le prendre et surtout en parler ? On frise l'impudeur à dire son état intestinal à sa fille, car il est possible de lui confier que l'on se porte bien sans lui donner le détail des lavements, des purgations qui ponctuent ses jours. À moins qu'il n'y ait dans ces évocations coprologiques que similitude avec la complai-sance avec laquelle le Roi, Monsieur, le Grand Prieur rece-vaient leurs amis sur leur chaise percée, parfois pendant de longs moments et dans l'atmosphère de senteurs que nos mémorialistes ont parfois évoquées, ce qui situerait les affaires intestinales à des niveaux de conversation tout à fait ordinaires et conviviaux que la tradition n'a pas cru devoir, pour notre confort, conserver.

Les capucins ne dispensent pas les effets de leur talent aux seuls Sévigné. La Marquise apprend qu'ils conseillent la duchesse du Lude (29 avril 1685) : « Nos capucins seraient bien loin de donner de la bouillie dans cet état [celui de la duchesse] ; ils donneraient de bons cordiaux, qui vont retirer une âme des portes de la mort [à propos de la petite personne ?] [...]. Car elle était morte, dans quelle extrémité la laissa le grand médecin de ce pays et de quelle manière habile et miraculeuse les capucins la retirèrent de cette agonie. C'est un récit digne d'attention. Vous me direz : "C'est qu'elle ne devait pas mourir." Je le crois plus que personne, mais je ne puis m'empêcher d'admirer et d'honorer les causes secondes dont Dieu se sert pour redonner la vie à une créature si près du tombeau. » Et le 20 juin, à propos de monsieur de Grignan qui ne peut plus marcher à cause de la goutte : « Plût à Dieu que nos capucins fussent à portée de le traiter ! Ce ne serait pas une affaire. Une des deux femmes qu'ils ressuscitent est entièrement sur pied, l'autre est bien mieux. Mais savez-vous comment ils trouvèrent cette dernière ? Affaiblie de douze saignées par les médecins, et fortifiée de ses derniers sacrements. Là-dessus ils travaillent, en disant toujours : "Elle ne mourra au moins que demain." Et depuis un mois cette pauvre personne se croit guérie. Je vous en manderai la suite. Il faut que vous ayez cette complaisance en faveur de ces bons pères. Je leur écrivis l'autre jour que ma jambe suait ; ils me répondirent qu'ils le savaient bien, que c'était là le but de leurs remèdes et que j'étais entièrement guérie. Ils m'ont envoyé d'une essence qu'ils appellent de l'émeraude qui guérit et console et perfectionne tout et sent divinement bon. Je me fais violence pour me taire de ces gens-là. » Que serait-ce si elle ne se faisait pas violence de se taire au sujet de ces capucins consacrés « Pères Esculapes » ?

Mais il en est bien d'autres de ces guérisseurs dont on raffole à l'hôtel Carnavalet ou aux Rochers. Du frère Ange par exemple, capucin du couvent du faubourg Saint-Jacques. Même si la Dauphine, qui l'avait convié à la soigner, le congédia rapidement parce qu'elle ne partageait pas la confiance que les bonnes gens du quartier lui accordaient, madame de Sévigné n'en croit rien. C'est avec enthousiasme qu'elle rallie la cohorte de ses admirateurs (9 février 1680) : « Le frère Ange a ressuscité le maréchal de Bellefonds ; il a rétabli sa poitrine entièrement déplorée. Nous avons été voir, madame de Coulanges et moi, le Grand Maître qui a pensé mourir depuis quinze jours. Sa goutte était remontée ; une oppression à croire qu'il allait rendre le dernier soupir, des sueurs froides, une perte de connaissance, il était aussi mal qu'on peut l'être. Les médecins ne le secouraient point. Il fit venir le frère Ange, qui l'a guéri et tiré de la mort avec les remèdes les plus doux et les plus agréables. L'oppression cessa, la goutte se rejeta sur les genoux et sur les pieds, et le voilà guéri. » Mérite d'autant plus grand qu'il avait été soigné auparavant par l'Anglais Talbot avec son quinquina et sans succès. Est-ce par son opiat cordial, l'eau végétale laxative ? Et dans cette autre lettre (16 février) : « Je suis toujours préoccupée de votre santé, ma chère enfant. J'ai envoyé à Montgobert une consultation que je fis, l'autre jour, avec le frère Ange [...]. Il se peut que vous en soyez trop peu nourrie [de lait], ou que votre sang soit encore trop échauffé pour pouvoir s'unir à la fraîcheur du lait, car s'il vous était bon, vous seriez guérie. Le frère Ange comprit parfaitement l'effet de cette contrariété, qui fait comme de l'eau sur une pelle trop chaude. Voilà ce que disait Fagon, et ce que vous avez expérimenté ; c'est donc à vous de juger si votre sang est toujours dans le même degré de chaleur, parce qu'alors les remèdes du frère Ange, qui sont si doux, et fortifiants, et rafraîchissants, pourraient vous disposer au lait, et peut-être vous guérir, comme il a guéri le maréchal de Bellefonds, la reine de Pologne, et mille autres personnes. Ils sont aisés, agréables à prendre, et si par malheur ils ne vous faisaient point de bien, ils ne peuvent jamais vous faire de mal. » On a l'impression que le frère Ange a sous la plume de madame de Sévigné autant de savoir que le grand Fagon, et elle mêle admirablement le savoir du premier médecin du Roi aux élucubrations de l'aimable clerc dans la mesure où cela lui permet d'influencer la Comtesse, sa fille auprès de laquelle elle soutient avec fermeté sa volonté d'agir. Et si cela ne suffisait pas le choix du grand ami de madame de La Fayette ne manquerait d'apporter à son moulin un argument décisif. « Monsieur de La Rochefoucauld a été, est encore considérablement malade. Il est mieux aujourd'hui, mais enfin c'était toute l'apparence de la mort ; une grosse fièvre, une oppression, une goutte remontée. Enfin c'était une pitié. Il a choisi de l'Anglais, des médecins et de frère Ange ; il a choisi son parrain. C'est frère Ange qui le tuera, si Dieu l'a ordonné. Il est mieux aujourd'hui » (13 mars 1680).

À quels autres charlatans confier sa précieuse santé ou celle de ses amis ? La Marquise n'a que l'embarras du choix. Est-elle mélancolique qu'elle pense au prieur de Saint-Jean plutôt qu'à l'eau de Pougues, que les médecins recommandaient. « Le prieur de Saint-Jean me mande qu'il vous a adressé pour moi de l'eau de mélancolie. Qu'en avez-vous fait friponne ? » (18 septembre 1676.) Le fameux Caretti, faux marquis, dont on dit qu'il laissa mourir le maréchal de Luxembourg en l'empêchant d'être saigné, ne la laisse pas indifférente non plus, même si évoquant ce que lui en a dit Coulanges elle s'exclame : « Ah ! quel fou ! » (9 septembre 1694.) Fallait-il qu'elle en ait entendu parler ! En cela, elle s'oppose à Saint-Simon qui, évoquant la mort de monsieur de Luxembourg, atténue peut-être cette écrasante responsabilité que l'on attribue au charlatan italien : « À la fin l'âge, le tempérament, la conformation le trahirent [monsieur de Luxembourg] : il tomba malade à Versailles d'une péripulmonie [sic], dont Fagon eut tout d'abord très mauvaise opinion. Sa porte fut assiégée de tout ce qu'il y avait de plus grand : les princes du sang n'en bougeaient et Monsieur y alla plusieurs fois. Condamné par Fagon, Caretti, Italien à secrets qui avait souvent réussi, l'entreprit et le soulagea ; mais ce fut l'espérance de quelques moments[4]. » Caretti ne fit pas fortune avec son huile d'or. Il fut traité de charlatan par La Bruyère mais Saint-Simon le dit « enrichi et en honneur en dépit des médecins, et avec des amis considérables, il se mit à faire l'homme de qualité et à se dire de la maison Caretti, héritier de la maison Savoli [...]. Cet empirique vécut encore longtemps grand seigneur. » Il fut appelé à traiter madame de Coulanges (23 juin 1694) : « Madame de Coulanges qui a perdu son temps et son argent avec Saint-Donat. Les douleurs de colique sont revenues de plus belle, etc. » Nous verrons ce qu'elle en dira.

Il en est un autre de ces charlatans qui eut les faveurs de la Marquise : Amonio. Il se disait docteur italien et avait trouvé le moyen de se faire nommer médecin de l'abbaye royale de Chelles. On le décrit comme fort séduisant avec un beau visage de Méditerranéen entouré d'une vaste chevelure brune et bouclée et dont le discours troublait les hommes aussi bien que les jolies femmes. Madame de Sévigné apprécie autant sa compagnie que sa bétoine. Le 16 septembre 1676, elle écrit de Livry à sa fille : « Le seigneur Amonio me fait prendre tous les matins une pilule très approuvée avec un bouillon de bétoine. Cela purge le cerveau avec une douceur très salutaire. C'est précisément ce qu'il me faut. J'en prendrai huit jours et puis la vendange. Enfin, je ne pense qu'à ma santé, et c'est ce qui s'appelle mettre du sucre sur un maca-ron. » Et quelques lignes plus loin : « Amonio ne me chasse point encore d'ici ; il y fait trop beau, et je m'en vais guérir mes mains. Je ne lui dis jamais un mot d'italien, mais aussi il ne m'en dit pas un de français [...]. Il y a bien des intrigues à Chelles pour lui. Je crois qu'il n'y fera pas de vieux os : tout est révolté. Madame le soutient, les jeunes le haïssent, les vieilles l'approuvent, les confesseurs sont envieux, le visiteur le condamne sur sa physionomie ; il y a bien des folies à dire sur tout cela. » Nous croyons savoir qu'il partageait le goût italien, avec Brissac et Nevers. Une lettre de la Marquise devait rapi-dement confirmer ses ennuis (30 septembre 1676) : « Le pau-vre Amonio n'est plus à Chelles ; il a fallu céder au visiteur [le religieux inspecteur de l'ordre]. » Ainsi prit fin la fréquentation du beau charlatan italien si doué en toutes matières avec les regrets attendrissants de la Marquise.

Si madame de Sévigné ne semble pas avoir eu recours au plus extraordinaire rebouteux de son époque, elle eut l'écho de son existence par Coulanges. Celui-ci lui adressait le 27 janvier 1696 des nouvelles de Nevers qui avait connu Amonio et dont « l'humeur de la goutte qui se promène par tous les canaux les plus cachés de son corps lui cause des maux tout extraordinaires. Il partit avant-hier pour aller dans le voisinage de La Roche-Guyon consulter Christophe aux ânes, qui est un laboureur, mais un homme admirable pour la guérison de tous les maux par la connaissance qu'il a des simples, qu'il tient de son père et qu'il laissera, faute d'enfants à un de ses neveux. Enfin, les cancers, la gravelle, les abcès, les ulcères, rien ne tient devant lui. On ne parle que de cures étonnantes qu'il fait et de son désintéressement. Il donne aux pauvres ses remèdes pour rien ; il les fait payer aux riches précisément ce qu'ils valent, n'exige pour toute récompense que trente sous ou un écu qu'il fait mettre dans un tronc pour les pauvres [...]. Le duc de Gramont et Turmenies sont guéris par lui ; le dernier lui a envoyé cent pistoles, qu'il lui a renvoyées aussitôt. » Peut-être aurait-il eu la visite de la Marquise si elle l'eût connu plus tôt. À la date où elle reçut ce remarquable « tuyau » qui courait d'hôtel en hôtel, elle était à Grignan et bien proche de la mort. Il est permis de penser que ce Christophe Ozannes, fils d'un paysan de Chaudray, dans la région de Mantes, infiniment plus attractif sous le diminutif de Christophe aux ânes, aurait suscité son intérêt comme les capucins, le frère Ange l'avaient fait en leur temps.

À vrai dire, si l'on peut sourire de l'engouement qu'exprimait si souvent madame méde Sévigné à l'égard de personnages aussi peu sérieux et se moquer même de son manque de sens critique, on reste surpris tout de même qu'elle ait adhéré avec une crédulité qui frise la bêtise, au miracle de la poudre de sympathie qu'on lui recommanda lors de l'une de ses maladies et dont nous verrons plus loin quel en était le mode supposé de son action. Notons toutefois qu'elle n'était pas différente en cela de ses contemporains. Elle vivait comme eux les modes de son temps parmi lesquelles la quête des « eaux » et des « onguents » miraculeux était l'une des plus communes. Non seulement on cherchait à se procurer les recettes dont on entendait parler, mais il était courant qu'on en fabriquât soi-même. Saint-Simon dit du comte D'Estrées : « Grand ennemi des médecins il donnait de ses remèdes et y dépensait fort à les faire [...]. Et de la meilleure foi du monde, se traitait lui-même le premier[5]. » Il précise par ailleurs que madame Foucquet, la mère du surintendant, « faisait des remèdes, pansait les pauvres ». Et il ajoutait : « On a encore des onguents très utiles de son invention et qui portent son nom. » À propos de Bréauté : « Il se maria médiocrement et se ruina en plein ; on prétendit que ce fut à souffler [alchimie] [...]. Il lui était resté de sa soufflerie des remèdes qu'il faisait lui-même ; apparemment qu'il les fit mal à la fin, car il mourut très brusquement pour en avoir pris pour une légère incommodité avec une santé très robuste[6]. »

Nous pourrions ajouter beaucoup d'autres noms de « chimistes » qui se voulaient thérapeutes. Il ne dépendait que de soi de le décider, encore fallait-il savoir durer. Et ne pas nuire. Madame de Sévigné nous en fait la remarque. La future reine d'Espagne était malade. Les carmélites entreprirent de la soigner. « La jeune Mademoiselle a la fièvre quarte. Elle en est très fâchée [...]. Elle fut l'autre jour aux carmélites de la rue du Bouloi. Elle leur demanda un remède pour la fièvre quarte [...]. Ils lui donnèrent un breuvage ; elle vomit beaucoup. Cela fit grand bruit [...]. Le Roi se tourne gravement vers Monsieur : "Ah, des friponnes, des intrigueuses, des ravaudeuses, des brodeuses, des bouquetières, mais je ne croyais pas qu'elles fussent des empoisonneuses." La terre trembla à ce discours » (15 octobre 1677). Ainsi pouvait-on inventer ses propres drogues à condition qu'elles n'aient pas d'effets fâcheux. Le plus sûr était peut-être qu'elles n'aient guère d'effets tout court.

Tout cela ne nous fait-il pas revenir auprès de ce cher Guy Patin, grand prêtre de la faculté de Paris, dont nous avons moqué l'étroitesse d'esprit ? Mais n'avait-il pas raison de prêcher la prudence dans ce monde infernal de thaumaturges, alors que foisonnaient autour de lui le meilleur dont il se méfiait, le quinquina, et le pire qu'il redoutait ? Avouons qu'il n'avait pas tout à fait tort quand se mêlaient aux remèdes des poisons qu'il était si facile de confondre avec les « poudres » en tous genres qui circulaient.

La Marquise elle-même les évoquait, lors de la mort de la jeune reine d'Espagne qui s'éteignit en trois jours. « Cette pauvre reine d'Espagne, plus âgée d'un an que sa mère, est morte comme elle d'une étrange manière. Elle tomba le 10 de ce mois dans des vomissements si extrêmes et si violents que nul remède n'a pu la secourir, et jusqu'au 12 qu'elle mourut à midi, elle n'a pas eu un moment pour respirer [...]. Enfin, on ne parle point de poison ; ce mot est défendu à Versailles et par toute la France » (23 février 1689). Sourches nous dit qu'« elle avait mangé du lait après une promenade » et qu'elle-même soupçonna un empoisonnement qu'elle craignait, « ayant demandé depuis longtemps à Monsieur du contrepoison, lequel était malheureusement arrivé trois jours plus tard ». Le poison sera évoqué aussi lors de la mort brutale d'Henriette d'Angleterre, sa mère, qui mourut d'une façon presque identique. Madame de La Fayette dans l'*Histoire de Madame Henriette d'Angleterre*, au cours d'un long et dernier chapitre intitulé « Relation de la mort de Madame », laisse un doute quant à l'empoisonnement de la jeune épouse de Monsieur, un doute que ne partage pas l'ensemble des témoins et que l'on s'efforcera de dissiper diplomatiquement. Qu'en fut-il exactement ?

Huit jours après son retour d'Angleterre, où elle avait été chargée d'une mission diplomatique auprès de son frère le Roi, soit le 24 juin 1670, « elle se plaignit d'un mal de côté et d'une douleur dans l'estomac à laquelle elle était sujette ». Il fait chaud, elle se baigne deux jours de suite dans la Seine, puisqu'elle est à Saint-Cloud, malgré l'avis de son médecin Pierre Yvelin. Le dimanche suivant, trois jours plus tard, se sentant mieux, elle assiste à la messe, puis à une séance de pose de Monsieur dont on fait le portrait ; c'est alors que subitement elle se sent à nouveau très mal ; elle demande un verre de chicorée que sa dame d'atours lui présente. Madame de La Fayette reprend alors le récit : « Elle le but ; et en remettant d'une main la tasse sur la soucoupe, de l'autre elle se prit le côté et dit avec un ton qui marquait beaucoup de douleurs : "Ah ! Quel point de côté. Ah ! Quel mal. Je n'en puis plus." Elle rougit en prononçant ces paroles et dans le moment d'après elle pâlit d'une pâleur livide qui nous surprit tous. » La description clinique que nous livre madame de La Fayette évoque un grand syndrome douloureux abdominal accompagné d'un état de choc. Pour son premier médecin monsieur Esprit, il ne s'agit que d'une colique, mais la malade qui lutte contre la douleur croit à un empoisonnement : « Tout d'un coup elle dit qu'on regardât à cette eau qu'elle avait bue, que c'était du poison, qu'on avait peut-être pris une bouteille pour l'autre, qu'elle était empoisonnée, qu'elle le sentait bien et qu'on lui donnât du contrepoison. » Sa première femme de chambre, fidèle entre toutes, a beau dire qu'« elle lui avait fait l'eau et en but » elle-même, elle continuera à penser, tant qu'elle sera lucide, au poison de telle sorte qu'à sa requête, on lui administre de la poudre de vipère et autres drogues censées être des contrepoisons. On voulait la saigner ; elle voulait que ce soit du pied, monsieur Esprit du bras. À messieurs Yvelin, Vallot et Esprit réunis à son chevet, à peine trois heures après le début de son malaise, elle affirme avec conviction qu'elle a été empoisonnée. Ils se réunissent longuement à la suite de l'examen qu'ils pratiquent ensemble. Madame de La Fayette enchaîne : « Ils vinrent tous trois trouver Monsieur et l'assurer sur leur vie qu'il n'y avait point de danger. Monsieur vint le dire à Madame. Elle lui dit qu'elle connaissait mieux son mal que le médecin et qu'il n'y avait point de remède. » Quelques heures plus tard, d'ailleurs, les médecins, reniant leur premier avis, se résignent à déclarer qu'il n'y avait plus d'espérance alors que la malade, dont les douleurs étaient abominables, perdait ses forces dans les bras de Bossuet qui l'accompagnait dans la mort.

Aucun diagnostic n'avait été porté par les médecins sinon celui de colique. Devant une telle imprécision, comment aurait-on pu éliminer le poison ? Il avait l'avantage de fournir une explication et, devant son inexorable effet, d'excuser les médecins de leur incapacité. Pour comprendre un tel drame médical peut-on savoir ce qu'était physiquement cette jeune et belle duchesse, quelle était sa santé ordinaire ? Pour Patin : « Madame la duchesse d'Orléans [était] délicate et du nombre de ceux qu'Hippocrate dit avoir du penchant à la phtisie. Les Anglais sont sujets à leur maladie de consomption, qui est une espèce, une phtisie sèche ou un flétrissement du poumon. » Une constitution fragile sans aucun doute, une « petite santé » que huit grossesses, dont deux seulement menèrent à terme un enfant vivant, deux autres à des enfants mort-nés et les autres à des fausses couches, n'améliorèrent sûrement pas. Elle n'a que 26 ans à l'âge où elle quitte le monde.

Aussi la question qui se pose concerne-t-elle la nature du mal qui fut à l'origine de ce syndrome abdominal aigu mortel. L'autopsie qui fut pratiquée ne confirma pas l'hypothèse d'un empoisonnement, mais orienta vers un choléra morbus. Peut-on admettre ce cas isolé de choléra dont ni le contexte, ni les symptômes ne sont évocateurs ? Les syndromes spasmodiques telle une colique hépatique ou néphrétique peuvent être écartés compte tenu de leur tendance à la résolution spontanée ou du moins leur absence habituelle d'évolution létale. À l'opposé, une appendicite aiguë avec réaction péritonéale, voire une perforation, reste possible. Une perforation gastrique, mais rare chez la femme, pourrait s'accorder avec les antécédents de gastrite qui sont mentionnés. Mais un syndrome aigu annexiel, une rupture de grossesse extra-utérine ne seraient-ils pas les hypothèses les plus solides ? Tant de fausses couches témoignait-il d'une difficulté à la nidation du fœtus et l'une de celles-ci aurait-elle conduit à une grossesse ectopique suivie d'une rupture cataclysmique ? S'il est difficile de trancher, on peut à coup sûr plaider pour une cause chirurgicale plutôt que médicale et, par conséquent, pour une situation d'urgence à laquelle aucun traitement n'était opposable, sinon un acte chirurgical qui ne trouvera ses règles que deux siècles plus tard. Il en était probablement ainsi beaucoup plus souvent qu'il n'en est fait mention dans nos archives. Combien de morts tragiques ne devaient-elles pas intervenir au cours de ces syndromes chirurgicaux aigus contre lesquels l'ignorance et l'impuissance ne pouvaient rien et dont on soupçonnait qu'ils aient pu trouver leur origine dans le poison.

La mort du petit laquais de Coulanges ne fit pas autant de bruit et pourtant elle intervint avec la même rapidité et dans des circonstances similaires. C'est ce qu'il écrit à Marie le 23 juin 1694 : « J'arrivai à Versailles le jeudi soir. La nuit il fut pris d'une grosse fièvre et d'un grand mal de côté, et il lui survint encore tant de fâcheux accidents qu'il mourut le lundi sur les dix heures du matin. » Même urgence chirurgicale, même évolution dramatique, même impuissance à comprendre et à intervenir et même durée, quelques heures, mais dans un contexte social différent qui n'incite pas à évoquer un empoisonnement volontaire. Ce qui n'était pas celui des Grands de ce monde pour lesquels, en matière d'empoisonnement, l'histoire n'était pas, à cette époque, avare d'exemples. La mort de Madame eut un grand retentissement. Sa grâce, son regard aux grands yeux étonnés, sa bouche sensuelle, le joli minois que Mignard a fixés pour l'éternité avaient séduit toute la Cour et Sa Majesté le Roi en tout premier lieu, dont on dit qu'il ne fallut pas moins des appâts de la Vallière, placés volontairement sur sa route, pour qu'il y renonçât, puis le duc de Guiche, que la jalousie de Monsieur fit éloigner, et quelques autres encore qui profitèrent parfois de l'imprudence de l'enjouée Henriette.

L'oraison funèbre que prononça Bossuet à Saint-Denis le 21 août 1670 y fut aussi pour quelque chose. « Mais s'il faut des coups de surprise à nos cœurs enchantés de l'amour du monde, celui-ci est assez grand et assez terrible. Ô nuit désastreuse ! Ô nuit effroyable ! où retentit tout à coup, comme un éclat de tonnerre, cette étonnante nouvelle : Madame se meurt ! Madame est morte ! Qui de nous ne se sentit pas frappé à ce coup, comme si quelque tragique accident avait désolé sa famille. »

Cette mort ne représentait-elle pas à l'évidence ce que tout être de ce temps craignait le plus, ce syndrome fatal, que rien n'annonçait et dont rien ne modifiait le cours, ni les médecins, ni la prière, que l'on fût jeune, beau, vieux, grand ou humble ? Un an plus tard, madame de Sévigné écrira à sa fille, depuis les Rochers, à l'occasion de la célébration du premier anniversaire de la mort de Madame (8 juillet 1671) : « J'ai senti le bout de l'an de Madame et me suis souvenu de l'étonnement où vous étiez, et comme votre esprit en était hors de sa place. Je me souviens aussi de quelle étrange façon vous passâtes tout l'été prisonnière de votre chambre, et comme le chaud vous faisait disparaître et nourrissait tous vos dragons. Je ne sais ce que me font toutes ces pensées ; elles me font du bien et du mal. Je pense tout, parce que sans cesse je suis occupée de vous ; je passe bien plus d'heures à Grignan qu'aux Rochers. » Peut-on souligner davantage le retentissement de cette mort brutale sur les contemporains de Madame ? Ne leur rappelle-t-elle pas ce qu'à chaque instant il peut leur arriver ? La Marquise ne l'oubliera pas. Nous avons vu ce qu'elle écrivait à madame de Coulanges à la mort de la fille d'Henriette, Marie-Louise d'Orléans, l'épouse du roi Charles II d'Espagne, quelque dix-neuf ans plus tard ; dix-neuf ans qui n'avaient en rien modifié l'évolution de cette tragédie qui avait conservé chez la fille la même apparence que chez la mère et soustendu le même mystère, celui de sa cause. Il était si facile, dans l'incapacité de la trouver, d'en imaginer une autre, celle de l'empoisonnement, d'autant que pour le justifier les bonnes âmes de la Cour ne manquaient jamais d'arguments, qu'ils aient leur source dans le libertinage ou la politique.

Face à ce désordre possible de l'esprit, à l'empressement avec lequel tout un chacun voulait disposer de sa « chimie » au travers de mythomanes ou d'empiristes, on se surprend à penser que notre cher docteur Patin n'avait peut-être pas tout à fait tort de revendiquer un contrôle strict, relevant des seuls médecins diplômés, de toutes ces substances que l'on faisait circuler sans même s'assurer de leurs effets. Son principe de précaution se révélait, tout autant que celui qui hante notre société, un frein au progrès. Mais n'a-t-il pas permis d'établir les règles qui accompagneraient plus tard la mise en service des médicaments ?

II

La Marquise et ses proches

Chapitre 5

LA SANTÉ
DE MADAME DE SÉVIGNÉ

« Vous voulez que je vous parle de ma santé
et de ma vie : j'ai été un peu échauffée ;
de mauvaises nuits. Beaucoup de douleurs
et de larmes ne sont pas saines. »

Madame DE SÉVIGNÉ

Marie de Rabutin ne semble pas avoir été tourmentée dans sa jeunesse ou même dans sa jeune vie de mère par des problèmes de santé. Dieu sait si autour d'elle la mort avait frappé, mais en ce qui la concerne et d'après ce que nous en connaissons, nous pouvons croire qu'elle franchit l'enfance et l'adolescence sans trouble majeur, sinon l'une ou l'autre des maladies infectieuses inévitables au cours des premières années de la vie, peut-être même la variole, à laquelle elle ne dut pas son décès en 1696 comme on l'a à tort prétendu. On sait avec quelle attention les familles traitaient cette inquiétante virose, prenant tantôt le parti d'en favoriser la transmission à leur progéniture afin de les vacciner, tantôt de les en protéger.

Au moment de son mariage, Marie était une femme pleine de vie, de « très belle humeur ». Roger Duchêne nous en donne de multiples preuves. Des premières années de sa vie qu'elle partage avec son mari, en nobles campagnards, ne ressortent que relations heureuses, orales ou épistolaires déjà, qui font de la Marquise une femme gaie, épanouie « de bon esprit [...] et de très belle humeur ». La correspondance qui lie Guy Autret au marquis de Molac décrit autour de Marie une vaillante petite cour qu'elle flatte de ses écrits en vers et en prose, à la manière de ce qui se fait à Paris dans les salons parisiens sous l'impulsion de Voiture. Elle n'y trahit point, dans le style et les intentions, l'auteur de cette galanterie littéraire dont Ménage usera à souhait avec elle et surtout madame de Lafayette, jusqu'à en épuiser toutes les ressources. À Paris, tout aussi bien, la Marquise mène joyeuse vie, ce dont elle gardera le meilleur souvenir. Plus tard, avec Larrey, fils de son ami Lenet, elle rappellera à son cousin Bussy-Rabutin : « Souvent nous avons pensé crever de rire ensemble. » « Ce qui frappe le plus dans les années qui ont suivi le mariage de madame de Sévigné, c'est le climat de gaieté qui l'entoure partout où elle se trouve [...]. Même Conrard, hostile à son mari, souligne que la jeune femme "se divertissait autant qu'elle le pouvait". Ce que nous en retenons c'est que dès ce temps-là elle pratique déjà couramment l'écriture », écrit Roger Duchêne. La santé n'y prend pas encore une large place. Tout au plus apprend-on qu'elle s'excuse de n'avoir pu « faire réponse [...] en triolets » à Lenet pour des raisons de santé, parce qu'elle a eu mal aux yeux et qu'elle s'est purgée. De bien petites choses en vérité.

Ses grossesses ne semblent même pas avoir été l'occasion de préoccupations particulières. On saura par les craintes que Marie entretiendra autour de celles de sa fille qu'elle n'ignorait rien des risques qu'encourait chacune de ses contemporaines au cours d'une vie conjugale qui les condamnait à être en moyenne huit à dix fois enceintes ; des risques mortels. Elle était aussi déterminée à n'en supporter qu'un minimum, même si Henri son mari n'avait pas risqué bêtement sa vie en la laissant veuve à 25 ans. Pendant les sept années que dura leur mariage, elle réussit à n'être enceinte que deux fois, mettant au monde Françoise, au bout de deux années, et Charles, deux années plus tard. Les relations que l'on a de son premier accouchement nous permettent de penser qu'il fut relativement simple. « Le soir, note d'Ormesson, madame de Sévigné accoucha heureusement, où ma mère et ma femme furent, n'ayant personne auprès d'elle. » Aucun drame donc autour de cet accouchement, où semble-t-il n'intervint aucune sage-femme et que surent accompagner ses amies. De ses grossesses d'ailleurs, on saura peu de chose, sinon ce qu'elle en rappellera à sa fille devenue elle-même enceinte (18 mai 1671) : « J'ai ouï dire que votre mère était comme vous vous dépeignez. Elle rendait un peu sa gorge les matins, et le reste du jour elle était gaillarde sans qu'il fût question d'aucune bile. » Quelques pituites matinales en somme, bien ordinaires pendant une grossesse. Aucun détail particulier sur la naissance d'Henri aux Rochers. N'avait-elle pas écrit à son cousin, quelques jours auparavant : « Je vous trouve un plaisant mignon, de ne m'avoir pas écrit depuis deux mois [...]. Vous savez que je suis sur la fin d'une grossesse, et je ne trouve en vous non plus d'inquiétude de ma santé que si j'étais encore fille. Eh bien je vous apprends, quand vous en devriez enrager, que je suis accouchée d'un garçon, à qui je vais faire sucer la haine contre vous avec le lait et que j'en ferai encore bien d'autres, seulement pour vous faire des ennemis. Vous n'avez pas eu l'esprit d'en faire autant, le beau faiseur de filles. » Un ton qui traduit une belle énergie chez cette jeune accouchée et qui ne s'accorderait pas avec celui d'une simple dépression post-partum alimentée par quelques soucis de santé et relativement commune aux accouchées. Bussy lui répond sur le même ton, ne la « régale point sur la fécondité dont [elle le] menace » et lui conseille plutôt une chasteté qui lui permettrait de ne pas multiplier les grossesses, ce sur quoi ils étaient d'ailleurs tout à fait d'accord.

Contrairement à sa belle affirmation et à son désir d'augmenter le nombre d'ennemis de son cousin, elle n'avait en

effet pas l'intention de fonder une grande famille. Ces grossesses n'avaient été pour elle qu'un état désagréable qu'elle ne
souhaitait pas renouveler. Ce qu'elle écrit à son gendre, le
18 mai 1671, au sujet des grossesses de sa fille ne reflète que ce
qu'elle en pense profondément et qui fut pour elle une évidence : « La jeunesse, la beauté, la santé, la gaieté, et la vie
d'une dame que vous aimez, toutes ces choses sont détruites
par les rechutes fréquentes du mal que vous faites souffrir. » La
grossesse est néanmoins le mal qu'il impose à son épouse et, le
2 décembre de la même année, elle lance inquiète à sa fille :
« Il arrive tant d'accidents aux femmes en couches. » Elle en
craindra la répétition chez Françoise qui sur ce plan-là ne partageait pas du tout les sentiments de sa mère et n'hésitera pas à
mettre en tension par six fois les nerfs de la chère Marquise. Le
malheureux destin d'Henri de Sévigné devait hélas conforter
ce désir de chasteté, mais tant qu'il vécut, elle ne prit pas au
tragique une infidélité qui, on le comprend mieux, servait ses
plans.

Au cours des années de maturité, il convient de faire la
part des soucis de santé que comporta la vie quotidienne de
madame de Sévigné et celle des vraies maladies qui marquè-
rent durablement son existence, y compris la dernière, qui
provoqua sa mort à Grignan. Des premiers, les lettres de la
Marquise nous offrent une foison ; ils s'inscrivent régulièrement dans le cours des lettres bihebdomadaires qu'elle envoie
à sa fille aussi bien que dans celles qu'elle adresse à ses amis.
Sur quelles indispositions digestives, migraineuses, rhumatismales, sur quelle impression de mal-être madame de Sévigné
décidait-elle de se purger ? « Je vais me purger à la fin de cette
lune, avant que de partir ; j'avais même quelque dessein de
mettre une saignée dans ma valise, mais Duchesne et madame
de La Troche ne me l'ont pas conseillé » (17 avril 1680). De se
purger au point de se rendre malade ? « Vous me dites que je
me purge ? Hélas ! ma belle, il n'y a que deux jours que je pris
une sotte bête de médecine, dont je commence à me remettre,
car elle avait ému une parfaite santé ; j'en suis guérie et je
prends de cette eau de cerises. Plût à Dieu, ma bonne, que

l'on pût faire commerce de santé ! Je vous donnerai beaucoup de la mienne sans m'incommoder » (22 septembre de la même année).

Nous connaissons l'usage abusif de la purgation dans les grandes maladies dont le cours débordait des médecins la recommandant aussi bien que les saignées. Mais son usage courant par automédication, entretenue par les conseils des uns et des autres, relève d'une vieille tradition. L'« humorisme » dominait en effet encore la pathogénie du temps. Galien et sa doctrine des quatre humeurs avait encore ses adeptes : le sang, la bile, la pituite et l'atrabile ou mélancolie étaient à la base d'axiomes toujours acceptés, à savoir que toute maladie proviendrait d'une surabondance d'humeurs pouvant être nocives en quantité ou en qualité. En quantité, il y a pléthore, il faut alors saigner ; en qualité, c'est-à-dire viciée, c'est la cacochymie, et il faut purger. Si les humeurs, au lieu de saturer les organes internes comme une éponge, tendent à s'extérioriser, elles donnent naissance aux tumeurs qui se décomposent en quatre espèces, liées aux quatre humeurs : le phlegmon à partir du sang, l'érysipèle qui provient de la bile, l'œdème qui vient de la pituite, et le squirrhe qui vient de l'humeur mélancolique. Tel était le schéma (simpliste et faux) de la pensée du médecin, qui se traduisait en termes généraux d'âcreté, de corruption de féculence, de flux des entrailles, mots qui se prêtaient aisément à une diffusion populaire. Leur traitement le plus simple se résumait dans la purgation, qui convenait à presque tout, précédant le lavement et la saignée. Elle se révélait une panacée universelle d'autant que médecins et charlatans en proposaient de toutes natures et à tire-larigot. Le théâtre de Molière lui-même en sourit. Purgon dit à son indocile malade : « Je vous abandonne à votre mauvaise constitution, à l'intempérie de vos entrailles, à la corruption de votre sang, à l'âcreté de votre bile, à la féculence de vos humeurs. » Qu'il se purge donc !

Ce que ne fait pas toujours la Marquise quand elle a la langue épaisse et du vague à l'âme : « Vous voulez que je vous parle de ma santé et de ma vie : j'ai été un peu échauffée ; de mauvaises nuits. Beaucoup de douleurs et de larmes ne sont pas saines, et c'est ce qui m'effraya pour vous. J'avais une langue de ferrandine qui m'importunait. Cela est passé entièrement avec des bouillons de veau dont je prends encore » (18 octobre 1688). Ou encore quelque mélancolie, dont elle sait parfois se remettre spontanément : « Je vous avoue que je tremble pour votre santé. La mienne est tout à fait remise. Je dors mieux. Ma langue n'est plus une méchante langue ; elle est toute rendue à son naturel. Il y a des temps, et des jours, et des nuits difficiles à passer, et puis sans pouvoir jamais être consolée ni récompensée de ce qu'on a perdu, on se retrouve enfin dans son premier état par la bonté du tempérament ; c'est ce que je sens présentement, comme si j'étais une jeune personne » (1er novembre 1688). Mais quelquefois plus durable et taraudante : « Je suis tous les matins dans ce jardin que vous connaissez. Je vous cherche partout, et tous les endroits où je vous ai vue me font mal. Vous voyez bien, ma fille, que les moindres choses qui ont rapport à vous ont fait impression dans mon pauvre cerveau. Je ne vous entretiendrai pas de ces sortes de faiblesses, dont je suis bien assurée que vous vous moquez » (22 septembre 1679). Ce qu'elle croit ou ce qu'elle veut laisser penser à Françoise qui n'a pas exprimé dans ses réponses toute l'affection qu'elle attendait et qu'elle veut attendrir.

Outre ces maux de langueur ou ces indispositions passagères, le rhume, parfois, revêt l'aspect d'épidémies bien comparables aux nôtres, mais aux dangers plus grands, comme en témoigne ce constat de la Marquise alors aux Rochers (7 septembre 1689) : « Ma pauvre marquise de Marbeuf est à Rennes, accablée d'un tel rhume que je n'en ai jamais vu un pareil ; je crois qu'on meurt fort bien de ceux-là. J'ai une telle santé, et si parfaite, que j'en suis quelquefois étonnée. Nulle sorte de ces petites incommodités ; il semble qu'il y ait de l'excès à ce bonheur. Je le reçois de la main de la Providence, comme j'espère recevoir le contraire quand il lui plaira. Je vous souhaite, ma chère bonne, un pareil état. » Ce n'est pas toujours le cas (30 mars 1683, à Guitaut) : « Il y a douze jours que je suis enrhumée d'une manière à faire peur, car j'avais une poitrine bridée et douloureuse, et une petite fièvre avec cela compose tout aussitôt une maladie mortelle. Je voulus, pour obvier, passer un peu par les mains de notre beau Passerat. Il me fit une saignée admirable [...]. Un coup de lancette m'a guérie. »

C'est en 1671 que la marquise de Sévigné, qui affichait jusqu'alors, malgré les petits soucis qui la portent à se purger, une fort bonne santé, signale pour la première fois les symptômes d'une maladie sérieuse : une colique néphrétique. Elle en rapporte l'évolution dans quelques lettres. À Guitaut le 15 novembre 1677 : « Pour moi, j'ai eu une colique néphrétique et bilieuse [on confondait alors souvent colique néphrétique et colique hépatique, et il sera difficile de préciser de laquelle en réalité la Marquise était atteinte quoique nous penchions pour l'atteinte rénale], qui m'a duré depuis le mardi, lendemain de votre départ jusqu'à vendredi. Ces jours sont longs à passer, et si je voulais vous dire que depuis que vous êtes partis, les jours m'ont duré des siècles, il y aurait un air assez poétique dans cette exagération, et ce serait pourtant une vérité. Je fus saignée le mercredi à dix heures du soir, et parce que je suis très difficile on m'en tira quatre palettes, afin de ne pas y revenir une seconde fois. Enfin à force de remèdes, de ce qu'on appelle remèdes, dont on compterait aussitôt le nombre que celui des sables de la mer, je me suis trouvée guérie le vendredi. Le samedi on me purge afin de ne manquer de rien, le dimanche je vais à la messe avec une pâleur honnête, qui faisait voir à mes amis que j'avais été digne de leurs soins. » Saignée abondamment, purgée et comblée de remèdes, madame de Sévigné sent s'estomper, puis se terminer cette longue crise, sans que l'on puisse imaginer que ce qu'on lui avait proposé en matière de traitement ait pu avoir le moindre effet sur ses douleurs ; mais il fallait que le temps passe et c'était une façon de l'occuper. Dans une lettre à sa fille le 29 mars 1680, elle évoquera encore cette « néphrétique » : « J'ai des soins de moi parce que vous le voulez ; cette eau de cerises, cette eau de lin, de la limonade m'ont entièrement chassé la néphrétique. »

Puis, quelques jours plus tard (le 5 avril) : « Si je n'étais persuadée que l'usage que je fais de l'eau de cerises tous les matins m'a entièrement guérie de cette légère disposition que j'avais à la néphrétique. C'est un remède infaillible pour un mal aussi peu invétéré que le mien, et plût à Dieu, ma bonne, que vous eussiez autant de soin de vous gouverner pour l'amour de moi que j'ai eu d'attention à me guérir pour l'amour de vous, et plût à Dieu que votre santé fût aussi parfaite que la mienne. Il me semble qu'en faisant ce souhait, je sens bien vivement dans mon cœur que votre vie m'est bien plus chère que la mienne. » Malgré la précaution que prend la Marquise à minimiser l'impact de « cette légère disposition » et ce « mal aussi peu invétéré », Françoise vit mal cette relation à distance de la maladie de sa mère, ce qu'elle exprime sans doute dans la correspondance qu'elle entretient avec elle et que malheureusement nous ne possédons pas. Aussi lui répète-t-on avec insistance quelques jours plus tard (le 19 avril) : « Pour moi, je vous ai dit la vérité quand je vous ai assurée que je n'avais aucun ressentiment de néphrétique. Je crois en être quitte pour jamais ; c'est ce qui fait que j'honore les remèdes qu'on appelle usuels. Monsieur le procureur général me détermina à cette eau de lin. Son père est mort de gravelle [Harlay] ; il en a une telle peur qu'il s'est dévoué à cette eau ; il en boit en tout temps et croit être en sûreté. Comme le mien n'est pas mort de ce mal, je me contente d'en boire les matins. » Une fois encore, c'est le procureur général qui est suivi dans ses conseils, avec peut-être l'accord tacite de quelque ami médecin.

Mais, contrairement à ce qu'elle croit, madame de Sévigné n'est pas quitte à jamais de sa colique néphrétique comme en témoigne beaucoup plus tard cette lettre à Moulceau (3 avril 1686) : « Il y a dix jours, Monsieur, que ma belle et triomphante santé est attaquée : un peu de colique composée de bile, de néphrétique, de misères humaines, enfin des attaques, quoique légères, qui font penser que l'on est mortelle ; c'est ce qui m'a occupée assez sérieusement pour me faire une violente distraction et m'empêcher de vous répondre. » En matière de misères humaines, la Marquise pouvait en 1686 prétendre avoir connu pire.

En 1672, à Grignan, alors qu'elle séjourne chez sa fille, madame de Sévigné est victime d'une nouvelle indisposition. Madame de Coulanges, qui l'a appris, s'en inquiète depuis Lyon, où elle séjourne. Le 30 octobre 1672, elle écrit à son amie : « Je suis très en peine de vous ma belle [...]. Fallait-il vous mettre sur ce pied-là après avoir été saignée ? Je meurs d'impatience d'avoir de vos nouvelles. » Cette saignée a-t-elle eu réellement de mauvaises suites ou bien s'agit-il d'autre chose ? Des « vapeurs » de la ménopause peut-être et dont on parlera beaucoup ? Elle a 46 ans. Existe-t-il un rapport entre celles-ci et la saignée ? Il est difficile de préciser ce qui l'engage à consulter les médecins de l'illustre faculté de Montpellier.

Comment décrypter les termes de cette lettre qu'elle adresse à sa fille depuis Montpellier (5 novembre 1672) : « Mon pied est la plus jolie chose du monde. Quand je veux, il est mal, et quand je veux, il est bien. Je remets à me guérir de tous mes maux à Grignan. J'en ai eu un ici qui me donne beaucoup de santé ; j'en avais grand besoin, et je suis aise que ma saignée ait produit son effet. J'ai fort consulté pour l'avenir » ? Il faut convenir que le sens n'est pas très clair. Toutefois, lorsque l'on sait que deux ans plus tard un terrible rhumatisme atteindra la Marquise, ne peut-on imaginer qu'elle souffrit d'une première atteinte localisée à son pied ? Attaque de goutte sans lendemain ou prémices du rhumatisme à venir ?

C'est deux ans plus tard, en 1674, que surviennent des troubles de santé qui préoccupent beaucoup Marie. À 48 ans apparaissent, se précisent et s'intensifient les manifestations d'une ménopause dont elle avait éprouvé les premiers désagréments à Grignan. S'agit-il seulement des « vapeurs » dont sa correspondance fera tellement état, qu'il s'agisse des siennes ou de celles de sa fille, et qui justifieront entre elles deux des débats séméiologiques passionnés ? (24 avril 1689) : « Vous n'avez plus si mal à la tête. Vous ne voulez donc pas qu'on dise vapeurs, mais que ferons-nous si vous nous ôtez ce mot ? Car on le met à tout. En attendant que vous autres cartésiens en ayez trouvé un autre, je vous demande permission de m'en servir », écrit madame de Sévigné à sa fille. Puis (11 mai 1689) : « Un mot de votre santé, ma chère enfant. La mienne est très parfaite ; j'en suis surprise. Vous avez des étourdissements ; comment avez-vous résolu de les nommer, puisque vous ne voulez plus dire des vapeurs ? » Quelques jours plus tard, encore (6 juillet) : « Vous me paraissez raccommodée avec le mot de vapeurs, que vous ne vouliez plus prononcer qu'on vous l'eût expliqué. Vous vous êtes relâchée en faveur du commerce, qui serait entièrement rompu si vous en aviez banni ce mot ; c'est un secours pour expliquer mille choses qui n'ont point de nom. Notre ignorance s'en accommode, comme d'un quinola à prime. Ménageons donc ses vapeurs. »

On saisit dans cet échange la manie séméiologique de madame de Sévigné, qui exige que l'on s'entende sur la définition d'un état afin de pouvoir en parler sans erreur et sans arrière-pensées. Sans doute était-elle proche d'une définition qu'en donnera plus tard, en 1694, l'Académie : « Maladies dues aux fumées qui s'élèvent de l'estomac ou du bas-ventre vers le cerveau et dont l'effet ordinaire est de rendre mélancolique, quelquefois même de faire pleurer, et qui resserrent le cœur et embarrassent la tête. » Saint-Simon en attribuait l'origine à l'abbé Testu : « C'est un des premiers hommes qui ait fait connaître ce qu'on appelle des vapeurs ; il en était désolé, avec un tic qui, à tous les moments, lui démontait tout le visage[1]. » Ce serait donc, autant qu'on puisse nous-mêmes interpréter le sens de vapeurs, considérer qu'elles n'étaient pas seulement ces bouffées de chaleur, certes désagréables, mais un état mélancolique, assorti de toutes sortes de manifestations d'inconfort existentiel. Est-ce leur importance qui fait dire à Bussy, qui en est informé, dans sa lettre destinée à sa cousine du 16 août 1674 : « J'ai appris que vous aviez été fort malade, ma chère cousine [on a parlé de menace d'apoplexie]. Cela m'a mis en peine pour l'avenir et m'a obligé de consulter votre mal à un habile médecin de ce pays-ci. Il m'a dit que les femmes d'un bon tempérament comme vous, demeurées veuves de bonne heure et qui s'étaient un peu contraintes étaient sujettes aux vapeurs. Cela m'a remis de l'appréhension que j'avais d'un plus grand mal ; car enfin le remède étant entre vos mains, je ne pense pas que vous haïssiez assez la vie pour n'en pas user, ni que vous eussiez plus de peine à prendre un galant que du vin émétique. » Bussy ne rate jamais l'occasion de quelque propos libertin, ce qu'il savait ne guère devoir troubler sa tolérante cousine. Il se peut toutefois qu'il ait minimisé le degré de malheur que celle-ci en avait ressenti ; ce qui transparaît dans cette lettre qu'elle lui adresse un an plus tard, alors que tout va mieux (6 août 1675) : « Cette belle santé que vous avez vue si triomphante a reçu quelques attaques dont je me suis trouvée humiliée, comme si j'avais reçu un affront. » Peut-on supposer que de simples bouffées de chaleur aient pu humilier la Marquise et lui imposer cette impression d'être l'objet d'une agression diminuant sa position, sa personne ? Une dépression mélancolique pourrait fort bien donner corps à notre interprétation. Nous savons que ce fut le vieux Delorme que madame de Sévigné appela, alors que Vesou semblait ne guère la soulager. C'est à sa fille, repartie en Provence en mai, qu'elle confirmera le bienfait de ses prescriptions d'émétique sous l'apparence de la fameuse poudre de Delorme (12 juin 1675) : « Ne soyez pas en peine de ma santé, ma bonne, je me porte bien. Je me purgerai à la fin de cette lune, et je n'irai point en Bretagne sans emporter de la poudre de Delorme. » Une saignée au pied lui sera recommandée juste avant son départ en juin. Il ne restera plus à la Marquise qu'à convaincre qu'elle se porte désormais bien afin que la Comtesse cesse de s'inquiéter. D'ailleurs, pourquoi le faudrait-il puisque sa mère emporte aux Rochers « une infinité de remèdes, bons ou mauvais » (21 août) et bien sûr la poudre de Delorme, « ce bon pain », que ce dernier lui a confiée par précaution mais en en différant la prise pendant tout l'hiver qui s'annonce ?

C'est précisément au cours de cet hiver que la plus sérieuse des atteintes de santé de madame de Sévigné va se déclarer. L'automne a été tranquille aux Rochers, où les soirées sont longues même si elle les « passe sans ennui » car elle « a toujours à écrire » ou bien lit. « Insensiblement je trouve minuit, dit-elle ; l'abbé me quitte à dix, et les deux heures que je suis seule ne me font point mourir, non plus que les autres » (27 octobre 1675). Elle chemine l'après-midi en ses allées qu'elle a conçues et qu'elle trouve admirables, celles qui se distribuent dans son parc, au-delà des grilles de la cour dont le centre prête curieusement à une voix menue la puissance d'un fort écho. Quoique craignant le « serein », elle s'attarde parfois un peu trop en ces bois humides qu'elle préfère à la solitude de sa chambre. Le bonheur est en vue : Charles, son fils en retour de campagne, va la rejoindre aux Rochers début décembre et sera présent à Noël. Il n'est pas certain pourtant que la mélancolie ait tout à fait abandonné Marie de Sévigné. Est-il raisonnable que, « si triste et si oppressée d'avoir perdu cette chère idée », c'est-à-dire l'image d'un rêve pendant lequel sa fille était si douce et si caressante pour elle qu'elle en « était toute transportée de tendresse » (5 janvier 1676), elle ne puisse s'empêcher de pleurer d'une manière si immodérée qu'il faut qu'elle appelle sa femme de chambre qui s'empresse de l'apaiser avec force eau fraîche et eau de la reine de Hongrie ? Manifestation fort éloignée de la sérénité qu'elle s'efforce d'afficher.

C'est quelques jours plus tard, le 11 janvier, que la Marquise se réveille avec un torticolis, au sujet duquel elle avait émis de bons mots quelques jours plus tôt. Il annonçait une atteinte beaucoup plus sévère. Le 12 janvier, elle écrit à sa fille qu'elle compte quitter les Rochers en février, ce que la presse de faire le bon abbé, dont les affaires réclament sa présence à Paris. C'est le 15 du même mois qu'elle reparle de ce torticolis dont elle plaisantait il y a peu : « À force de me parler de torticolis, vous me l'avez donné. Je ne peux plus remuer le côté droit ; ce sont ma chère enfant de ces petits maux que personne ne plaint, quoiqu'on ne fasse que criailler. Mon fils s'en pâme de rire ; je lui donnerai sur le nez tout aussitôt que je le pourrai. En attendant ma chère enfant, je vous embrasse avec mon bras gauche, de tout mon cœur. » On perçoit nettement dans cette annonce à la fois la nécessité de confier que l'on est malade et celle de rassurer en prétendant que Charles n'y trouve que le prétexte d'en rire. Ce que celui-ci s'empresse de démentir mais en confirmant que le mal de sa mère « n'est rien qui puisse causer la moindre inquiétude ». Le 19 janvier, la Marquise tient absolument à rassurer sa fille : « Je me porte mieux, ma très chère. Ce torticolis était un très bon petit rhumatisme ; c'est un mal très douloureux, sans repos, sans sommeil, mais il ne fait peur à personne. Je suis au huitième [jour] ; un peu d'émotion et les sueurs me tireront d'affaire. J'ai été saignée une fois du pied et l'abstinence et la patience achèveront bientôt. » Selon la tradition médicale on espérait accompagner le déroulement de la maladie jusqu'à la crise du huitième jour qui était supposée annoncer la victoire des défenses naturelles contre les humeurs. Le ton de Charles dans ce qu'il écrit à sa sœur est cependant moins rassuré : « Vous voyez, dans ce que vous écrit ma mère, l'état véridique de sa santé. Mais quoique sa maladie ne fasse nulle frayeur et que les sueurs commencent à diminuer ses douleurs, elles sont toujours si cruelles que l'état où nous la voyons fend le cœur de tous ceux qui l'aiment. »

Le 21 janvier, Charles s'empresse de la prévenir qu'elle ne recevra pas de courrier de la main de sa mère : « L'enflure est encore si grande sur ses mains que je ne crois pas que nous lui permettions de les mettre à l'air. Il y a encore une autre raison, c'est que depuis hier, qui était le neuf [neuvième jour], la sueur s'est tellement mise sur les parties qui sont enflées qu'il ne faut pas se jouer à la faire rentrer. C'est sa santé qui revient, et il n'y a que ce moyen de guérir ses mains, ses pieds, ses jarrets. Il n'y a plus de fièvre. Encore un peu de douleurs, et beaucoup d'enflures, voilà le véritable état de notre maman mignonne. » On apprend qu'elle est bien soignée par un médecin de Vitré et qu'elle a été saignée au pied « en perfection » et que l'on ne peut regretter Paris car, en ces circonstances, on est aussi bien aux Rochers que dans la capitale. Certes, ajoute Charles, « la maladie a été rude et douloureuse pour la première qu'elle ait eue de sa vie, mais comme c'est presque une nécessité d'être malade cette année, il vaut incomparablement mieux qu'elle ait eu ce rhumatisme, quelque cruel et douloureux qu'il ait été, qu'un de ces rhumes sur la poitrine qui ont tant couru ». Faut-il vraiment s'en réjouir car ces douleurs, cette fièvre erratique, cette inflammation polyarticulaire qui l'empêche de se retourner dans son lit, qui lui rend cruelle la station assise, vont la rendre longtemps invalide et reporter sans cesse la date de son retour à Paris. Cet état va durer plusieurs semaines sous la surveillance de son fils, du bon abbé et des domestiques des Rochers. Ce n'est qu'en février qu'elle va retrouver quelque peu l'usage de ses jambes. « Toute pleine de cataplasmes » (9 février), elle peut assister à la messe en la chapelle des Rochers. Quelques jours plus tard, elle peut sortir au bras de son fils, faire quelques pas dans son parc, mais c'est en chaise qu'elle le parcourt, le 25 février. Ce n'est que le 8 mars qu'elle peut écrire ou faire écrire : « Je prends l'air et me promène sur les pieds de derrière comme les autres. » Que s'est-il passé pour faire dire à Charles que sa mère fut « malade de bonne foi pour la première fois de sa vie » ?

De quelle maladie la Marquise fut-elle atteinte ? Le diagnostic de goutte généralisée qui a été émis semble fort imprécis et pur diagnostic de facilité tant elle était fréquente et connue en cette époque alors que les régimes alimentaires étaient fort déséquilibrés et riches en produits de chasse. Une telle atteinte inflammatoire, hautement fébrile, paralysant pendant plusieurs semaines les articulations de membres œdémateux, confinant à l'impotence, évoque un rhumatisme sévère. L'absence de récidive ou d'aggravation patente survenues au décours de la vie de la Marquise, si l'on se fie à la correspondance qui recouvre la fin de sa vie, nous fait éliminer une polyarthrite rhumatoïde si caractéristique par ses poussées successives et nous porte plutôt devant l'atteinte de plusieurs articulations, l'enflure de celles-ci, l'impotence douloureuse qui en résulte à l'évocation d'un rhumatisme infectieux sévère. L'idée d'une épidémie de « rhumes sur la poitrine » dont il est fait état au même moment, dans son entourage, pourrait laisser place à l'hypothèse d'un agent causal transmissible susceptible de provoquer un rhumatisme infectieux.

Quoi qu'il en soit, l'évolution de celui-ci ne pouvait avoir été influencée par les traitements qu'on avait imposés et qui ne différaient en rien de ceux que l'on prescrivait aveuglément quel que soit le mal en cause : purgation, saignée, que dit-on réclame la « réplétion épouvantable d'humeurs » (3 février), formulation qui définit pour ses médecins la maladie de Marie. Elle sera donc saignée au pied, nous l'avons vu, dès les premiers jours (15 janvier) ; on lui administrera le « remède admirable », la poudre de Delorme, autant qu'il le faudra. On l'oindra à l'eau de Hongrie, mais sans avantage car elle ne la supporte pas quoi qu'elle en ait tant vanté ailleurs les bienfaits. On la met à la diète. Le « cruel rhumatisme » dont elle confirme à Bussy qu'elle en a été atteinte (16 février) n'est pas à vrai dire un mot trop fort et le sentiment qu'elle exprime en évoquant qu'« elle pourrait bien un jour passer comme les autres » n'a rien d'excessif, tant elle dut pendant les premiers jours de son mal en éprouver le risque. Aussi madame de Sévigné guérira-t-elle de ses seules forces ce grand syndrome articulaire dont elle a été atteinte. À quel prix ! Elle en sort considérablement amaigrie mais avec une taille « merveilleuse » qu'elle s'efforce d'accepter comme un don (1ᵉʳ mars) : « Pour l'embonpoint, je ne crois pas que je ne sois jamais comme j'ai été. » En mars, elle se sent cependant capable de rentrer à Paris. Elle quitte les Rochers le 24 et après une étape à Malicorne, chez son amie madame de Lavardin, elle rejoint Paris. Elle y garde tout d'abord la chambre, mais peu à peu recommence à sortir. Toutefois, il lui pèse de trouver « son activité entièrement changée », ce qu'au contraire son cousin Coulanges apprécie. Il confie à l'inquiète madame de Grignan : « La voilà comme nous la voulions, mais si bien changée qu'elle ressemble plutôt à l'indolence qu'à l'activité. » En vérité, elle reste profondément handicapée. Elle écrit à sa fille, le 8 avril : « Je suis mortifiée et triste de ne pouvoir vous écrire tout ce que je voudrais ; je commence à souffrir cet ennui avec impatience. Je me porte très bien ; le changement me fait des merveilles, mais mes mains ne veulent point encore prendre part à cette guérison [...]. On ne me veille plus. J'appelle : on me donne ce que j'ai besoin, on me tourne, et je m'endors. Je commence à manger de la main gauche. » Le 10 avril, elle ajoute : « Je ne puis rien porter. Une cuillère me paraît la machine du monde et je suis encore assujettie à toutes les dépendances les plus fâcheuses et les plus humiliantes que vous puissiez imaginer. » Elle peut cependant écrire quelques lignes à sa fille ou à Bussy, à nouveau avec la main droite, alors qu'elle s'est essayée de la main gauche. Cette incapacité d'écrire et cette obligation de dicter les lettres à sa fille lui furent sans doute la dépendance la plus cruelle. « Je n'aime point avoir des secrétaires qui ont plus d'esprit que moi, dit-elle le 8 avril, en songeant à La Mousse auquel elle dicte son courrier. Ils font les entendus ; je n'ose leur faire écrire tout ce que je pense. La petite fille [celle des Rochers] me convenait bien mieux. » Elle s'était fait aider aux Rochers en dehors de son fils par la jeune demoiselle qui lui tenait compagnie, la « petite personne », grâce à laquelle aucun courrier depuis la Bretagne ne fut manqué. Marie s'était efforcée de dicter ce qu'elle ne pouvait écrire. À Paris, ce seront Coulanges, La Mousse[2], Corbinelli[3] qui prendront le relais en attendant qu'elle impose à sa main toujours réticente le devoir de renouer sa correspondance avec sa fille. Une remarque de Coulanges qui la surprend en train d'écrire (« Vous vous faites mettre les morceaux dans la bouche, vous vous faites servir comme un enfant parce que vous n'avez plus de mains dites-vous, et vous écrivez ! ») nous confirme l'importance des séquelles dont souffre madame de Sévigné.

L'atteinte des mains, précisée au pluriel, semble confirmer la dispersion des lésions articulaires, mais l'essai d'utiliser la main gauche pour retrouver la capacité d'écrire voudrait que la Marquise ait considéré que cette dernière était plutôt valide. Car comment supposer en tirer un avantage utile si elle avait conservé le moindre handicap ? C'est autour de ces réflexions que l'on se remémore l'évocation des premiers symptômes de sa maladie dont on a dit qu'elle lui paralysait tout le côté droit. N'y aurait-il eu que rhumatisme ? Un syndrome hémiplégique serait-il impliqué ? Une ischémie cérébrale rapidement limitée, mais comportant des séquelles plus durables au niveau du bras (difficulté de mettre les morceaux dans la bouche) et de la main droite (difficulté d'écrire), aurait-elle accompagné ce grand syndrome inflammatoire ? Il n'est fait mention d'aucun trouble aphasique si l'on retient cette hypothèse d'une atteinte de l'hémicorps droit, qui la comporte souvent. Était-il pour autant détectable dans le contexte de forte fièvre, d'obnubilation qui marqua les premiers jours de la maladie ? Qui sait si la Marquise, qui ne négligeait pas, comme ses contemporains, les plaisirs d'une table peu soucieuse de diététique, ne souffrait pas, à la cinquantaine, en pleine ménopause, d'une hypertension artérielle méconnue ? Simple hypothèse qui mérite d'être soulevée devant cette longue incapacité de récupération de l'agilité d'une main droite qui réapprend à écrire. L'imprécision séméiologique de l'époque nous contraint à reconstituer à partir de fort peu d'informations l'histoire d'une maladie sévère, livrée en l'absence de traitement spécifique à son évolution spontanée. L'hypothèse rhumatismale garde sans doute les arguments les plus probants, d'autant plus que les atteintes articulaires qui en résultaient, livrées à leur propre destin, sans l'aide des traitements anti-inflammatoires puissants dont nous disposons de nos jours, restaient capables d'entraîner pendant de longs mois, douleurs, déformations, gonflement articulaire, tout un contexte d'incapacité fonctionnelle durable. Ce sera le cas de la Marquise.

C'est autour de ce diagnostic de rhumatisme que les médecins engagent madame de Sévigné à se rendre en cure thermale. On lui conseille Bourbon. La Marquise y entrevoit naturellement le moyen d'améliorer ses infirmités, mais ce déplacement dans la direction de la résidence de sa fille fait naître en elle l'arrière-pensée que ce pourrait être l'occasion de la retrouver. Dès le 28 mars, elle lui écrit depuis Malicorne : « Si je vais à Bourbon et que vous y veniez, ce sera ma véritable santé : et pour cet hiver, l'espérance de vous avoir me donne la vie. » Cette proposition, si chaleureusement dédiée au pouvoir de sa fille sur sa santé, n'en comporte pas moins l'implication d'une grande culpabilité, si celle-ci se dérobait à son devoir. Nulle hésitation dans le décryptage de ce message ! La Marquise prend prétexte de son triste état pour faire pression sur la personne la plus susceptible d'en être impressionnée et dont elle déplore depuis si longtemps l'absence. On devine au travers de cette proposition allègre ce motif de pression qu'elle ne saurait négliger. S'exprimant ainsi, elle ne laisse guère de choix à Françoise, à laquelle n'échappe ni la gravité de la situation, ni l'effet que pourrait avoir sa présence auprès de sa mère.

Même si elle a été rassurée au fil d'une correspondance jamais interrompue, elle n'en a pas moins vécu la maladie de sa mère avec angoisse. Chaque lettre de son frère Charles, malgré les précautions qui la ménageaient, alimentait son inquiétude. D'autant plus qu'elle n'apportait qu'une information dépassée, à laquelle une nature anxieuse pouvait supposer les pires développements ; le long chemin séparant les Rochers du château de Grignan en était responsable. Le chagrin que la Comtesse en éprouve est alors immense ; d'autant plus que sa nature toujours inquiète l'est encore davantage en l'état de grossesse avancée qui la retient à Grignan. Ne va-t-elle pas accoucher prématurément, à Aix, de son sixième enfant, alors même qu'elle éprouve les plus grandes inquiétudes sur l'état de sa mère ? Ainsi se croisent en un perpétuel va-et-vient les nouvelles concernant la mère et la fille, si douloureusement séparées et confrontées à de graves soucis. Le 21 février, on apprend aux Rochers la naissance du petit Jean-Baptiste, nouvelle postée neuf jours plus tôt ! Naissance que déplore la Marquise s'inquiétant du sort de l'accouchée. Le comte de Grignan s'efforce pourtant de la rassurer. La naissance de cet enfant mort-né porte la Marquise à penser que l'inquiétude que sa maladie entretint chez sa fille contribua peut-être à la précipitation de l'accouchement (23 février). Ne garde-t-elle pas le souvenir fâcheux de l'accident qui impressionna Françoise peu de jours avant qu'elle n'interrompît sa première grossesse par une fausse couche, fin 1660, alors qu'elle était auprès d'elle à Livry ?

Rien n'annonçait cependant une si déplorable issue. Françoise, malgré son état, n'avait-elle pas eu le désir insensé de rejoindre sa mère malade aux Rochers ? À présent qu'elle était délivrée, toute peine refoulée, n'était-il pas logique d'imaginer qu'elle vînt enfin la retrouver pour lui permettre le retour de « sa véritable santé » ? Il n'en sera rien. Françoise ne rejoindra pas sa mère à Vichy, où finalement la Marquise a décidé de faire sa cure. Non pas qu'elle ne l'ait proposé, ce qu'elle fit elle-même et de bon cœur, car la distance qui sépare Grignan de la ville d'eaux n'est pas très grande et le bonheur de tenir compagnie à sa mère tout au long de la cure lui semblait un compromis plaisant. Mais c'est un compromis toutefois qui ne convient pas à sa mère, laquelle porte en tête un tout autre projet. Elle se réjouit sans doute, mais à la seule condition que ce ne soit qu'un préalable au voyage qui les ferait rentrer toutes deux à Paris, afin de retrouver le bonheur devenu si rare de vivre ensemble.

Le projet est clair dans l'esprit de la Marquise : « Nous passerions notre automne ici et à Livry et, cet hiver, monsieur de Grignan vous viendrait voir. » Pour la Marquise, ce projet transforme avantageusement l'intention qu'avait sa fille de la rejoindre aux Rochers quand elle était si malade et qui traduisait si courageusement son devoir filial alors qu'elle était enceinte et s'exposait à tous les dangers. Elle le lui rappelle malicieusement dans une lettre du 10 avril 1676 : « Au lieu de ce voyage de Bretagne que vous aviez si envie de faire, je vous propose et vous demande celui-ci. » N'est-ce pas plus simple et plus logique ? Françoise était prête à quitter son mari pour quelques semaines à Vichy, mais elle n'a, à présent que sa mère n'est plus en danger, aucun désir de le quitter plus longtemps. Elle en explique à sa mère les raisons, qui ne seront acceptées qu'avec mauvaise grâce et vaudront à Françoise le 28 mai cette réponse : « Il est vrai que de vous voir pour quinze jours m'a paru une peine pour vous et pour moi. Mais si au lieu de tant philosopher, vous m'eussiez franchement et de bonne grâce donné le temps que je vous demandais, c'eût été une marque de votre amitié très bien placée. » Redoutable flèche de la part d'une mère qui ne voulut plus d'une simple visite de sa fille pour « la consoler d'avoir été bien malade ». Marie de Sévigné méritait, à ses yeux, bien davantage, surtout depuis que sa grave maladie lui avait offert l'occasion de pouvoir l'exiger.

Roger Duchêne souligne à juste titre les conséquences fâcheuses qu'aura cette convalescence contrariée de la Marquise sur les relations qu'elle entretiendra désormais avec sa fille. « Alors qu'elle a jusque-là progressé, sinon dans le détachement, du moins dans la retenue, voilà que la maladie lui donne un terrible moyen de pression et qu'elle n'hésite pas à s'en servir. Ce n'est pas la même chose de dire à un correspondant : "vous êtes ma vie", selon que l'on est en bonne ou en mauvaise santé. » Disons tout simplement que l'amour possessif de la Marquise justifiait de recourir à tous les moyens qui lui permettaient d'exiger que sa fille revînt auprès d'elle. Le chantage à la maladie, voire à la mort, ne lui parut pas même excessif.

« C'est la beauté du pays et la pureté de l'air » (17 avril) qui ont engagé madame de Sévigné à se rendre plutôt à Vichy qu'à Bourbon. Aucune des deux stations thermales n'est précisément recommandée pour les rhumatismes. Il en fleurit plusieurs sur la terre de France pendant le règne du Roi-Soleil. Les cures qu'on y faisait n'avaient pas toujours la réputation d'être efficaces. Patin, que nous connaissons bien pour l'âpreté de son style, déclare que « les eaux minérales font plus de cocus qu'elles ne guérissent les malades ». Quant à Diderot, il dira un siècle plus tard qu'elles « sont le dernier conseil de la médecine poussée à bout. On compte plus sur le voyage que sur le remède ». Les « hydrologistes », qui suivaient les curistes, étaient en règle générale peu recommandables, en dehors d'Amyot, médecin de Bourbon que nous connaissons déjà. Aussi convient-il, quand on est un personnage de quelque qualité, de se faire accompagner par son propre médecin. Nous avons appris que Charles de l'Orme (Delorme) avait accompagné à Bourbon l'abbé de Richelieu et ses sœurs, que Fagon accompagnera à Barèges le jeune duc du Maine, en compagnie de madame de Maintenon, et que cela ne nuira pas à sa carrière. Aussi, lorsque madame de Sévigné se rend à Vichy lors de ce premier voyage, se fera-t-elle accompagner d'un docteur Vincent, qu'elle prendra en passant à Gannat et que lui a chaudement recommandé madame de Noailles.

Elle arrive le 18 mai après un voyage d'une semaine. Elle restera un mois. Elle se soumet au rituel des curistes avec l'application d'une personne qui compte bien profiter à la fois du bienfait des eaux qu'elle va boire et avec laquelle on va la doucher ou la baigner, et des distractions mondaines qu'une compagnie qu'elle connaît bien aime à partager. La relation qu'elle en fait, vieille de plus de trois siècles, nous fait comprendre qu'il n'est pas trente-six manières d'utiliser les eaux auxquelles on veut attribuer des valeurs thérapeutiques. Les hydrologues en avaient déjà dégagé les principes. À quelques détails près, l'excès qui concernait le nombre de verres que l'on recommandait de boire, la prudence avec laquelle on prescrivait le bain, entier, demi-bain, nous retrouvons un protocole qui n'a guère varié jusqu'à nos jours. On se lève tôt (20 mai) : « J'ai donc pris les eaux ce matin, ma très chère. Ah qu'elles sont méchantes ! [...] On va à six heures à la fontaine. Tout le monde s'y trouve. On boit, et l'on fait fort mauvaise mine, car imaginez-vous qu'elles sont bouillantes et d'un goût de salpêtre fort désagréable. On tourne, on va, on vient, on se promène, on entend la messe, on rend les eaux, on parle confidemment de la manière qu'on les rend ; il n'est question que de cela jusqu'à midi. Enfin on dîne. »

C'est au moins douze verres de cette eau que l'on recommande de boire, quand ce n'était pas davantage. Une véritable épreuve dont l'issue était la manière dont on « rendait les eaux », dont on discutait « confidemment », ce qui rappelle une fois encore la liberté avec laquelle on évoquait son péristaltisme intestinal, ou ses flux urinaires grands éliminateurs des humeurs viciées. « Rendai-je bien mes eaux ? La qualité, la quantité, tout va-t-il bien ? On m'assure que ce sont des merveilles, et je le crois, et même je le sens car, à la réserve de mes mains et de mes genoux qui ne sont point guéris, parce que je n'ai pas encore pris ni le bain ni la douche, je me porte tout aussi bien que j'aie jamais fait. » Aveu rassurant, mais n'est-il pas un peu exagéré d'autant que « la beauté des promenades est au-dessus de ce que je puis vous en dire ; cela seul me redonnerait la santé », alors que l'on aurait pu croire que seule la venue de Françoise en eût été capable. Aussi peut-on en conclure que celle-ci ne lui est pas indispensable et qu'il est important de le lui dire. Le 28 mai : « J'ai commencé aujourd'hui la douche ; c'est une assez bonne répétition du purgatoire. On est toute nue dans un petit lieu sous terre où l'on trouve un tuyau de cette eau chaude, qu'une femme vous fait aller où vous voulez. Cet état où l'on conserve à peine une feuille de figuier pour tout habillement est une chose assez humiliante, j'avais voulu mes deux femmes de chambre pour voir encore quelqu'un de connaissance. Derrière le rideau se met quelqu'un qui vous soutient le courage pendant une demi-heure. C'était pour moi un médecin de Gannat [le docteur Vincent] », celui que lui a recommandé madame de Noailles et que la Marquise préfère à tous ceux de Vichy, qui « lui sont entièrement insupportables ». « Cet homme m'amuse, dit-elle. Il ne ressemble point à un mauvais médecin ; il ne ressemble point non plus à celui de Chelles [Amonio, l'Italien charlatan]. Il a de l'esprit, de l'honnêteté, il connaît le monde. Enfin, j'en suis contente. Il me parlait quand j'étais au supplice. Représentez-vous un jet d'eau contre quelqu'une de vos pauvres parties, toute la plus bouillante que vous puissiez vous imaginer. On met d'abord l'alarme partout, pour mettre en mouvement tous les esprits et puis on s'attache aux jointures qui ont été affligées. Mais quand on vient à la nuque du cou, c'est une sorte de feu et de surprise qui ne se peut comprendre. Cependant, c'est là le nœud de l'affaire. Il faut tout souffrir, et l'on souffre tout, et l'on n'est point brûlée, et on se met ensuite dans un lit chaud, où l'on sue abondamment et voilà ce qui guérit. » On s'attendrit sur le rôle de ce cher médecin de Gannat. Loin d'abandonner sa patiente, il lui fait la lecture pendant les deux heures où s'élimine la sueur tant désirée. Peut-être la Marquise éprouvait-elle quelque satisfaction à être observée et distraite par ce médecin dont elle loue les charmes ? Elle aime évoquer pour sa fille la « charmante douche » dont on s'étonne qu'elle la dénomme ainsi alors qu'elle était « purgatoire ». Quand elle sue, elle fait lire son médecin « qui me plaît. Il vous plairait aussi […]. Il sait vivre. Il n'est point charlatan ; il traite la médecine en galant homme. Enfin il m'amuse. » Serait-il le magicien responsable de cette métamorphose ? Le 4 juin, la série de douches est terminée et la « suerie » achevée. Madame de Sévigné « se croit à couvert des rhumatismes pour le reste de [sa] vie ». Elle s'enthousiasme : « Je m'en vais prendre demain une légère médecine, et puis boire huit jours, et puis c'est fait. Mes genoux sont comme guéris. Mes mains ne veulent pas encore se fermer, mais pour cette lessive que l'on voulait faire de moi une bonne fois, elle sera dans la perfection. »

Ces trois semaines de cure semblent avoir amélioré sensiblement son état. En tout cas, en ce qui concerne les troubles de la ménopause : « Les dérèglements sont tout réglés. » Avec moins d'évidence cependant pour les séquelles du rhumatisme. Certes, la Marquise désormais « marche tout comme un autre », mais les mains sont toujours malhabiles : « Il s'en faut si peu que je ne fasse de mes mains comme les autres qu'en vérité ce n'est plus la peine d'en parler » (12 juin). Propos optimistes destinés à rassurer. Une seconde cure à Vichy sera programmée pendant l'été 1677. Le principe en a été retenu de concert avec sa fille, venue enfin la retrouver à Paris au début de cette même année. C'est que l'état de sa mère continue à l'inquiéter. Elle propose même de l'accompagner et de poursuivre ensuite sa route vers Grignan. Est-elle sincère alors que cette fois encore ce projet ne se réalisera pas ? Elle repartira avec son mari pour Grignan dès le début juin. Séparation brutale qu'une cohabitation explosive rendait nécessaire aussi bien à la fille qu'à la mère. Madame de Sévigné était-elle, elle-même, sincère lorsqu'elle confiait à Bussy pendant que naissait ce projet de se rendre à Vichy ensemble : « Pour moi, je me porte assez bien, et ce n'est que pour conduire la belle Maguelone [Françoise] que je m'en vais à Vichy. La joie que j'aurai d'être avec elle me fera plus de bien que les eaux. »

Incorrigible Marquise, qui nie la propre nécessité pour elle de subir une cure à laquelle elle ne consent que parce qu'elle bénéficiera de la présence de sa fille, laquelle serait, comme cela aurait déjà pu être l'année précédente, « le retour à la santé, à la vie ». Sans doute pensait-elle aussi que sa fille amaigrie, qui se refusait à consulter des médecins et qu'elle harcelait de ses recommandations, tirerait autant de bénéfice qu'elle-même de cette nouvelle cure.

Elle la fera toutefois sans Françoise. Elle y retrouvera comme l'année précédente des amis, l'un des cadets du comte de Grignan, déjà perclus de goutte, et se fera accompagner par l'abbé de Coulanges. Elle repartira le 25 septembre après trois semaines de cure. Quand elle l'achève, elle la résume ainsi (21 septembre 1677) : « La mienne est admirable [la santé]. Je finis demain toutes mes affaires ; je prends ma dernière médecine. J'ai bu seize jours ; je n'ai pris que deux douches et deux bains chauds. Je n'ai pu soutenir la douche ; j'en suis fâchée, car j'aime à suer, mais j'en étais trop échauffée et trop étourdie. En un mot c'est que je n'en ai plus de besoin, et la boisson m'a suffi et fait des merveilles. » Des merveilles, vraiment ? Il semble que les mains aillent mieux ; elle peut presque les fermer. Elle parvient à couper du pain. Mais ce qui importe, c'est que Françoise semble se mieux porter alors que sa santé fut l'objet d'une inquiétude extrême pendant tout ce séjour à Vichy. Elle le lui a confirmé, et surtout elle lui a fait part de son intention de revenir séjourner à Paris, pour régler plus aisément les intérêts de sa maison. La Marquise a répondu le 16 septembre : « J'espère que votre voyage, qui est l'ouvrage de la politique de toute la famille, sera aussi heureux que l'autre aura été triste et désagréable par le mauvais état de votre santé. » Il y a dans ce ton une vague amertume que l'érosion d'un vrai bonheur suggère. Celle qu'entretient le motif du voyage, ouvrage politique de toute la famille, alors qu'il n'eût dû être que la conséquence de l'empressement d'une fille à retrouver sa mère ? Au moins est-il convenable d'oublier toutes les rancœurs, de part et d'autre accumulées, et de donner à l'échec de leur dernière rencontre le motif de la santé de Françoise. Le 25 septembre, la Marquise récidive cependant sous une fausse allégresse : « Venez, venez donc, ma bonne sans aucun dragon sur le cœur puisque le bon archevêque a prononcé ex cathedra que votre voyage était nécessaire pour les intérêts de votre maison. » L'encre est devenue, sans conteste, très acide.

Il faudra du temps pour que disparaissent les stigmates articulaires de ce grand rhumatisme inflammatoire. Si une autre cure interviendra en 1687, soit dix ans plus tard, elle n'aura plus le même motif. Il semble que peu à peu la santé se soit restaurée chez la célèbre Marquise. Avec les mêmes petites nuisances que la vie comporte, les migraines, les vapeurs, les vertiges que l'on traite avec ou sans l'aide d'une médecine qui n'ose croire à l'efficacité de ses médicaments et cependant plaide en leur faveur avec une étrange conviction. Sa correspondance nous fait vivre au jour le jour les sentiments qu'elle éprouve et en extrait des traits qui sont capables de nous en faire pénétrer le tempérament profond. À première vue, celui-ci nous paraît devoir confirmer un dynamisme, un optimisme, une confiance en soi tels qu'elle s'étonne de ses échecs. Comment résister à une telle abondance d'arguments, à des développements d'un tels bon sens, à l'évidence de ses convictions ? Et pourtant nombre de lettres recèlent des passages qui traduisent de temps à autre une profonde mélancolie, dont « les vapeurs » pourraient bien être l'expression fréquente qui la caractérise. Certes, le motif essentiel en est souvent la séparation d'avec sa fille, mais celui-ci n'est-il pas exacerbé par cette profonde disposition de son caractère ? Dès 1671, le 3 mars, alors qu'elle vient de vivre la première séparation d'avec Françoise, n'incline-t-on pas à le penser devant le ton de cette lettre : « Je suis aujourd'hui toute seule dans ma chambre [à Paris] par excès de mauvaise humeur. Je suis lasse de tout [...]. Je vous assure, ma chère bonne, que je songe à vous continuellement, et je sens tous les jours ce que vous me dîtes une fois, qu'il ne fallait point appuyer sur ces pensées [tristes]. Si l'on ne glissait pas dessus, on serait toujours en larmes, c'est-à-dire moi. Il n'y a pas un lieu dans cette maison qui ne me blesse le cœur. Toute votre chambre me tue ; j'y ai fait mettre un paravent tout au milieu, pour rompre un peu la vue d'une fenêtre sur ce degré par où je vous vis monter dans le carrosse de d'Hacqueville et par où je vous rappelai. Je me fais peur quand je pense combien alors j'étais capable de me jeter par la fenêtre, car je suis folle quelquefois. » Admirable lettre qui se poursuit sur un ton de véritable névrose conférant aux actes, aux objets une valeur symbolique dont la Marquise tente de se rassurer.

Quelques années plus tard, rien n'a changé. Le 4 octobre 1679, malgré les distances qui ont pu s'établir entre les deux conceptions de l'existence qui les séparent, elle écrit à sa fille : « J'attends de vos nouvelles avec impatience ; vos lettres font la consolation de ma vie, et puis je meurs de peur qu'elles ne vous aient fait mal en les écrivant. En vérité, mon enfant, il y a bien loin de moi à un philosophe stoïque, mais enfin c'est ma destinée, et j'y consens, puisque vous le voulez. [...] Pour moi, ma fille, je suis ici [à Livry] dans une tristesse et une solitude que j'aime mieux présentement que tout le monde. Voilà un vrai lieu pour l'humeur où je suis. Il y a des heures et des allées qui sont devenues l'humeur de ma mère [nom d'une allée] dont la sainte horreur n'est interrompue que par les horribles galanteries de nos cerfs, et je me trouve bien de cette solitude. » Cette solitude, elle l'apprécie car elle la protège des opinions des autres qui pourraient ne pas partager des sentiments qu'elle considère comme sacrés. En décembre de la même année, à Guitaut, elle précise : « La solitude est meilleure pour les commencements de ces malheurs. Je l'ai senti pour celui de la séparation de ma fille. Si je n'avais trouvé notre petit Livry tout à propos, j'aurais été malade. J'avalai là tout doucement mon absinthe. » La solitude, drogue distillant lentement ses effets. Si lentement qu'après la quatrième séparation, rien ne paraît changé dans le comportement de la Marquise. Le 6 mai 1680, avant de partir pour Nantes : « Je le chanterai sur la Loire [le joli couplet] si je puis desserrer mon gosier, qui n'est pas présentement en état de chanter. Hélas ! J'ai grand besoin de vous tous. Je ne connais plus la musique ni les plaisirs. J'ai beau frapper du pied, rien ne sort qu'une vie triste et unie, tantôt à ce triste faubourg, tantôt avec les sages veuves. Monsieur de Grignan [le frère cadet de son gendre] m'est bien nécessaire, car j'ai un coin de folie qui n'est pas encore bien mort. » Terrible aveu de désenchantement qu'aucun décor ne permet d'annuler et que la mort de ses amis, Retz, La Rochefoucauld et Foucquet, aggrave singulièrement.

Seule la présence de sa fille pourrait créer l'événement qui mettrait un terme à sa profonde détresse. Il ne se produira qu'à la fin de l'année. En attendant, la solitude vécue aux Rochers, celle qu'elle recherche, fera son effet. Marie s'apaisera en méditations filées au long des allées de son parc ; elle y retrouvera un semblant de sérénité. Le temps prend pour elle une importance considérable. Il est l'espace qui la sépare de sa fille et de ce qu'elle croit être la condition de son bonheur. Quel qu'il soit, c'est une blessure. Il en sera toujours ainsi.

Le 15 août 1685, elle écrit à Françoise : « Vous voyez bien, ma bonne, que nous ne comptons plus présentement que par les jours ; ce ne sont plus des mois, ni même des semaines. Mais hélas ! ma très aimable bonne, vous dites bien vrai : pouvons-nous craindre un plus grand et un plus cruel rabat-joie que la douleur sensible de songer à se séparer presque aussitôt qu'on a commencé à sentir la joie de se revoir ? Cette pensée est violente, je ne l'ai que trop souvent, et les jours et les nuits, et même l'autre jour en vous écrivant, elle était présente à mes yeux, et je disais : "Hélas ! cette peine n'est-elle pas assez grande pour nous mettre à l'abri des autres ?" Mais je ne voulus pas toucher à cet endroit si douloureux, et présentement je la cherche encore, ma chère bonne, afin d'être en état d'aller à Baville, et de vous y trouver. » Elle reprendra quatre années plus tard ce même thème. En 1689 (10 janvier), elle écrit à sa fille : « Nous pensons souvent les mêmes choses, ma chère bonne ; je crois vous avoir mandé des Rochers ce que vous m'écrivez dans votre dernière lettre sur le temps. Il est vrai : on consent qu'il avance. Les jours n'ont plus rien pour moi de si cher ni de si précieux. Je les sentais ainsi quand vous étiez à l'hôtel de Carnavalet. Je vous l'ai dit vingt fois, je ne rentrais jamais sans une joie sensible ; je la goûtais, je ménageais les heures, j'en étais avare, j'avais envie de pleurer tous les soirs de les voir courir. Dans l'absence ce n'est plus cela ; on ne s'en soucie point, on le presse même quelquefois. On espère ; on avance dans un temps qu'on désire, où l'on aspire. Enfin, l'on fait cet ouvrage de tapisserie que l'on veut achever ; on est libérale des jours, on les jette à qui en veut. Mais, ma chère bonne, tout d'un coup, je vous avoue que je pense où me conduisent cette dissipation et cette impatience d'heures et de jours, je tremble et je n'en trouve plus d'assurés, et la raison me présente ce que vraisemblablement je trouverai dans mon chemin. Ma chère bonne, ces réflexions ne sont que pour moi ; je veux même les finir avec vous, et tâcher de les rendre bien solides pour moi. » Quelques mois plus tard, depuis les Rochers, sur la fuite du temps elle dit encore : « Nous entrâmes par cette porte que vous avez vu faire ; il était six heures. Mon Dieu, quel repos, quel silence, quelle fraîcheur, quelle sainte horreur ! Car tous ces petits enfants que j'ai plantés sont devenus si grands que je ne comprends pas que nous puissions encore vivre ensemble. Cependant leur beauté n'empêche pas la mienne. Vous la connaissez ma beauté. Tout le monde m'admire en ce pays ; on m'assure que je ne suis point changée. Je le crois tout autant que je le puis. » Madame de Sévigné a 63 ans ! « Quelle sainte horreur ! » s'écrit-elle.

C'est en janvier 1685 que la correspondance de la Marquise va nous apprendre qu'elle souffre d'un ulcère de jambe consécutif à un accident de carrosse. Le 28 janvier 1685, elle déclare à sa fille : « Il est vrai qu'une petite plaie que l'on croyait fermée a fait mine de se révolter, mais ce n'était que pour avoir l'honneur d'être guérie par de la poudre de sympathie. Vous pouvez donc compter sur une véritable guérison [...]. Le baume tranquille ne faisait plus rien ; c'est ce qui m'a fait courir avec transport à votre poudre de sympathie, qui est un remède divin. » En réalité, il s'agit d'un ulcère variqueux qui ne sera guéri qu'en novembre de la même année et qui affligera sérieusement la Marquise pendant tout son séjour aux Rochers. Affection limitée, elle n'en prendra pas moins dans sa vie une importance tout aussi grande que son rhumatisme, car sa chronicité et la nuisance de l'ulcère que rien n'influencera pendant plusieurs mois exaspéreront notre patiente et mettra à rude épreuve sa croyance en la médecine et en les guérisseurs. Elle écrira à Moulceau le 24 novembre de la même année : « Enfin, monsieur, après avoir versé, avoir été noyée, avoir fait d'une écorchure à la jambe un mal dont je ne suis guérie que depuis six semaines, j'ai quitté mon fils et sa femme, qui est fort jolie, et j'arrive à Baville chez monsieur de Lamoignon. » La Marquise n'hésitera pas, en cette occasion, à solliciter tous les secours, fussent-ils les plus saugrenus, comme cette poudre de sympathie qui était censée guérir les plaies à distance.

Cette poudre est alors très à la mode. Elle a fait l'objet à Montpellier d'un exposé présenté par le chevalier Digly, un Londonien, « sur la guérison des blessures par la poudre de sympathie ». Il suffit d'en verser sur un linge ayant appartenu au malade pour que cette poudre agisse par sympathie universelle. Même, dit-on, si le malade est à vingt mille lieues du guérisseur. L'aimant n'attire-t-il pas le fer à distance, dit le docte Nicolas Papin, son fier partisan tout comme ce Digly, médecin de Jacques Ier, roi d'Angleterre et grand ami de Descartes ? Supercherie incroyable pour Helvétius et beaucoup d'autres, qui prétendent que l'expression « jeter de la poudre aux yeux » aurait trouvé là son origine.

La Marquise, malgré son désir de la trouver divine, n'en éprouvera aucun bienfait. On peut être surpris de la place que cet incident prend dans sa correspondance. Elle veut persuader sa fille que sa santé est parfaite aux Rochers, où elle accomplit un long séjour, sans toutefois passer sous silence les préoccupations qu'entretient sa « jambe ». Elle a beau enduire sa plaie d'huile de scorpion, au risque que la poudre de sympathie s'en offense, « il n'est point question qu'elle guérisse si promptement ». Cette huile obtenue en noyant des scorpions vivants dans de l'huile d'amandes amères que l'on faisait ensuite cuire entrait dans la composition de nombreux remèdes aussi bien que la thériaque ou que la fameuse eau de la reine de Hongrie que la Marquise aimait tant. Elle tient au courant sa fille de l'état de sa jambe au milieu des nouvelles qu'elle lui dispense régulièrement. Le 4 février elle lui écrit : « Hormis la promptitude de la guérison, ma bonne, vous pouvez compter que vous m'avez guérie. Il est vrai que nous pensions au commencement que ce serait une affaire de quatre jours ; nous nous sommes trompés, voilà tout, et en voilà quinze. Mais enfin la cicatrice fait une bonne mine de vouloir s'avancer et, pour la presser encore davantage, nous ôtons l'huile avec votre permission, car nous avons suivi vos ordres exactement, et nous mettons de l'onguent noir que vous avez envoyé et qui ne nuira pas à la poudre de sympathie, pour fermer entièrement la boutique [...]. Ma jambe n'est ni enflammée, ni enflée. »

Décidément cette poudre de sympathie n'agit pas, comme le précise encore Charles : « Le pieux Énée vient de panser sa mère. La poudre de sympathie n'a point fait son miracle, mais elle nous a mis en état que l'onguent noir que vous nous avez envoyé achèvera bientôt ce qui reste à faire. » On enchaîne en moins d'un mois sur un nouveau traitement qui n'exclut nullement les « amers », les bouillons de chicorée, que sais-je encore. On ment à sa fille : « Mon fils vient de voir ma jambe. En vérité, ma bonne, je la trouve fort bien. Il vous le va dire, et hors la promptitude des quatre jours, on ne peut pas dire que je ne sois guérie par la sympathie ; vous pouvez embrasser le Marquis. Mon fils vient de mettre cet onguent noir pour faire la cicatrice, car il n'y a plus que cela à faire, et nous gardons précieusement le reste de poudre pour quelque chose de plus grande importance. » Déçue par la poudre mais toujours convaincue de son pouvoir ! Toutefois tous les espoirs sont mis dans cet onguent noir. On le disait capable de faire percer les abcès, les bubons pestilentiels et vénériens sur lesquels il devait être appliqué jusqu'à complète guérison.

Le 7 février, la conviction de la Marquise est acquise : « Je crois que la poudre de sympathie n'est point faite pour de vieux maux ; elle n'a guéri que la moins fâcheuse de mes petites plaies. J'y mets présentement de l'onguent noir qui est admirable, et je suis si près d'être guérie. » C'est ce qu'il faut répéter à la gentille Françoise qui s'inquiète à juste titre de cet ulcère qui ne veut point guérir. Malgré cette confiance en le noir onguent, elle ajoute : « J'ai voulu l'autre jour me purger avec ces bouillons du frère Ange ; je m'en étais bien trouvée. Cela ne fit que m'émouvoir. Je me suis demandé pardon, et je me laisse rapaiser, résolue de ne jamais attaquer une parfaite santé. Les légères médecines sont cruelles. » Surtout lorsqu'on leur attribue le pouvoir magique que leur confère un capucin, dût-il « émouvoir » jusqu'à l'inconfort. Précisément, les capucins, écartés de Paris et confiés au duc de Chaulnes par le Roi lui-même, soucieux de ménager la Faculté fort remontée contre ces abusifs thérapeutes, se trouvent à Rennes. Peut-être seraient-ils capables de faire mieux que cette poudre de Josson, que cette eau d'arquebusade riche de ses quatorze ou vingt-quatre plantes ou encore la toile Gaulthier, l'emplâtre fameux destiné aux fractures et aux plaies. C'est ce que la Marquise commente le 7 mars pour sa fille : « Mon fils est encore à Rennes, et je suis ravie qu'il y soit, parce qu'il est ravi d'y être. Il ne vous dirait point plus vrai que moi sur ma jambe ; je vous ai dit la pure et sincère vérité. Quand ma petite dernière plaie a été fermée, il s'est jeté aux environs un feu léger, et des sérosités se sont répandues en six ou sept petites cloches, qui se sont percées et séchées en même temps, à la faveur de votre eau d'arquebusade, dont je me suis souvenue, et qui en deux jours m'a remise en état de marcher ; la toile Gaultier n'y était pas bonne. Elle avait fait ce qu'il fallait, et votre eau a fait le reste. On dit que cela est assez ordinaire aux longues plaies. Il se jette des sérosités entre cuir et chair, et comme elles ne s'en vont plus par la plaie, elles prennent cette voie, et cela passe comme une flamme, surtout quand on a une eau de sa chère fille qui se trouve à point nommé pour tout guérir. »

On l'aura compris, l'ulcère se complique d'une surinfection. Le 15 avril, malgré une volonté de rassurer, on ne peut s'empêcher d'écrire à Françoise : « Il y a quatre jours qu'il prit une fantaisie à ma jambe de s'enfler et de jeter des feux et des sérosités selon qu'il lui plaisait. Je fus surprise, et tout ce qui était ici, de cette trahison. Je me mis au repos ; je la laissai faire. Il semble que ce soit une crise que la nature ait souhaitée. La jambe a bien coulé, les feux se sont amortis. Je trouve qu'elle désenfle et je suis persuadée que c'est une guérison. En effet, rien n'était capable de guérir ces duretés et ces raideurs de gras de jambe qu'une telle évacuation. J'en ai donc été fort contente, ainsi que de ma médecine. Cependant nous envoyâmes prier les capucins qui sont à Rennes de nous venir voir ici. Mon fils le souhaite pour sa femme, qui va reprendre de leurs remèdes, et moi, pour faire quelques lavages que je sais qu'ils ordonnent, et qui sont admirables pour guérir en un moment. Ils nous ont mandé que, dans l'état de leurs affaires, avec des envieux et des ennemis de tous côtés, il leur était absolument impossible de quitter leur couvent, qu'ils me conjuraient instamment d'aller à Rennes, que dès qu'ils auraient vu ma jambe, ils me guériraient, qu'ils osaient bien m'en assurer, mais que pour appliquer les herbes et les cataplasmes à propos, il fallait voir ma jambe [...]. Je m'y en vais demain [...]. Il faut savoir s'il y a encore des loups dans les bergeries et les en faire sortir [...]. Cette petite plaie est fermée et point fermée. Il faut une main maîtresse pour me tirer de cette longue misère, où je n'ai été soutenue que de l'espérance et qui m'a fait croire vingt fois ma guérison. »

À l'annonce de cette nouvelle, Coulanges s'écrie : « Voilà donc madame de Sévigné à Rennes entre les mains des capucins ! » (avril 1685). Qu'en pensait le cher Coulanges ? Dès le 29 avril, la Marquise écrit de Rennes d'un ton sans conviction et en forme de pari : « Nous serons si sots que nous prendrons la Rochelle [expression qui suggérait que ce que nous faisons peut se retourner contre nous] ; je serai assez malheureuse, ma chère enfant, pour me laisser guérir par les capucins [...]. Ainsi je vais aux Rochers observer la contenance de cette jambe, qui est présentement sans aucune plaie ni enflure [...]. La couleur n'est pas agréable, la lessive ne la blanchit pas, ni l'eau d'arquebusade [...]. Je ne sais si c'est la sympathie des petites herbes qui me guérit à mesure qu'elles pourrissent en terre. J'avais envie d'en rire, mais les capucins en font tous les jours des expériences ; je voudrais bien savoir ce qu'en dit Alliot. Je ne sais donc si c'est la cérémonie de ces petits enterrements deux fois par jour, ou si c'est la lessive ou le baume, mais il est toujours vrai que je n'ai point été comme je suis, et que si cette guérison n'est pas véritable, je n'en irai chercher qu'auprès de vous. »

Contre ce qui est devenu un érythème suintant, dont la peau au voisinage est remaniée et infiltrée de pigments brun ocre, les capucins n'inventent guère. Ils enterrent les herbes appliquées sur les plaies de la jambe dans la plus charlatane tradition de la médecine sympathique et administrent les baumes dont ils sont les inventeurs. La Marquise joue la satisfaite. Le 13 juin, elle informe sa fille de l'état de sa jambe : « Pour cette jambe, voici le fait : il n'y a plus aucune plaie, il y a longtemps, mais l'endroit était demeuré si dur, et tant de sérosités y étaient recognées par des eaux froides que nos chers pères [les capucins] l'ont voulu traiter à loisir, sans me contraindre, et en me jouant, avec ces herbes, que l'on retire deux fois le jour toutes mouillées. On les enterre, et à mesure qu'elles pourrissent, riez-en si vous voulez, cet endroit sue et s'amollit, et ainsi, par une douce et insensible transpiration, avec des lessives d'herbes fines et de la cendre, je guéris la jambe du monde la plus maltraitée par le passé, et je ne crois pas qu'il y ait rien de plus aimable pour moi qu'une sorte de traitement qui est sûr, et qui n'est ni contraignant ni dégoûtant, et qui me donne tous les jours le plaisir de me voir guérir sans onguents, sans garder un moment la chambre. C'est dommage que vous n'alliez conter cela à des chirurgiens ; ils pâmeraient de rire, mais, moi, je me moque d'eux. »

En somme, il suffit de ne rien faire, de ne rien appliquer sur la plaie pour que les choses s'arrangent tout en laissant croire que la fermentation des herbes sous quelques pieds de terre se charge de la guérison. Peut-être a-t-on tort de se moquer de ces capucins qui à leur manière manipulaient fort bien la technique du placebo. Ils recommandent à leur malade en quelque sorte la patience tout en traitant ses vapeurs avec quelques gouttes d'essence d'urine, l'un de leurs remèdes usuels, qui l'ont soulagée bien qu'elles l'empêchassent de dormir toute une nuit. Qu'importe ce qu'en penseraient les chirurgiens ? Elle s'en moque d'autant, dit-elle, qu'« à mesure que je continue ces remèdes, ma jambe redevient entièrement dans son naturel, sans douleur, sans contrainte. On étale l'herbe sur un linge et on le pose sur ma jambe, et on l'enterre après une demi-heure. Je ne crois pas qu'on puisse guérir plus agréablement un mal de sept à huit mois ». Elle en voue une reconnaissance éperdue aux capucins. Le 20 juin, elle tente de faire accréditer par sa fille, sans doute quelque peu sceptique, leurs talents : « Il faut que vous ayez cette complaisance en faveur de nos bons pères [les capucins]. Je leur écrivis l'autre jour que ma jambe suait ; ils me répondirent qu'ils le savaient bien, que c'était là le but de leurs remèdes, et que j'étais entièrement guérie. Ils m'ont envoyé d'une essence qu'ils appellent de l'émeraude, qui guérit et console et perfectionne tout, et sent divinement bon [bien qu'elle soit à base d'urine !]. Je me fais violence pour me taire de ces gens-là. Ils ont envoyé un dernier remède à ma belle-fille après lequel ils n'ont plus rien à dire, mais comme ils ne sont point charlatans, et qu'ils ne promettent rien, ils ne sont point embarrassés quand ils n'ont point tout le succès qu'ils désirent ; il est vrai que cela n'arrive pas souvent. Pour mes vapeurs, ma chère enfant je n'en ai pas eu depuis. Elles n'ont rien de commun avec ma jambe, et si elles revenaient, je ne me tiendrais pas éconduite de l'esprit d'urine pour n'avoir pas dormi une nuit ; on a des dispositions qui empêchent quelquefois de dormir sans l'esprit d'urine et sans que l'on sache pourquoi. » Elle finit par avouer le 1er juillet, plus de six mois après le début de cet ulcère de jambe : « Il est vrai que cette longueur me donnait du chagrin [...]. Je suis donc parfaitement guérie puisqu'il y a six semaines et au-delà que je n'ai plus aucune plaie, ni approchant. Je marche tant que je veux. Je mets d'une eau d'émeraude si agréable que, si je ne la mettais sur ma jambe, je la mettrais sur mon mouchoir. Si j'en ai besoin je mettrai du sang de lièvre, mais je suis si bien aujourd'hui que je crois que je prendrai le parti qu'ils me conseillent, qui est de mépriser ma jambe et de ne la point questionner à tout moment. » Sage recommandation qui nous fait peu à peu reconnaître aux « bons pères » un bon sens qui n'était peut-être pas étranger à leurs succès. Ils ont réponse à tout d'ailleurs. Quelques jours plus tard, alors que la Marquise éprouve quelque inquiétude elle s'empresse d'affirmer qu'« il vaut mieux que j'aie eu des inquiétudes que les capucins […]. Ils ne m'avaient point dit que leurs lavages étaient pour faire transpirer. J'en fus étonnée et incommodée ; ils en étaient ravis. Cela est passé, et me revoilà simplement avec un linge trempé dans du sang de lièvre couru pour redonner la force et toute la perfection. Cela est sec maintenant et n'est point incommode. J'ai demandé pardon aux pères ; nous avons badiné, et nous sommes fort bien ensemble. » Il faut croire que même les capucins n'étaient pas totalement irréprochables.

Forte de cette longue expérience d'un mal pas encore terminé mais qui semble évoluer plus favorablement la Marquise va consentir à rectifier l'attitude qu'elle avait voulu adopter pendant tous ces mois au cours desquels elle ne voulut pas affoler sa fille. Le 22 juillet, elle s'épanche longuement : « Il est vrai qu'après vous avoir dit vingt fois : Je suis guérie, et m'être servie un peu légèrement de tous les termes les plus forts pour vous persuader ce que je croyais moi-même une vérité, vous êtes en droit de vous moquer de tous mes discours ; je m'en moquerais la première, aussi bien que de mon infidélité, qui me faisait toujours approuver les derniers remèdes et maudire ceux que je quittais, sans qu'enfin, enfin, enfin, comme vous dites du mariage de monsieur de Polignac, il faut que toutes choses prennent fin et que, selon toutes les apparences, cet honneur soit réservé aux remèdes doux de la princesse et de la femme parfaitement habile qui me vient panser tous les jours. Jusqu'à ce petit médecin qui a nommé le mal [un érésipèle] et commencé les remèdes convenables, je ne faisais rien que pour animer, que pour attirer, que pour mettre la jambe en furie. Ne raisonnez point sur un érésipèle qui vient d'un cours que la nature veut prendre et que vous approuvez parce qu'il ne fait pas mourir ? Ce n'est pas ici de même : tout a été accident, tout a été violenté. Ma machine n'est point encore entamée ni dépérie, et jamais elle n'a paru mieux faite qu'en soutenant tous les maux qu'on m'a faits. Vous savez que je ne fais point la jeune ; je ne le suis nullement, mais je vous assure que je pourrais encore dire, comme vous disiez à La Mousse : "La machine se démanchera ; mais elle n'est pas encore démanchée." » Elle vante cette Charlotte qui lui applique les remèdes approuvés par les capucins. Elle est elle-même cette Charlotte : « Ce remède qui guérit tout le monde à Vitré, et que Dieu n'a pas voulu que je connusse plus tôt parce qu'il voulait que je souffrisse et que je fusse mortifiée par l'endroit le plus chagrinant pour moi, et j'y consens puisqu'il le faut. Je suis persuadée que Dieu veut maintenant finir ces légers chagrins. Il y a huit jours que ma jambe est enveloppée de pains de roses, trempés dans du lait doux bouilli, et rafraîchis, c'est-à-dire réchauffés trois fois le jour. Ma jambe n'est plus du tout reconnaissable. Elle est menue, molle, plus de sérosités, toutes les élevures séchées et flétries, plus de gras de jambe qui me tire. Enfin, ma fille, tout ce qui était dans mon imagination et dans mes espérances est devenu vrai, mais je pense que j'ai profané toutes ces mêmes paroles pour des illusions. Je n'y saurais que faire [...]. Elle [Charlotte] me donne une légère petite espèce de pommade qui dessèche. Elle me prie de bander ma jambe sans contrainte d'ici à quelques jours, et de me ménager un peu. Elle m'assure qu'avec cette conduite je vous reporterai une jambe à la Sévigné, que vous aimerez d'autant plus que, l'une et l'autre étant moins grasses, elles visent à la perfection. »

En est-il vraiment ainsi ? C'est ce que dit la Marquise à sa fille le 26 août : « Je ne parle plus de ma jambe, parce que je n'ai plus rien à dire, et que je jouis du plaisir d'être guérie et de me promener soir et matin. » C'est pourtant ce que contredira une lettre qu'elle écrit à Moulceau le 24 novembre, dans laquelle elle ne se dit guérie que depuis six semaines. Il aura fallu dix mois pour venir à bout de cet ulcère surinfecté à la manière d'un érésipèle, comme cela fut évoqué, et pour que la Marquise retrouve l'usage et l'apparence d'une jambe normale. Il n'y a rien d'étonnant à cela sachant que même de nos jours il est parfois difficile de fermer un tel ulcère. Rien d'étonnant non plus au fait que les applications de pommades irritantes ou septiques aient ralenti ou aggravé sa cicatrisation. Rien de surprenant si l'amélioration ne s'est dessinée que lorsque l'on a consenti à réduire les manipulations et les applications sur cet ulcère en déléguant à la « sympathie » un pouvoir qui attribuait à la seule durée les heureux effets d'une abstention thérapeutique. Une guérison par l'absurde en quelque sorte, dont tout le mérite revenait à des artisans même de l'absurde. Cette longue indisposition de la Marquise devait marquer le terme de ses gros soucis médicaux. Une nouvelle crise de « néphrétique » surviendra en avril 1686 et quelques douleurs rhumatismales en mai de la même année. N'écrit-elle pas à son cousin Bussy-Rabutin le 29 juin : « Il est vrai, mon cher cousin, que, ce printemps, j'avais quelque dessein d'aller cet automne à Vichy pour un rhumatisme que j'avais, mais comme je ne l'ai plus et que j'en suis toute guérie, je ne me presserai point de faire ce voyage, qui est toujours un embarras à qui n'a plus un équipage comme j'en avais autrefois. » Elle fera cependant une nouvelle cure à Bourbon en septembre 1687 en compagnie de madame de Chaulnes.

« La certitude de ne pas perdre un moment et de vous voir revenir au-devant de nous me fait préférer, pour cette fois, les eaux de Bourbon à celles de Vichy », annonce à sa fille la Marquise le 20 septembre 1686. Elle poursuit : « L'eau de Bourbon ressemble tout à fait à celle de Vichy. Je suis toute portée pour la douche [...]. Si j'avais consulté Fagon, il m'y aurait envoyée, et m'y voilà. » Madame de Sévigné a préféré rester en compagnie de madame de Chaulnes et rejoindre ainsi la station la plus mondaine de l'époque. Très célèbre pour recouvrir une santé perdue par des « refroidissements des nerfs ou des contusions de parties mal consolidées ». Elles sont logées toutes deux là où l'avaient été madame de Montespan, madame d'Uzès ou madame de Louvois. Madame de Sévigné a un médecin qui lui plaît (lettre du 22 septembre). C'est Amyot, « qui connaît et estime Alliot, qui est adorateur de notre bonhomme Jacob [l'inventeur de l'essence du même nom]. Il a été six mois avec lui à l'hôtel de Sully pendant que monsieur de Sully se mourait. Madame de Verneuil m'avait fort priée de le prendre, je l'avais oublié [...] c'est un homme ennemi, raisonnablement, de la saignée, qui approuve les capucins, qui m'assure que tous mes petits maux viennent de la rate, et que les eaux de Bourbon y sont spécifiques. Il aime fort Vichy, mais il est persuadé que celles-ci me feront pour le moins autant de bien. Pour la douche, il me la fera donner si délicatement qu'il ne veut point du tout me la donner. Il dit qu'il ferait convenir monsieur Alliot que le remède est trop violent, et plutôt capable d'alarmer les nerfs que de les guérir, qu'en purgeant les humeurs et recevant les sueurs que les eaux et les bains chauds me donneront, il prétend suffire à tout. Il parle de bon sens, et me conduira avec une attention extrême. » Il n'est plus question de rhumatisme mais de la rate, et surtout de mondanités. « Madame la duchesse de Chaulnes a des soins de moi dont vous seriez surprise. »

Trois jours plus tard (25 septembre) : « Vous voulez savoir de mes nouvelles, elles sont tout à fait bonnes. Il y a deux jours que je prends les eaux. Elles sont douces, gracieuses et fondantes ; elles ne pèsent point. J'en fus étonnée et gonflée le premier jour, mais aujourd'hui je suis gaillarde. On les rend de tous côtés ; point d'assoupissement, point de vapeur. Si je continue à m'en trouver si bien, je ne me servirai point de celles de Vichy, que l'on fait venir ici en un jour ; jamais union ne fut si parfaite entre deux rivales. On les fait réchauffer dans le puits le plus bouillant de ceux qui sont ici ; on les fait boire comme les autres. Celles-ci reçoivent celles-là dans leur sein ; c'est cela qui s'appelle précisément le même degré de chaleur, car les bouteilles y sont comme dans leur propre maison. J'étais dégoûtée du réchauffement de Paris avec de méchants fagots froids, mais la chaleur d'ici me plaît infiniment, et l'on y fait la vie des eaux, qui est tout uniforme et appliquée à la santé [...]. Celles [les eaux] de Bourbon l'emportent de mille lieues si on en croit les médecins d'ici ; cependant nous verrons. Il est constant que ceux qui en ont pris s'en sont trouvés comme à Vichy. » Notons que madame de Sévigné fit un heureux et savant mélange des eaux de

Bourbon et de Vichy, qu'elle prit neuf bains, le tout accompagné de quatre médecines purgatives. Elle est ravie de sa santé : « Nous sommes les plus saines, madame de Chaulnes et moi. » Elle regarde avec pitié madame de Nangis qui tombe en convulsion, madame d'Armentières dont la langueur est inquiétante, madame de Fourcy dont les jambes se dérobent, un certain Berthelot que connaît sa fille qui est dans un état déplorable, « un reste affreux d'apoplexie. Ce qu'il y a de plus fâcheux ici, c'est de ne voir que de ces sortes de malades ; les bains en remettent quelques-uns et laissent les autres. Je me trouve si bien, par comparaison que je ne devrais point quitter un lieu où je suis si heureuse ». Elle renchérit deux jours plus tard : « Il y a ici des gens estropiés et à demi morts qui cherchent du secours dans la chaleur bouillante de ces puits [les uns sont contents, les autres non], une infinité de restes ou de menaces d'apoplexie ; c'est ce qui tue. »

Elle revient à son problème : « J'ai envoyé quérir des eaux à Vichy, comme monsieur Fagon fit pour sa femme, et bien d'autres tous les jours. Elles sont réchauffées d'une manière qui me plaît, et du même goût et quasi de la même force qu'à Vichy, elles font leur effet, et je l'ai senti ce matin avec plaisir. J'en prendrai huit jours comme le veut Alliot, et ne serai point douchée, comme le veut monsieur Amyot ; le voilà qui vous en dit ses raisons. Quand vous aurez lu tout ce grimoire, vous n'en verrez pas davantage ; envoyez, si vous voulez, à monsieur Alliot. Cependant j'irai mon train ; je retomberai dans les eaux de Bourbon samedi, et prendrai des bains délicieux, et un peu avant que l'heure finisse, il prétend me mettre un peu d'eau chaude, qui fera la sueur sans violence que nous voulons. Je crois qu'il est difficile de contester un homme sur son pailler qui a tous les jours des expériences. » On n'en reste pas moins attaché à la poudre du bon Delorme, le *crocus metallorum*, c'est-à-dire de l'antimoine (9 octobre) : « Parce que je sais, dit-elle, que, quand il ne trouve guère d'humeurs, il ne fait point de mal à son hôte [...]. Je suis dans les bains balsamiques et charmants. Je bois le matin, je n'ai aucune sorte d'incommodité. J'ai fait tous ces remèdes avec une règle et une mesure dont j'eusse été incapable sans madame de Chaulnes. Elle ne songe point à rien précipiter. Nous partons lundi après trois semaines et un jour de séjour : seize jours de boisson, neuf bains, trois médecines, deux jours de repos ; rien ne peut être mieux compassé que tout cela [...]. Amyot vous écrit. Outre qu'il est fort bon médecin, il y a ici un petit apothicaire qui est la capacité, la sagesse et l'expérience mêmes. Ils disent tous deux : "Point de douche." Ils croiraient faire un attentat et de mettre en alarme une santé comme la mienne ; ils croiraient aviser les nerfs d'un désordre à quoi ils ne pensent pas [...]. En un mot, ils sont d'une prudence et d'une conduite qui attirent la confiance par être les premiers à improuver leurs remèdes quand ils ne conviennent pas. »

On sent la Marquise satisfaite de cette cure à Bourbon accomplie en bonne compagnie. Une cure de détente après la mort de son oncle l'abbé, survenue en août. C'est ce qu'elle confie à Moulceau (24 octobre), dès son retour : « Un peu après la mort de ce cher oncle, je me résolus d'aller à Bourbon, où je ne voulais point aller de crainte de le quitter. J'ai fait ce voyage avec madame la duchesse de Chaulnes. Je m'y suis guéri l'imagination, et la crainte que j'avais de certaines vapeurs que je croyais importantes, et qu'on m'a dit qui ne le sont point. Vrai ou faux, je suis contente, et n'ai point de regret à mon voyage. » C'est ce qu'elle confirme à son cousin Bussy-Rabutin un mois plus tard (13 novembre) : « Je me résolus d'aller à Vichy pour guérir tout au moins mon imagination sur des manières de convulsions à la main gauche, et des visions de vapeurs qui me faisaient craindre l'apoplexie. [Madame de Chaulnes ne voulait que Bourbon.] Je ne la quittais point [...] et l'on s'est moqué de mes craintes ; on les a traitées de visions, et l'on m'a renvoyée comme une personne en parfaite santé. » Convulsions de la main gauche, celle qui était restée valide après le grand rhumatisme ? Visions de vapeurs ? Névrose d'angoisse, que les réponses et les soins d'Alliot auraient calmée ?

Désormais, il semble que madame de Sévigné soit apaisée et qu'après 60 ans elle ait retrouvé la sérénité d'une personne s'éloignant des maux dont elle avait souffert. Elle n'éprouve guère de crainte pour elle-même alors qu'elle en éprouve tant pour sa fille. En 1686, elle lui confiera, le 15 octobre : « Vous voulez que je vous parle de ma santé et de ma vie : j'ai été un peu échauffée ; de mauvaises nuits. Beaucoup de douleurs et de larmes ne sont pas saines, et c'est ce qui m'effraya pour vous. » Autant dire que si elle n'était inquiète pour Françoise, elle ne souffrirait de rien. Elle confirme, le 1ᵉʳ novembre : « Je vous avoue que je tremble pour votre santé. La mienne est tout à fait remise. Je dors mieux. » Elle insiste le 22 novembre : « Je ne vous dis rien de ma santé, elle est parfaite [...]. Et je disais, chez les divines, que si j'approchais autant de la jeunesse que je m'en éloigne, j'attribuerais à cette agréable route la cessation de mille petites incommodités que j'avais autrefois, et dont je ne me sens plus du tout [...]. Je ne songe plus à cette médecine ; elle m'a fait du bien puisqu'elle ne m'a point fait de mal. » Et encore quelques jours plus tard, le 6 décembre : « Parlons de votre santé, ma chère fille, la mienne est parfaite : point de main extravagante, point de leurre, point de hi, point de ha, une machine toute réglée [...]. Ménagez votre poitrine ; ne vous outrez pas sur l'écriture [...]. Vos bouillons de poulet ont été placés au lieu du café afin de vous rafraîchir. » Toujours cette opposition entre son état qu'elle veut afficher parfait et la santé si fragile, si préoccupante de Françoise. S'inquiétant de ce que la marquise de Marbeuf ait un rhume dont elle croit qu'on peut mourir, elle affirme : « J'ai une telle santé, et si parfaite, que j'en suis quelquefois étonnée. Nulle sorte de ces petites incommodités ; il semble qu'il y ait de l'excès à ce bonheur [...]. Je vous souhaite, ma chère bonne, un pareil état [...]. Votre côté, toute votre belle et jolie machine est-elle en bon état ? »

Les années passent. Le 16 mars 1689, la Marquise écrit à sa fille : « Parlons de ma santé ; c'est celle-là qui vous fait trembler. Dieu me la donne jusqu'à présent d'une perfection qui me surprend moi-même, et qui me fait peur si je m'observais autant que vous m'observez. » Il semble que désormais la Marquise prend son parti des petites incommodités que la vie place sur son chemin. Le 11 juin 1690 elle envoie à Françoise cette longue tirade : « En voici d'une autre [année], ma bonne comme vous dites, et puis d'une autre, et puis encore d'une autre, et vous verrez comme cela ira ! Je ne m'accoutume point à cette rapidité, et j'en suis encore plus étonnée pour moi que pour vous, car assurément vous avez un assez grand tourbillon [à Grignan], et nous sommes souvent ici dans une véritable tranquillité [aux Rochers]. Je ne sais, ma chère bonne, si c'est cette vie réglée comme une pendule, et un exercice doux et sain, qui cause la perfection de ma santé, mais il est certain que jamais je ne me suis si bien portée. J'en suis quelquefois surprise, et je me demande à moi-même que sont donc devenues ces ridicules petites incommodités que vous nommiez si plaisamment. Je n'en ai pas une, et n'ayant pas ouï dire qu'en avançant pays on trouvât la parfaite santé, je suis contrainte, pour me mettre dans le rang des mortelles, de craindre une trahison, sans savoir de quel côté elle viendrait. J'ai eu un rhume en arrivant à Rennes, qui ne produisait qu'un couvent de bons religieux, que je mis sur la cendre [en obligation de prier pour elle]. Point de vapeurs, point d'attaque de néphrétique ; j'ai quelquefois un peu étouffé, mais cela passe. Cependant, pour contrefaire mon fils et sa femme, je pris jeudi une limonade de nos capucins qui me fit tous les biens du monde. C'est la médecine des Rochers, on n'en connaît point d'autre ; c'est la vraie médecine de la santé, car elle ne va point chercher midi à quatorze heures et emporte le superflu. » C'est la médecine des Rochers, cette sagesse soudaine, que découvre à 64 ans notre Marquise autrefois si férue de thérapeutique.

Désormais, la Marquise va tenir à distance une médecine que son bon état Sé santé et son expérience lui permettent de négliger pour ne se consacrer qu'à la santé des autres. Ses lettres nous offrent le contraste d'un intérêt persistant pour celle de ses enfants, de ses amis, et celui qu'elle porte à l'image d'une vieillesse qu'elle sent venir et dont elle voit chez les autres les tristes effets. À Françoise, elle confie le 15 août 1685 : « Ah ! ma bonne, que la lie de l'esprit et du corps sont humiliantes à soutenir, et qu'à souhaiter, il serait bien plus agréable de laisser de nous une mémoire digne d'être conservée que de la gâter et de la défigurer par toutes les misères que la vieillesse et les infirmités nous apportent ! J'aimerais le pays où, par amitié, on tue les vieux parents, s'ils pouvaient s'accommoder avec le christianisme. » Et à Moulceau, le 6 janvier 1687 : « Et moi, je soutiens cet affront comme si ce n'était rien. Je regarde ce mal, qui n'est point encore tombé sur moi, avec un courage héroïque ; je me prépare à toutes les conséquences avec paix et tranquillité, et voyant qu'il faut se résoudre et que je ne suis pas la plus forte, je m'occupe de l'obligation que j'ai à Dieu de me conduire si doucement à la mort. Je le remercie de l'envie qu'il me donne de m'y préparer tous les jours, et même de ne pas souhaiter de tirer jusqu'à la lie. L'excès de la vieillesse est affreux et humiliant. Nous en avons tous les jours un exemple qui nous afflige, le bon Corbinelli et moi : c'est le pauvre abbé de Coulanges, dont la pesanteur et les incommodités nous font souhaiter de n'aller pas jusque-là. Voilà comme nous philosophons chrétiennement. » Il n'est plus guère question de médecine devant ce délabrement fatal qu'imposent les ans, mais d'un recours à la Providence, celle qui conditionne toutes les vies qu'invoquait avec tant de force Bossuet et à laquelle il conférait tant d'importance. N'écrit-elle pas au même Moulceau quelques jours plus tard : « La Providence nous conduit avec tant de bonté dans tous ces temps différents de notre vie que nous ne les sentons quasi pas. Cette pente va doucement ; elle est imperceptible. C'est l'aiguille du cadran que nous ne voyons pas aller. Si à vingt ans on nous donnait le degré de supériorité dans notre famille, et qu'on nous fît voir dans un miroir le visage que nous avons, ou que nous aurons à soixante ans en le comparant avec celui de vingt, nous tomberions à la renverse, et nous aurions peur de cette figure. Mais c'est jour à jour que nous avançons sans le sentir, et c'est un des miracles de cette Providence que j'adore. Voilà une tirade où ma plume m'a conduite sans y penser. »

Sans y penser, vraiment ? Toute la correspondance de Marie témoigne du contraire. Commentant pour son cousin

Bussy-Rabutin la mort du duc de Saint-Aignan le 17 juin 1687, elle écrit : « Sept ou huit jours de fièvre l'ont emporté et l'on peut dire qu'il est mort bien jeune, quoiqu'il eût, à ce qu'on dit, quatre-vingts ans. Il n'a senti, ni dans l'esprit, ni dans l'humeur, ni dans le corps, les tristes incommodités de la vieillesse [...]. Il a eu des enfants depuis deux ans [un peu plus en vérité]. Enfin tout a été prodige en lui. Dieu veuille le récompenser de ce qu'il a fait pour l'honneur et pour la gloire du monde. » En quelque sorte, la Providence lui a tout offert et surtout l'ignorance de son vieillissement et la grâce d'une mort douce. Ce qui inspire à la Marquise cet espoir : « Je n'avais retenu de dates que l'année de ma naissance et celle de mon mariage, mais sans augmenter le nombre, je m'en vais oublier celle où je suis née, qui m'attriste et qui m'accable, et je mettrai à la place celle de mon veuvage, qui a été assez douce et assez heureuse, sans éclat et sans distinction, mais elle finira peut-être plus chrétiennement que si elle avait eu de plus grands mouvements, et c'est en vérité le principal. » Mais le temps s'écoule : « Vous savez ma vie ; les jours passent tristement comme gaiement, et l'on trouve enfin le dernier », lance-t-elle à sa fille (23 novembre 1688). Le 10 janvier 1689 : « Quand il me déplaît, comme présentement, et que j'en désire un autre meilleur et que je l'espère, je le pousse à l'épaule comme vous. Et puis quand je pense à ce que je pousse, et ce qui m'en coûte quand il passe, et sur quoi cela roule, et où cela me pousse, ma chère enfant, je n'en puis plus et je n'ose plus rien pousser. En effet, laissons tout entre les mains de Dieu. Je ne trouve de soutien et d'appui, contre le triste avenir que je regarde, que la volonté de Dieu et sa Providence. On serait trop malheureux de n'avoir point cette consolation. » Le temps n'est plus où son destin se remettait entre les mains des hommes, car la vieillesse se conçoit non pas comme une maladie mais comme un état que la Providence accompagne jusqu'aux fins dernières qui ne sauraient n'appartenir qu'à la volonté de Dieu. Cette Providence, que Bossuet liait à tous nos actes et qui lui faisait placer sa confiance davantage dans le médecin du ciel que dans ceux que formait la

Faculté, avait rattrapé madame de Sévigné au crépuscule de sa vie. En douta-t-elle jamais, mais il avait bien fallu apaiser les maux que Dieu lui avait imposés et qui l'avaient quittée à présent qu'elle était vieille. Vieille, c'est son amie madame de La Fayette qui, le 8 octobre 1689, le lui a écrit aux Rochers où elle réside : « Il est question, ma belle, qu'il ne faut point que vous passiez l'hiver en Bretagne, à quelque prix que ce soit. Vous êtes vieille. » Elle s'empresse de le rapporter à sa fille quatre jours plus tard tout en précisant que c'est dans son intérêt que son amie la prie de quitter un lieu où « les catarrhes et les fluxions » peuvent l'accabler et que celle-ci se préoccupe même de ses besoins d'argent et s'apprête à l'aider si besoin. Toutefois, le mot est lâché et Marie de Sévigné ne l'a pas oublié.

Le 29 novembre, elle écrit à sa fille : « Vous avez donc été frappée du mot de madame de La Fayette, mêlé avec tant d'amitié. Quoi que je ne me laisse pas oublier cette vérité, j'avoue que j'en fus tout étonnée, car je ne me sens aucune décadence encore qui m'en fasse souvenir. Cependant, je fais souvent des réflexions et des supputations, et je trouve les conditions de la vie assez dures. Il me semble que j'ai été traînée, malgré moi, à ce point fatal où il faut souffrir la vieillesse. Je la vois. M'y voilà. Et je voudrais bien au moins ménager de ne pas aller plus loin, de ne point avancer dans ce chemin des infirmités, des douleurs, des pertes de mémoire, des défigurements qui sont près de m'outrager, et j'entends une voix qui me dit : "Il faut marcher malgré vous, ou bien, si vous ne le voulez pas, il faut mourir", qui est une autre extrémité où la nature répugne. Voilà pourtant le sort de tout ce qui avance un peu trop. Mais un retour à la volonté de Dieu, et à cette loi universelle où nous sommes condamnés, remet la raison à sa place et fait prendre patience. » Malgré cette sage soumission, la Marquise n'en recherche pas moins chaque jour la preuve qui lui démontrerait qu'en réalité, rien ne change vraiment. Elle en partage avec Coulanges la conviction. De celui-ci, elle écrit à sa fille (21 décembre 1689) : « Enfin il dit que la vieillesse est autour de lui. Il se doute de quelque chose par de certaines supputations, mais il avoue qu'il ne la sent point du tout, ni au corps, ni à l'esprit, et je vous avoue à mon tour que je me trouve quasi comme lui, et que ce n'est que par réflexion que je me fais justice. » Une réflexion qui, au travers d'une apparente bonne santé, lui permet de repousser l'obsédante certitude de la mort. Ce mot que l'on évite de prononcer et qui, tout à coup, un jour s'impose. « J'ai ri de votre tristesse en recevant ma lettre », écrit-elle le 21 mai 1690 à Françoise qui lui demandait comment elle se portait : « Madame de Sévigné ? Elle se porte parfaitement bien, mais elle est mortelle. Car votre soupir ne disait-il pas cela ? Vraiment oui, ma bonne, je la suis ; il ne faut point vous flatter. Je serais bien fâchée de me flatter moi-même, et cette santé si parfaite, je la regarde comme un miracle et comme une chose qui peut et qui doit changer. Mais laissons cet avenir entre les mains de Dieu. »

Tout est dit, désormais. Elle est mortelle, car elle le sent présentement, même si son corps reste muet, alors qu'auparavant elle partageait avec les autres le seul fait de le savoir. Un grand changement intervient dans le ton de ses lettres. La dimension de la mort, pourtant autrement effrayante que les maladies qui les inquiétèrent tant, s'impose naturellement en leur correspondance comme si elle les préparait à aborder la grande épreuve qui les attend. Certes il convient d'épargner Françoise, mais le mieux n'est-il pas d'y parvenir en évoquant la Providence ? Toutes les occasions sont bonnes pour revenir sur le sujet, ne serait-ce qu'à propos d'une saignée qu'a subie Françoise : « C'est cet état de perfection qui m'aurait quasi fait croire que je pourrais bien être immortelle, écrit-elle le 11 juin 1690, si, par malheur, je ne lisais des histoires où je vois mourir une si grande quantité de monde à tous âges et en tous temps que, quand je quitte le livre, je vous avoue que je me doute de quelque chose ; rien au monde ne me fait tant cet effet que le fleuve rapide qui roule depuis tant de siècles. Ce fut sans doute au sortir de cette lecture que je vous allai dire étourdiment, sans réflexion et crûment, que je pourrais bien être mortelle, mais, ma bonne, je vous ménagerai désormais, et je prendrai mon temps pour vous écrire. » Il est bon de tester sa vitalité auprès de ceux qui partagent votre âge : Coulanges, dont la goutte s'approprie le pied, le coude et le genou et dont « la douleur n'aura pas grand chemin à faire pour tenir toute [la] petite personne », mais aussi le cher Bussy-Rabutin, perclus de rhumatismes, auquel, depuis Grignan où elle a rejoint sa fille en compagnie de son fils qui a pris les eaux de Vals, la Marquise écrit (12 juillet 1691) : « Tout cela ensemble fait fort bien et trop bien, car je trouve que les jours vont si vite, et les mois et les années, que pour moi, mon cher cousin, je ne puis plus les retenir. Le temps vole et m'emporte malgré moi. J'ai beau vouloir le retenir, c'est lui qui m'entraîne, et cette pensée me fait grand peur ; vous devinez à peu près pourquoi. » Lettre à laquelle répond son cousin quelques semaines plus tard : « Je trouve comme vous que les jours, les semaines, les mois et les années vont fort vite, mais cela ne me fait pas tant de peur qu'à vous. La nécessité de mourir me console ; si quelqu'un m'en sauvait, j'en serais au désespoir. » Le 9 avril 1693, personne ne le sauvera. Aussi n'eut-il pas l'occasion d'être au désespoir. Sans doute la Marquise le fut-elle à sa place. Il n'en existe pas de preuve écrite, mais ne lui disait-elle pas dans l'une des dernières lettres qu'elle lui envoya « tous les sentiments qui [l'] ont rendue trop sensible à tous les maux de [sa] vie », elle, sa chère cousine à laquelle il affirmait que personne ne l'aimait plus chèrement que lui ? Leur dernière correspondance connue s'est échangée en décembre 1692. Bussy-Rabutin avait traduit du latin un conte libertin de Théophile de Viau, *Larissa*. L'héroïne y décrit les délices d'une volupté partagée, dont le souvenir semble être, en sa vieillesse, le seul recours contre la mort. « Guéri, grâce à Dieu, de l'amour et de la fortune, je suis trop heureux de m'occuper de petites choses », confie Bussy-Rabutin à sa cousine, laquelle lui répond : « Votre petit conte, mon cousin, est si modestement habillé qu'on le peut louer sans rougir. » Ce que, pourtant, son cousin eût aimé, lui qui n'hésita jamais à convier Éros dans les entretiens qu'il eut avec elle.

Le 26 mai de la même année, madame de La Fayette meurt, elle « dont elle était aimée depuis un temps très considérable [...] cette date est violente, mais elle fonde bien aussi la vérité de notre liaison [...]. Elle avait une tristesse mortelle [...]. Il a fallu qu'elle soit morte pour faire voir qu'elle avait raison et de ne point sortir et d'être triste [...] Voilà, ma chère madame, dit-elle à madame de Guitaut, le 3 juin, ce que je n'ai pu m'empêcher de vous dire [...] qui m'ont poussée à vous ouvrir mon cœur sur un sujet qui le touche si fort ». Les effets de ces deuils affectent cruellement madame de Sévigné, mais ils la confirment dans un engagement religieux que Nicole, les prédicateurs ou ses directeurs de conscience ont depuis longtemps inscrit en elle et doublé d'une inébranlable confiance en la Providence.

Ne vit-elle pas non plus les plus tranquilles heures de son existence ? Elle est en bonne santé, ses enfants aussi et elle a été rejointe par sa fille en 1691, sa fille qu'elle ne quittera pratiquement plus puisque celle-ci ne repartira à Grignan qu'en mars 1694 et que sa mère l'y rejoindra trois mois plus tard. La Marquise y est heureuse. Elle le dit à Coulanges le 26 avril 1695 : « Il nous paraît que ce temps, qui fait tant de mal en passant sur la tête des autres, ne vous en fait aucun. Vous ne connaissez plus rien à votre baptistaire ; vous êtes persuadé qu'on a fait une très grosse erreur à la date de l'année [...]. Pour moi que rien n'avertit encore du nombre de mes années, je suis quelquefois surprise de ma santé. Je suis guérie de mille petites incommodités que j'avais autrefois. Non seulement j'avance comme une tortue, mais je suis prête à croire que je vais comme une écrevisse. Cependant, je fais des efforts pour n'être point la dupe de ces trompeuses apparences et, dans quelques années, je vous conseillerai d'en faire autant. »

En janvier 1695, elle assiste au mariage de Louis-Provence, son petit-fils, avec une Saint-Amans, fille d'un fermier général qui la dote largement, ce qui permet au comte de Grignan, son beau-père, de régler ses dettes ou du moins de l'espérer. Saint-Simon dira : « Madame de Grignan, la présentant au monde [sa belle-fille], en faisant ses excuses et, avec ses minauderies, en radoucissant ses petits yeux, disait qu'il fallait bien de temps en temps du fumier sur les meilleures terres. » Ce bonheur que Marie de Sévigné avait tant escompté auprès de sa fille va subir les contrecoups des querelles d'argent qui vont opposer les deux familles Grignan et Amans, et surtout les inquiétudes que le train de vie des Grignan lui inspirent relativement à leur incapacité de le soutenir financièrement. Toutefois, ces soucis ne seraient que de peu de conséquences, si soudain la Marquise ne s'alarmait de la santé de sa fille. Elle écrit à Charles son fils, le 20 septembre 1695 : « Pour la santé de votre pauvre sœur, elle n'est point du tout bonne. Ce n'est plus de sa perte de sang ; elle est passée. Mais elle ne s'en remet point [...]. Ce mal est si capital que, pour moi, j'en suis dans une véritable peine. » C'est par une métrorragie sévère, contemporaine de sa ménopause, que tout a commencé, mais pour Françoise, comme nous le verrons, l'expression de chacune de ses maladies s'étire dans le temps au travers de symptômes accusant qui le foie, qui l'estomac, qui le poumon, et qui ne laissent d'inquiéter son entourage.

La Marquise est à Grignan témoin de ces manifestations qu'elle n'avait vécues autrefois la plupart du temps qu'au travers de la correspondance. Spectatrice privilégiée, elle en vit très mal les fluctuations. Le 15 octobre, elle écrit à Coulanges à propos de sa fille : « Il y a trois mois qu'elle est accablée d'une sorte de maladie qu'on dit qu'elle n'est point dangereuse et que je trouve la plus triste et la plus effrayante de toutes celles que l'on peut voir. » Les hémorragies continuent et qui plus est on conseille de saigner pour cela. Madame de Coulanges en parle au grand Helvétius. N'est-il pas, cet Helvétius, celui qui possède un remède sûr pour arrêter les hémorragies ? Dès le 18 novembre, on apprend par madame de Coulanges, qui a reçu une lettre du chevalier de Grignan, que Françoise « se porte bien mieux », alors que six jours plus tard la Marquise confie à Pomponne « l'état de faiblesse où ma fille se trouve encore ». Cela se passe alors que l'on marie Pauline, sa petite-fille, à Louis de Simiane, et qu'elle se prépare à accompagner son gendre à Lambesc et à Marseille jusqu'aux derniers jours de l'année.

Le ton des lettres qu'adresse la Marquise à sa fille laisse supposer que leur séparation lui a permis de se dégager d'une ambiance qui finissait par l'atteindre elle-même mentalement. Toutefois, à son retour, elle retrouve sa fille plus atteinte que jamais et elle s'abandonne au désespoir. Elle écrit à Moulceau le 10 janvier 1696 : « Pour moi, je ne suis plus bonne à rien. J'ai fait mon rôle, et par mon goût, je ne souhaiterais jamais une si longue vie ; il est rare que la fin et la lie n'en soient humiliantes. Mais nous sommes heureux que ce soit la volonté de Dieu qui la règle, comme toutes les choses de ce monde : tout est mieux entre ses mains qu'entre les nôtres. » Elle récidive le 25 janvier en l'appelant au secours, lui si proche des médecins célèbres de Montpellier : « Ce billet est donc uniquement pour vous supplier de faire lire ces consultations sur l'état de ma fille à monsieur Barbeyrac, le prier qu'il augmente, s'il se peut, son application ordinaire pour nous donner son avis, que nous estimons beaucoup, de nous l'envoyer le plus promptement qu'il lui sera possible. » Ce billet d'une brièveté inhabituelle, écrit d'un ton haletant, traduit le désarroi de la Marquise placée en face d'une situation qu'elle interprète – vraisemblablement à tort – comme dramatique. Elle ose supplier le célèbre médecin de lire avec une application accrue le rapport médical qu'on allait lui présenter et de formuler un avis auquel elle veut lier le destin de la Comtesse. La suite des événements allait exaucer son vœu. Les recommandations du docteur Barbeyrac, transmises par Moulceau, ont eu raison de la fièvre de Françoise, « qui paraissait si lente ». Elles valent au précieux interprète de ses volontés ce : « Tout de bon, Monsieur, il y a du miracle en un si prompt changement, et je ne saurais douter que vos souhaits et vos prières n'y aient contribué. Jugez de ma reconnaissance par leur effet. [...] Nous sommes trop heureuses [elle et sa fille] de n'avoir plus qu'à prendre patience, et de la rhubarbe, dont elle se trouve tout à fait bien. »

Désormais, l'espoir renaît de retourner bientôt à Paris où la Marquise souhaite emmener sa fille, comme Helvétius a souhaité qu'elle le fît, afin de quitter un air qu'il redoute. Toutefois, mars arrive et Françoise n'est toujours pas décidée à partir. Elle souffre de cette incapacité physique et mentale qu'elle a si souvent éprouvée et sa souffrance est partagée par une mère que les moindres états d'âme de la Comtesse plongent dans l'angoisse. À Moulceau elle écrit encore le 29 février : « Dans le temps que nous sommes si malades (car je parle toujours au pluriel) vous avez pris la liberté d'être malade aussi. » Ainsi confond-elle son propre état et celui de la Comtesse dans ce marasme physique qui les accable. Philippe-Emmanuel Coulanges lui adresse le 19 mars une lettre au début prémonitoire : « Voilà le chapitre des mariages fini ; c'est celui des morts qui commence. » Il énumère la longue liste de ceux qui les ont quittés : madame de Guise, emportée par une fluxion de poitrine en quatre jours ; Blanchefort, mort à 27 ans ; de Saint-Géran, foudroyé dans le confessionnal de Saint-Paul. Elle lui répond, le 29 mars : « Toutes choses cessantes, je pleure et je jette les hauts cris de la mort de Blanchefort [...]. Je fais ma révérence à la sainte et modeste sépulture de madame de Guise [...]. Je trouve monsieur de Saint-Géran trop heureux. » Le 6 avril, madame de Coulanges répond à sa lettre et lui confie une fois encore le conseil de « gens habi-les » : « Moins madame de Grignan se rétablit où elle est, plus elle devrait presser de changer d'air. »

Cette lettre, la Marquise la lira-t-elle ? Car elle fut écrite le jour même où elle tomba malade. Une forte fièvre s'empara d'elle, qui ne la quitta pas de douze jours, au terme desquels elle mourut. Le bruit courut que ce fut de variole qu'elle fut atteinte. En réalité, il semble que ce soit de la complication pulmonaire d'une grippe, dans un moment où vaincue par la fatigue liée aux soins qu'elle prodiguait à sa fille et à l'inquié-tude qu'entretenait cette langueur inépuisable que celle-ci affi-chait, qu'elle mourut. À 70 ans et deux mois.

Nul détail sur cette maladie qui ne comporta sans doute que de bien banales recommandations thérapeutiques. Il faut croire que les médecines ne trouvaient leurs extraordinaires déploiements et originalités que dans les maux qu'il fallait accompagner sachant qu'il n'en était aucun de vraiment utile devant une situation d'essence mortelle. Nul ne sait si l'eau de Hongrie, l'émétique de Delorme, le remède de l'Anglais, les eaux de cerises, de lin, la liqueur d'urine, l'eau d'émeraude, etc., se retrouvèrent sur la table de nuit de la Marquise qui les avait tant appréciés. Ce que l'on sait, c'est qu'elle fit confiance en la Providence pour assurer son passage. En toute conscience, la Marquise décida de consacrer à Dieu ses derniers moments. Comme ses amis jansénistes, elle souhaita ne songer qu'à elle-même au moment de comparaître devant le Seigneur. Aussi, dès le cinquième jour de sa maladie, demanda-t-elle à recevoir les sacrements. On a voulu expliquer la distance qu'avait prise Françoise avec sa mère aux derniers jours de la vie de celle-ci par crainte d'une contagion (variole) ou par un souci de pro-tection que l'on aurait voulu offrir à sa fragilité. On lui a parfois prêté un sentiment d'indifférence que tout contredit pourtant. Le 28 avril, la Comtesse écrit à Moulceau, parlant de la mort de sa mère : « J'étais bien loin d'y être préparée : la parfaite santé dont je la voyais jouir, un an de maladie qui m'a mise cent fois en péril m'avaient ôté l'idée que l'ordre de la nature pût avoir lieu à mon égard. Je me flattais, je me flattais de ne jamais souffrir un si grand mal ; je le souffre et le sens dans toute sa rigueur. » Cet ordre de la nature, la Marquise l'avait évoqué bien longtemps avant que sa fille n'en reprenne l'image. Le 10 janvier 1680 : « Je souhaite que la Providence ne dérange point l'ordre de la nature, qui m'a fait votre mère et venir en ce monde devant vous ; c'est la règle et la raison, ma bonne, que je parte la première. » La Providence, en cet avril 1696, l'avait, sans surprise, exaucée.

Chapitre 6

EN FAMILLE

> « Comment vous portez-vous,
> ma très chère ? Dormez-vous toujours ?
> N'engraissez-vous point un peu ?
> N'avez-vous point de dragons ? »
>
> Madame DE SÉVIGNÉ

Il nous serait sans doute difficile de connaître la véritable relation de madame de Sévigné avec ses enfants si leur destin s'était accompli dans son entourage immédiat. Seule la séparation qui l'éloigna de son fils retrouvant ses terres de Bretagne et celle, combien plus douloureuse, qui la sépara de sa fille rejoignant son mari à Grignan nous valent l'extraordinaire correspondance qui la lia, semaine après semaine, à des enfants dont la santé allait s'imposer comme un leitmotiv à partir duquel elle recomposerait leur vie, toute de quiétude ou au contraire toute d'angoisse, au gré de leurs réponses. Tout y est prétexte à questions, en effet.

Françoise

La Marquise écrit le 6 mars 1671, alors que Françoise n'est à Grignan que depuis quelques jours : « Je vous conjure de me mander comme vous vous portez. Si vous vous portez bien, vous êtes malade, mais si vous êtes malade, vous vous portez bien. Je souhaite, ma fille, que vous soyez malade, afin que vous ayez de la santé au moins pour quelque temps. Voilà une énigme bien difficile à comprendre et à deviner ; j'espère que vous me l'expliquerez. » Énigme en manière de confidence entre une mère inquiète de ce que sa fille se porte bien pour ne pas avoir eu ses règles et une mère rassurée de ce qu'elle les ait eues, et donc malade de ces « coliques » douloureuses, mais tellement apaisantes. Avait-elle tort de s'en inquiéter lorsque l'on sait que devait naître le 17 novembre, soit huit mois plus tard, son petit-fils Louis-Provence ? Il suivait Marie-Blanche, née l'année précédente, et une première grossesse de Françoise qui s'était terminée par une fausse couche en 1669. Une grossesse qui, comme les suivantes, ne laisserait d'inquiéter Marie. Elles se suivront avec plus ou moins de bonheur ; un fils mort-né en mars 1673, Pauline en septembre 1674, un prématuré en février 1676, qui ne vivra que seize mois. Toutes signent l'empressement d'un époux soucieux de descendance et d'une femme qui ne dédaignait pas, au grand dam de sa mère, les caresses si fertiles qu'il lui dispensait. Jamais Marie, dont on sait les réticences qu'elle eut à l'égard de la maternité, n'admettra cette complaisance redoutable qui pouvait mettre en péril l'être qu'elle chérissait le plus au monde. N'est-il pas étonnant de relever dans une lettre qu'elle adressait, bien plus tard, à Guitaut le 26 janvier 1683 cette curieuse notation : « Monsieur et madame de Grignan sont logés d'une étrange façon [à l'hôtel Carnavalet]. Le chevalier[1], rhumatisé depuis deux mois, a fait une presse sur les logements, qui l'a réduite [Françoise] dans son cabinet, et son mari dans sa chambre. Je ne sais comment tout cela s'accommode. On dit que qui a bon voisin a bon matin ; j'en doute dans cette occasion, et ce voisinage en pourrait causer de bien mauvais. Que faire ? Il faut souffrir toutes ces sortes d'inquiétudes. » Françoise n'a que 37 ans et le vigoureux comte, son mari, que 51 ans ; tout est donc encore à craindre. Vainement d'ailleurs, car Françoise n'aura plus d'enfants.

Toutefois, ces « sortes d'inquiétudes » hantèrent longtemps la Marquise et les « coliques » furent, de ce fait, l'objet d'incessants commentaires : « C'est une chose étrange qu'après vous avoir demandé six fois, et à Montgobert, des nouvelles de vos coliques, et comme ce mal se passe, et s'il est toujours réglé, vous n'avez pas voulu m'en dire un seul mot ; je vous prie de me répondre. » Question péremptoire du 7 février 1680, qui traduit la pression d'une inquiétude taraudante. À laquelle une réponse a été donnée une semaine plus tard : « Hélas ! Ma chère bonne petite, vous avez bien eu la colique, et c'était justement le jour que vous et Montgobert me mandiez des merveilles de votre santé. J'aime la naïveté que vous avez de ne pas me tromper et de me dire la vérité de l'état où vous êtes ; cela établit la confiance, et cela fait qu'on croit aussi ce qui est bon avec plus de certitude. Je suis persuadée que vous ne me trompez point, mais vous avez toujours une certaine envie de me ménager, et un certain mépris pour vous-même, qui fait que je crois encore un peu plus Montgobert que vous. » Curieux reproche lorsque l'on sait que la Marquise ne cessa de minimiser dans ses lettres les conséquences des atteintes sévères qu'elle éprouva au cours du grand rhumatisme qui ébranla sérieusement sa santé en 1676 ou l'ulcère variqueux de 1685, dont chaque lettre annonçait une guérison qui se faisait attendre. Mais raison aussi de craindre que sa fille ne lui cachât, tout comme elle le faisait elle-même, la gravité des maux qu'elle éprouvait.

Il en sera ainsi pendant toute la durée de leur correspondance : le soupçon que l'inquiétude de leurs rapports nourrissait constamment leur fera douter de la sincérité de leurs aveux. Est-il raisonnable de penser qu'il pût en être autrement ? Au-delà des difficultés relationnelles qui s'installèrent à plusieurs reprises entre une mère impérative et une fille qui s'accommodait du mariage qui l'avait éloignée, il est aisé de saisir toute la charge affective qui se glissait entre les mots les reliant en dépit de la distance et du temps qui les séparaient. Sans doute cela serait-il encore plus évident si nous possédions les réponses que la comtesse de Grignan adressait à sa mère. Dans l'une des rares lettres que nous conservons d'elle, adressée à son mari depuis Livry où elle séjournait avec sa mère, elle exprime clairement le malentendu auquel fera si souvent allusion et parfois brutalement la Marquise : « Eh, mon Dieu ! Ne viendra-t-il pas une année où je puisse voir mon mari sans quitter ma mère ? En vérité, je le souhaiterais fort, mais quand il faut choisir, je ne balance pas à suivre mon très cher comte, que j'aime et que j'embrasse de tout mon cœur. » Ce dilemme n'explique cependant qu'une part des différends qui opposent, comme nous le verrons, la mère et la fille. Il reste cependant la source de l'irritation qui marque leurs rapports et leur mutuelle inquiétude.

Celle-ci ne quittera jamais leur correspondance : « Comment vous portez-vous, ma très chère ? Dormez-vous toujours ? N'engraissez-vous point un peu ? N'avez-vous point de dragons ? » (18 août 1677.) « Mon cœur est triste, et je me représente que vous êtes toujours malade » (21 septembre 1677). En juin de la même année (le 11) : « Il me semble que pourvu que j'eusse mal à la poitrine, et vous qu'à la tête, nous ne ferions qu'en rire, mais votre poitrine [celle de madame de Grignan] me tient fort à cœur, et vous êtes en peine de ma tête. » Chaque séparation est pour la Marquise l'occasion d'exprimer dans un style inimitable la force de ce lien qui l'unit à sa fille : « J'attendais avec impatience votre lettre, ma fille, et j'avais besoin d'être instruite de l'état où vous êtes », confesse-t-elle le 18 septembre 1679, quelques jours seulement après qu'elles se sont séparées. Consciente des malentendus qui ont altéré leur vie commune, elle s'empresse d'en corriger les effets en avouant l'extrême faiblesse de sa personne face à la perspective de la séparation qui s'impose et à toutes les inconnues qu'elle va entretenir : « Je ne vois plus rien que tout ce que vous avez d'aimable, et mon cœur est fait d'une manière pour vous qu'encore que je sois sensible à l'excès à tout ce qui vient de vous, un mot, une douceur, un retour, une caresse, une tendresse me désarme et me guérit en un moment, comme une puissance miraculeuse [...]. Je suis persuadée que vous ne voulez pas en abuser, mais il est certain que vous faites toujours, en quelque façon que ce puisse être, la seule agitation de mon âme. » Que dire de l'agitation de cette âme lorsque se superpose à cet état d'extrême sensibilité la perspective d'un danger ou d'une maladie ? « Votre santé est un point sur lequel je ne puis jamais avoir de repos », écrit-elle à sa fille le 14 septembre 1679. Deux jours plus tôt, elle avait écrit à Guitaut : « La santé de ma fille me fait toujours trembler, et cette inquiétude, jointe à l'absence d'une créature que j'aime si parfaitement, me met dans un état que vous pouvez imaginer. » Nous allons avoir l'occasion de l'apprécier.

Est-il une mère indifférente aux grossesses de sa fille, au travers de laquelle elle retrouve sa propre histoire ? Non, et madame de Sévigné moins qu'une autre. Souvenons-nous de l'aversion qu'elle avait elle-même pour cet état qui altérait la beauté des femmes et mettait leur vie en danger. Rappelons-nous l'adresse dont elle usa avec son mari pour n'être enceinte que deux fois, poussant la ruse jusqu'à manifester, sans douleur, de l'indifférence aux frasques d'un époux qui galvaudait ses désirs. Soumise au même devoir de procréation, Françoise allait raviver chez sa mère cette hantise des risques de la maternité. Elle s'efforça, dans un souci de précaution, de garder auprès d'elle celle dont elle se sentait la gardienne des jours et n'envisageait qu'avec terreur que sa fille pût accoucher loin de sa protection. Les deux premières grossesses de Françoise se déroulèrent auprès d'elle, selon ses prévisions. La présence du couple Grignan à ses côtés, au cours de la première grossesse, facilita ses plans.

Celle-ci, malgré toutes les précautions, fut interrompue par une fausse couche ; elle intervint à Livry, la maison de campagne de l'abbé de Coulanges, où Françoise résidait avec sa mère. On en attribua la cause au choc qu'elle éprouva à la suite de la mort de son jeune beau-frère, Charles-Philippe de Grignan, tombé de cheval devant elle. Le rapprochement entre les deux événements parut évident. Était-on capable d'en expliquer vraiment la cause ? On alla même jusqu'à prétendre que Françoise avait d'autres relations avec son beau-frère que celles que la décence autorisait et prêter au « choc » psychologique éprouvé la capacité de provoquer cette fausse couche. Pour Jacqueline Duchêne, c'est la matérialisation d'un drame latent, celui que devait imposer la séparation de la mère et de la fille, qui pourrait en avoir été la cause.

Est intervenue, il y a peu, en effet, une décision royale qui va imposer à François de Grignan de regagner la Provence en qualité de lieutenant général, en lieu et place du gouverneur Vendôme, un enfant dont le père vient de mourir. Une Provence dont il est normal d'imaginer que le plus cher désir du lieutenant général, avantageusement promu, est d'y emmener sa femme. Au grand désespoir d'une mère qui ne veut rien savoir et qui va profiter de l'événement récent pour garder sa fille auprès d'elle.

Elle y réussira d'autant que le départ du Comte pour la Provence ne se fera qu'en avril 1670. Françoise est alors à nouveau enceinte. C'est ce que dit Marie à son cousin Bussy-Rabutin (16 avril) : « Vous ne voulez pas que je vous parle de madame de Grignan, et moi je veux vous en parler. Elle est grosse et demeure ici pour y faire ses couches. Son mari est en Provence, c'est-à-dire il s'y en va dans trois jours. »

Il est comme un ton de victoire en cette affirmation et la grossesse en est le prétexte. Imagine-t-on quelle aurait été l'attitude de Françoise si elle n'avait pas été enceinte ? Aucune raison n'aurait été valable pour l'empêcher d'accompagner son mari. Au moins, en ce sens, la grossesse est-elle une occasion heureuse pour la Marquise. Et pourtant, on la craint tout autant qu'on la méprise ; on n'hésite pas à s'en entretenir avec le cher cousin et sur quel ton ! Pourquoi Bussy ne voulait-il pas parler de madame de Grignan ? « Parce que je n'étais point content d'elle, et ma raison est que je n'ai jamais aimé les femmes qui aimaient leurs maris. Encore me mandez-vous une chose qui ne la raccommodera pas avec moi ; c'est sa grossesse. Il faut que ces choses-là me choquent étrangement pour altérer l'inclination naturelle que j'ai toujours eue pour mademoiselle de Sévigné. » Le libertin ne voit dans la grossesse de Françoise qu'une atteinte à la beauté de la « belle lionne ». Marie lui répond (7 mai) : « Madame de Grignan est si indigne de votre amitié, elle aime tant son mari, elle est si grosse, que je n'ose vous dire qu'elle se souvient de vous. » Et le 17 juin : « Je fais mes compliments à toutes vos dames. Madame de Grignan vous fait les siens de très bonne grâce. Je ne suis pas accoutumée à la voir grosse. J'en suis scandalisée autant que vous. » On partage une complicité un peu grasse par dérision, alors que toutes les attentions de la mère sont en réalité concentrées sur le ventre de sa fille. Elle en rend compte au cher mari, isolé en sa Provence (6 août 1670) : « Est-ce en vérité que je ne vous ai pas donné la plus jolie femme du monde ? Peut-on être plus honnête, plus régulière ? Peut-on vous aimer plus tendrement ? Peut-on avoir des sentiments plus chrétiens ? Et peut-on souhaiter plus passionnément d'être avec vous ? [...] Cela est assez ridicule que je dise tant de bien de ma fille [...]. Elle se plaint encore tous les jours de ce qu'on l'a retenue ici, et dit tout sérieusement que cela est bien cruel de l'avoir séparée de vous. Il semble que ce soit par plaisir que nous vous ayons mis à deux cents lieues d'elle [...]. Je vous prie sur cela de calmer son esprit, et de lui témoigner la joie que vous avez d'espérer qu'elle accouchera heureusement ici. Rien n'était plus impossible que de l'emmener dans l'état où elle était ; et rien ne sera si bon pour sa santé et sa réputation, que d'y accoucher au milieu de ce qu'il y a de plus habile et d'y être demeurée avec la conduite qu'elle a. Si elle voulait après cela devenir folle et coquette, elle le serait plus d'un an avant qu'on le pût croire, tant elle a donné bonne opinion de sa sagesse. Je prends à témoin tous les Grignan qui sont ici de la vérité de tout ce que je dis. » Si les intentions de madame de Sévigné transparaissent à l'évidence dans cette longue lettre à son gendre, celle-ci ne laisse pas d'être fort édifiante. Il est bon de rassurer un mari privé de son épouse et d'en vanter la vertu, alors même que « la plus jolie fille de France » ne fut pas exempte de critiques qui en un temps froissèrent celle-ci ; il est bon de lui rappeler combien elle souffre d'être séparée de lui et d'évoquer ainsi, sans le dire, les frictions que cela peut entraîner avec Françoise, et d'implorer le secours du mari dans la détermination si sage de la garder à Paris jusqu'à l'accouchement, c'est-à-dire de la lui conserver.

À quel prix ! Le 1ᵉʳ septembre, elle écrit à son gendre : « Ce n'est point pour entretenir un commerce avec vous ; j'en ferais scrupule, sachant de quelle sorte vous êtes accablé de celui de madame de Grignan. Je vous plains d'avoir à lire de si grandes lettres ; je n'ai rien vu de si vif, et je crois que, pour en être délivré, vous voudriez qu'elle fût avec vous. Voilà où vous réduit son importunité. Elle est présentement séparée de nous au coin de sa chambre, avec une petite table et une écritoire à part, ne trouvant pas que monsieur de Coulanges et moi, nous soyons dignes d'approcher d'elle. Elle a été au désespoir que vous m'ayez écrit ; je n'ai jamais vu une femme si jalouse et si envieuse. Elle a beau faire, je la défie d'empêcher notre amitié. Vous avez une grande part aux soins que j'ai de sa santé, et quand je songe au plaisir que vous aurez d'avoir une femme et un enfant gais et gaillards, je redouble toute l'application que j'ai à vous donner cette joie. J'espère que tout ira bien ; il nous semble même que depuis quelques jours cet enfant est devenu un garçon. » Même si le ton de cette lettre se veut railleur, il souligne déjà toute l'étendue du conflit qui oppose Marie à sa fille et présage de ce qu'il en adviendra. N'est-il pas touchant l'effort que déploie la Marquise pour mettre le comte de Grignan dans son camp, allant même jusqu'à le flatter en présageant la naissance d'un garçon ?

Ce sera une fille. Françoise, dans le court préambule d'une lettre de sa mère au Comte, le lui apprend et s'en excuse. C'est le 19 novembre que la nouvelle est annoncée à l'heureux père. Dans un élan masochiste, Marie commence sa lettre par cet étonnant propos : « Madame de Puiseux [l'une des héroïnes de l'*Histoire amoureuse des Gaules* de Bussy] dit que si vous avez envie d'avoir un fils, vous preniez la peine de le faire ; je trouve ce discours le plus juste et le meilleur du monde. » Vraiment ? Faut-il qu'il soit grave de n'avoir mis au monde qu'une fille et que soit inévitable le devoir de se remettre à l'ouvrage pour faire un garçon ? Marie, hélas, en est déjà convaincue. Elle poursuit : « Vous nous avez laissé une petite fille, nous vous la rendons. Jamais il n'y eut un accouchement si heureux. » Était-il alors si nécessaire qu'il se déroulât à Paris comme elle le prétendit si véhémentement ? Après quelques douleurs, la sage-femme reçut l'enfant en un quart d'heure. De n'avoir eu qu'une fille, « cela rabaisse le caquet. Rien ne console que la parfaite santé de ma fille. Elle n'a pas eu la fièvre de son lait ». Une parfaite santé qui ne pourra favoriser son intention de garder sa fille auprès d'elle.

Il faut à tout prix trouver des prétextes. La lettre que la Marquise envoie à son gendre le 16 janvier est un modèle du genre : « Hélas ! Je l'ai encore, cette pauvre enfant, et quoi qu'elle ait pu faire, il n'a pas été en son pouvoir de partir le 10 de ce mois, comme elle en avait le dessein. Les pluies ont été et sont encore si excessives qu'il y aurait eu de la folie à se hasarder. Toutes les rivières sont débordées, tous les grands chemins sont noyés, toutes les ornières cachées. On peut fort bien verser dans tous les gués. » Elle cite des exemples évoquant l'« hiver épouvantable » ; elle explique : « Il ne passe plus aucun bateau sous les ponts ; les arches du Pont-Neuf sont quasi comblées. Enfin c'est une chose étrange. Je vous avoue que l'excès d'un si mauvais temps a fait que je me suis opposée à son départ pendant quelques jours. Je ne prétends point qu'elle évite le froid, ni les boues, ni les fatigues du voyage ; mais je ne veux point qu'elle soit noyée. » Bussy-Rabutin, perspicace, a relevé dans la dernière lettre de sa cousine cette petite phrase : « Ma fille vous fait mille compliments et mille adieux. Elle s'en va au diantre en Provence ; je suis inconsolable de cette séparation. » Il lui répond, le 1er février 1671 : « Je vois bien que c'est le départ de madame de Grignan qui vous met en méchante humeur », ce qui s'est traduit par des « picoteries » qui ont bien contrarié le bon cousin.

C'est le 4 février que Françoise prend la route pour Grignan. Dès le 6, Marie lui écrit : « Ma douleur serait bien médiocre si je voulais vous la dépeindre ; je ne l'entreprendrai pas aussi. J'ai beau chercher ma fille, je ne la trouve plus, et tous les pas l'éloignent de moi. » Le 9, elle « fond en larmes » en lisant ses lettres. « Il semble que mon cœur veuille se fendre par la moitié. » D'autant que le voyage s'éternise et qu'il inspire à la Marquise toutes les craintes, le Rhône particulièrement : « Mon Dieu, le Rhône vous y êtes présentement [le 18 février]. Je ne pense à autre chose. » Et le 27 février : « Le Rhône, ma chère fille, me tient fort à cœur. » Ses eaux tumultueuses n'ont point noyé Françoise.

Sur quel motif d'inquiétude se rabattre à présent que celle-ci s'est installée à Grignan ? Marie elle-même l'avoue : « Présentement je ne sais plus où j'en suis ; la dignité et l'éclat de votre mari me fera périr. » On est le 4 mars. Le 6, elle se reprend ; une idée subitement la harcèle. Et si Françoise, qui a retrouvé son mari, se trouvait à nouveau enceinte ? Qu'adviendrait-il de sa position, à Paris, sans possible contrôle des événements, sans assister au jour le jour au déroulement de cet état qu'elle réprouve, sans nouvelles ? Cela nous vaut cette lettre énigmatique que nous avons citée et qu'elle s'enquiert des menstruations de sa fille alors que celle-ci est à peine arrivée. L'inquiétude sera telle qu'elle en deviendra une manière d'inquisition indélicate et impérieuse. Elle prendra aussi l'allure d'une véritable angoisse si quelque événement retarde le courrier ou si quelque propos fait soupçonner qu'on déforme la vérité dans un légitime souci d'apaisement. Le moindre petit événement prend alors avec la distance et le délai qu'elle impose des proportions injustifiées. Sans compter les froissements dont les lettres suggèrent la survenue : « Vous me dites que vous êtes fort aise que je sois persuadée de votre amitié, et que c'est un bonheur que vous n'avez pas eu quand nous avons été ensemble. Hélas ! ma bonne sans vouloir vous rien reprocher, tout le tort ne venait pas de mon côté. À quel prix inestimable ai-je toujours mis les moindres marques de votre amitié ! En ai-je laissé passer aucune sans en être ravie ? Mais aussi combien me suis-je trouvée inconsolable quand j'ai cru voir le contraire ! Vous seule pouvez faire la joie de ma vie ; je ne connais que vous et, hors de vous, tout est loin de moi. » Tout est dit en ce précis résumé et tout est prévisible de ce que seront les malentendus à venir. D'autant que cet amour impérieux de Marie pour sa fille ne pourra jamais tout à fait consentir à la moindre dispersion de l'intérêt que celle-ci devra lui porter, fût-elle commandée par le devoir ou par l'amour de son mari. Marie s'y emploiera sans relâche avec une pression frôlant l'indécence. En adoptant mille formes de ce que l'on pourrait qualifier de chantage, de chantage à la santé, dont les prétextes peuvent être infinis dans l'imagination d'une mère inquiète.

De temps à autre, pourtant, une diversion concerne la nourrice de Marie-Blanche que la Marquise a gardée auprès d'elle. On retrouve dans ses lettres son bon sens clinique : « Pour votre enfant, voici des nouvelles. Je la trouvai pâle ces jours passés. Je trouvai que jamais les tétons de sa nourrice ne s'enfuyaient. La fantaisie me prit de croire qu'elle n'avait pas assez de lait. J'envoyai quérir Pecquet, qui trouva que j'étais fort habile et me dit qu'il fallait attendre encore quelques jours. Il revint au bout de deux ou trois ; il trouva que la petite diminuait » (8 avril 1671). Marie change de nourrice. Pour ce qui est du lait de la nouvelle, elle « en a comme une vache. C'est une bonne paysanne, sans façon, de belles dents, des cheveux noirs, un teint halé, âgée de 24 ans. Son lait a quatre mois ; son enfant est beau comme un ange. Pecquet est ravi de songer que la petite n'a plus de besoin. On voyait qu'elle en avait et qu'elle cherchait toujours. J'ai acquis une grande réputation en cette occasion. Je suis du moins comme l'apothicaire de Pourceaugnac, expéditive », c'est-à-dire efficace. Intention d'accélérer le retour de Françoise en évoquant cette enfant qui grandit loin d'elle ? Ou bien Françoise affiche-t-elle cette commune résignation qu'ont alors les mères confiant leurs nourrissons aux soins de grasses nourrices, à l'instar de madame de Sévigné ?

Le 8 avril, la Marquise soupçonne l'existence d'une nouvelle grossesse : « Mon cher Grignan, puisque vous trouvez votre femme si belle, conservez-la. C'est assez d'avoir chaud cet été en Provence, sans y être malade. » Et plus loin à sa fille : « Mandez-moi comme vous vous portez le sixième de ce mois. Vos habits si bien faits, cette taille si bien remplie dans son naturel, ô mon Dieu ! Conservez-la donc pour mon voyage en Provence. » Le 15 avril, Marie repart à la charge : « Vous avez mal à la langue. N'est-ce point que vous allez être malade comme je le souhaite ? Si cela est, je m'en réjouis, ou bien si c'était que vous eussiez menti ? Mais si c'était une fluxion qui allât jusqu'à vos dents, j'en serais très en peine. » C'est que la Marquise soupçonne d'être tenue à l'écart d'une nouvelle qui désormais est certaine. Sa fille n'est pas malade, donc elle est enceinte. Celle-ci cependant entretient sa mère d'un tout autre sujet et remet en question les sentiments que celle-ci éprouve à son égard. N'est-ce pas une façon de retarder l'annonce formelle de sa grossesse sachant tout ce que celle-ci va entraîner de recommandations, de lamentations et de reproches ? Le 17 avril, Marie insiste : « Comment vous êtes-vous portée le sixième de ce mois ? » Le 27, alors qu'elle ne sait toujours rien : « J'ai très mauvaise opinion de vos langueurs. Je suis du nombre des méchantes langues, et je crois tout le pis ; voilà ce que je craignais. Mais si ce malheur se confirme, ayez soin de vous. Ne vous ébranlez point dans ces commencements par votre voyage à Marseille ; laissez un peu établir les choses. » Marie sait désormais, et elle s'empresse d'ajouter : « Songez à votre délicatesse, et que ce n'est qu'à force de vous être conservée que vous avez été jusqu'au bout. Je suis déjà bien en peine du dérangement que le voyage de Bretagne apportera à notre commerce. Si vous êtes grosse, comptez que je n'ai plus aucun dessein que de faire ce que vous voudrez ; je ferai ma règle méde vos désirs, et laisserai tout autre arrangement et toute autre considération à mille lieues de moi. » Elle termine sa lettre sur un ton plus pressant, comme si elle avait contrôlé tout d'abord ses réactions : « Je vous conjure, ma fille, de me mander sincèrement des nouvelles de votre santé, de vos desseins, de ce que vous souhaitez de moi. Je suis triste de votre état ; je crains que vous ne le soyez aussi. Je vois mille chagrins et j'ai une suite de pensées dans ma tête qui ne sont ni bonnes pour la nuit ni pour le jour. » La note pathétique est lancée. Toutefois, il n'est pas du tout certain que Françoise partage la tristesse de sa mère ; elle la laissera partir en Bretagne, ce qui dit clairement qu'elle se sent capable d'assumer seule sa grossesse au sein de sa famille.

« Parlons de votre santé » introduit désormais chaque chapitre de conseils. Toutes les occasions sont bonnes. C'est l'aventure de madame de Guise qui introduit un long propos sur le risque des carrosses lorsque l'on est grosse : « L'agitation continuelle, qui ne donne pas le temps à un enfant de se pouvoir remettre à sa place, quand il a été ébranlé, fait une couche avancée, qui est très souvent mortelle. Je lui promis de vous donner toutes ces instructions pour quand vous en auriez besoin, et de vous dire tous les repentirs qu'elle avait d'avoir perdu l'âme et le corps de son enfant. Je m'acquitte exactement de cette commission, dans l'espérance qu'elle vous sera utile. Je vous conjure, ma bonne, d'avoir un soin extrême de votre santé ; vous n'avez que cela à faire. » On imagine aisément la réaction de Françoise à ces recommandations dont elle n'a que faire, étant naturellement déjà au courant des risques encourus et à cet artifice grossier qu'use sa mère qui les attribue à madame de Guise pour qu'on ne lui en fasse pas le reproche. Dans cette lettre du 6 mai, Françoise n'est pas pour autant quitte : « Mais, ma bonne, pourquoi avez-vous été à Marseille ? Monsieur de Marseille [Gacé, arrivé de Provence ?] mande ici qu'il y a de la petite vérole. Puis-je avoir un moment de repos que je ne sache comme vous vous en portez ? »

Tout est objet d'inquiétude, le voyage, la vérole. Marie imagine tous les risques possibles du voyage à Marseille et ailleurs : « Vous aurez été dans les galères, vous aurez passé sur des petits ponts, le pied peut vous avoir glissé, vous serez tombée. Voilà les horreurs de la séparation. On est à la merci de toutes ses pensées. On peut croire que tout ce qui est possible peut arriver. Toutes les tristesses des tempéraments sont des pressentiments, tous les songes sont des présages, toutes les prévoyances sont des avertissements. Enfin, c'est une douleur sans fin. » Le mot est lâché : c'est une douleur sans fin. Que seules apaiseront les lettres à venir : « Ne m'écrivez qu'autant que cela ne fera point de mal à votre santé, et que cela soit toujours de l'état où vous êtes. Répondez moins à mes lettres et me parlez de vous. Plus je serai en Bretagne, plus j'aurai besoin de cette consolation [...]. Faites écrire la petite Déville [...]. Qu'elle me parle de vous, et quoi encore ? de vous et toujours de vous. » De la part de Marie, ce ne seront que recommandations concernant aussi bien le chocolat, qu'elle conjure Françoise de ne pas prendre au risque qu'il lui soit mortel, que la danse, dont elle craint qu'elle ne la fasse tomber, ou le lieu de l'accouchement, pour lequel Aix a sa préférence : « Mais, ma bonne, qui vous accouchera, si vous accouchez à Grignan ? Le secours viendra-t-il de loin ? » (9 août 1671.) Elle y revient une semaine plus tard, le 16 août : « Quoi ! ma bonne, vous avez pensé brûler [il y a eu un incendie à Grignan] et vous voulez que je ne m'en effraye pas ! Vous voulez accoucher à Grignan, et vous voulez que je ne m'en inquiète pas ! »

Son séjour aux Rochers l'éloigne encore davantage du lieu où elle concentre toutes ses pensées. Les lettres mettent deux jours de plus pour lui parvenir et plus irrégulièrement. « Enfin, voilà le second ordinaire que je ne reçois point de nouvelles de ma fille. Je tremble depuis la tête aux pieds, je n'ai pas l'usage de raison, je ne dors point ; et si je dors, je me réveille avec des sursauts qui sont pires que de ne pas dormir [...]. Ma fille ne m'écrit-elle plus ? Est-elle malade ? Me prend-on mes lettres ? » Marie n'a pas reçu de lettre depuis le 5 juin, et on est le 17 ! On ne sait vraiment s'il faut être plus inquiet de la santé de Françoise que de celle de sa mère. La fille a beau protester qu'elle n'a point le sang « échauffé » comme le prétend sa mère, Marie n'en continue pas moins à lui donner des conseils avec la bénédiction de Pecquet. Au moins pense-t-elle ainsi accomplir un devoir et apaiser l'anxiété qui l'habite, inquiétude que, pourtant, en cette période, aucune nouvelle fâcheuse ne justifie, mais que l'on retrouvera tout au long de la correspondance et qui traduit une authentique tendance pathologique de la Marquise, une névrose d'angoisse qui jettera sur le véritable état de sa fille bon nombre d'incertitudes.

« Au reste, vous croyez qu'un rhume n'est rien en l'état où vous êtes. Je vous avertis que c'est beaucoup et que vous n'en guérirez qu'en accouchant. Je vous recommande aussi la sagesse dans votre septième. On porte quelquefois les filles heureusement et les garçons ont des fantaisies de venir plus tôt et en prennent le chemin au sept. » Nous sommes en septembre, le 6, et l'accouchement redouté approche. Le feu, les émotions, le rhume, le septième mois, tout est prétexte à interrogations. « Je vous plains de quitter Grignan [20 septembre 1671]. Vous y êtes en bonne compagnie ; c'est une belle maison, une belle vue, un bel air. Vous allez dans une petite ville étouffée [Lambesc] où peut-être il y aura des maladies et du mauvais air. »

Que devait penser Françoise de tant d'ingérence en ses moindres décisions, de cette perpétuelle pression qui précisait en détail des craintes qu'il est normalement salutaire d'occulter ? Lorsqu'on ne s'adresse pas à sa fille, on interpelle le mari. Le 18 octobre, Marie ne se retient plus : « Écoutez monsieur de Grignan, c'est à vous que je parle [...]. Il paraît bien que vous ne savez pas ce que c'est que d'accoucher. Mais écoutez, voici une nouvelle que j'ai à vous dire : c'est que, si après ce garçon-ci vous ne lui donnez quelque repos, je croirai que vous ne l'aimez point, que vous ne m'aimez point aussi, et je n'irai point en Provence. Vos hirondelles auront beau m'appeler, point de nouvelles. Et de plus j'oubliais ceci, c'est que je vous ôterai votre femme. Pensez-vous que je vous l'ai donnée pour la tuer, pour détruire sa santé, sa beauté, sa jeunesse ? Il n'y a point de raillerie ; je vous demanderai cette grâce à genoux en temps et lieu. En attendant, admirez ma confiance de vous faire une menace de ne point aller en Provence [...]. Et pourvu que je ne trouve point une femme grosse et toujours grosse et encore grosse, vous verrez si nous ne sommes pas des gens de parole. En attendant, ayez un soin extrême et prenez garde qu'elle n'accouche à Lambesc. Adieu, mon cher comte. »

Le ton et l'audace de cette lettre surprennent, mais Marie pouvait-elle passer sous silence ce qui s'apparente à une obsession cruelle ? Elle connaît tous les dangers des couches, elle s'en remémore tous les exemples vécus dans son entourage. Aussi est-il impérieux de rappeler à son gendre la gravité de toute grossesse et de le convaincre, quel que soit l'argument, qu'il convient de ne pas l'oublier. Elle parle de ce « garçon-ci » comme d'une évidence, alors que rien ne permet de l'affirmer formellement, car elle pense que cette annonce reste essentielle. Devenu enfin père d'un fils tant attendu, ne serait-il pas normal pour notre Marquise que le cher Comte ne fasse vœu de chasteté pour complaire à sa belle-mère ? Il n'en fera rien, malgré la naissance de Louis-Provence à Lambesc, le mois suivant. D'autres grossesses suivront. En attendant : « Mon Dieu, ma bonne, que votre ventre me pèse ! et vous n'êtes pas seule à étouffer ! Le grand intérêt que je prends à votre santé me ferait devenir habile, si j'étais auprès de vous […]. Je deviens matrone à vue d'œil. »

Madame de Sévigné vit par procuration le grand événement qui se prépare ; nous sommes le 21 octobre. Elle s'inquiète de ce que la Comtesse boit du chocolat en son état : « J'en ai entendu dire bien du mal. » Par conjuration, elle se réfugie dans un devoir de pensée qui ne négligerait aucune des situations que réserve cet accouchement et tente de se persuader que le seul fait de les avoir imaginées en écarterait les issues les plus tragiques : « Plût à Dieu, ma fille, que de penser continuellement à vous avec toutes les tendresses et les inquiétudes possibles vous pût être bon à quelque chose ! Il me semble que l'état où je suis ne devrait point vous être entièrement inutile ; cependant il ne vous sert de rien, et de quoi pourrait-il vous servir à deux cents lieues de vous ? » (11 novembre 1671.) Imaginer le pire plutôt que d'en être surpris : telle est la méthode de l'anxieux qui redoute le drame ; elle lui permet de vivre les heures les plus inquiétantes avec le sentiment de ne pas être dominé par leur mystère puisque celui-ci a été par avance minutieusement disséqué. Le 15 novembre : « Je suis en peine de vous quand vous êtes en bonne santé ; et quand vous serez malade, une de vos lettres me redonnera la joie [retour des règles]. Mais cette joie ne peut être longue, car enfin il faut accoucher, et c'est cela qui vient dans le milieu du cœur et qui trouble la raison, jusqu'à ce que j'apprenne votre heureux accouchement. Vous êtes donc résolue d'accoucher à Lambesc ? Avez-vous votre chirurgien ? La petite Deville me mande que vous le connaissez ; c'est beaucoup. Je crains qu'il ne soit jeune, puisqu'il vous saigne, et les jeunes n'ont guère d'expérience. Enfin je ne sais ce que je dis. » Dans son imagination, Marie conjugue deux craintes qu'elle voudrait avoir le pouvoir de corriger, car elles traduisent sa méfiance à l'égard des conditions sanitaires que va rencontrer sa fille : le lieu de son accouchement, Lambesc, et son chirurgien. Les deux se révéleront vaines car le chirurgien avait de l'expérience et Lambesc fut le lieu d'un accouchement sans histoire, le 17 novembre 1671. Le 22 novembre Marie ne sait rien encore. Elle annonce à Françoise que madame de Louvigny a accouché d'un fils : « Voyez bien, ma chère enfant, que vous en aurez un aussi. Vous vous y attendez d'une telle sorte que, comme vous dites, la signora qui mit au monde une fille ne fut pas plus attrapée que vous le seriez si ce malheur vous arrivait. Je fais prier Dieu sans cesse pour cet heureux moment d'où dépend ma vie plus que la vôtre. » La vie de Marie plus que celle de Françoise ? Aveu presque scandaleux, comme si l'inquiétude de la Marquise était supérieure à la souffrance que d'autres grossesses infligeraient à sa fille, si par malheur la naissance d'une nouvelle fille les rendait inévitables ! Marie nous livre en cette courte exclamation la profondeur d'un égoïsme qui place son propre confort avant celui de sa chère fille, précisant par là même que les raisons de sa propre quiétude exigeraient tout simplement que sa fille ne lui en donnât point et qu'elle se conformât à ses volontés. Nous le soupçonnions, bien sûr, mais l'aveu, pour sincère qu'il soit n'en est pas moins troublant, quand bien même il ne traduirait que l'immense amour qu'elle voue à Françoise. Celui-ci excuse-t-il à ce point cela ? Cette position de la Marquise, qui lui fait craindre et apprécier ses propres réactions aux événements plutôt que celles de sa fille, marquera constamment leurs futures relations et sera responsable des heurts qui ne manqueront pas de les opposer. En un mot, elle n'abdiquera jamais ce droit de la lui imposer au prix même parfois de l'en blesser.

Quoi qu'il en soit la naissance de Louis-Provence est une excellente nouvelle. Le 29 novembre, Marie écrit à sa fille : « Il m'est impossible, très impossible de vous dire, ma chère fille, la joie que j'ai reçue en ouvrant ce bienheureux paquet qui m'a appris votre heureux accouchement [...]. Que pensez-vous qu'on fasse dans ces excès de joie ? [...] Savez-vous ce que l'on fait ? Le cœur se serre et l'on pleure sans pouvoir s'en empêcher. C'est ce que j'ai fait, ma chère fille, avec beaucoup de plaisir ; ce sont des larmes d'une douceur qu'on ne peut comparer à rien, pas même aux joies les plus brillantes. » Certes, le 2 décembre, Marie s'inquiète déjà de ce qu'il « arrive tant d'accidents aux femmes en couche ». Et surtout : « Vous voyez bien, ma bonne, que je vous écris comme à une femme qui sera dans son vingt-deux ou vingt-troisième jour de couche. Je commence à croire qu'il est temps de faire souvenir à monsieur de Grignan de la parole qu'il m'a donnée. Enfin, songez que voici la troisième fois que vous accouchez au mois de novembre ; ce sera au mois de septembre cette fois si vous ne le gouvernez. Demandez-lui cette grâce en faveur du joli présent que vous lui avez fait. Voici encore un autre raisonnement. Vous avez beaucoup plus souffert que si on vous avait rouée ; cela est certain. Ne serait-il point au désespoir, s'il vous aime, d'être cause que tous les ans vous souffrissiez un pareil supplice ? Ne craint-il point à la fin de vous perdre ? Après toutes ces bonnes raisons, je n'ai plus rien à dire, sinon que, par ma foi, je n'irai pas en Provence si vous êtes grosse ; je souhaite que ce lui soit menace. Pour moi, j'en serais désespérée, mais je soutiendrai la gageure, ce ne sera pas la première fois que je l'aurai soutenue. » Plus que la colique, la « fièvre du lait », c'est le risque d'une nouvelle grossesse qui hante la Marquise. Elle n'hésite pas à s'imposer en un domaine où seuls les époux restent maîtres de leur destin.

Est-elle audacieuse l'insistance de madame de Sévigné eu égard à cette relation si particulière d'époux dont il est attesté qu'ils avaient de l'inclination l'un pour l'autre ? On peut imaginer qu'il était coutumier chez les mères de recommander à leur fille de ne pas multiplier les grossesses dont elles connaissaient elles-mêmes tous les dangers. À la décharge de celle-ci, n'oublions pas que le comte de Grignan était veuf de deux précédentes épouses, mortes en couches, et que ces circonstances aggravaient chez elle l'irresponsabilité dont on pouvait le taxer dans l'estimation des risques à engrosser ses femmes. En ce sens, c'était un impénitent dont la Marquise pouvait craindre l'intempérance. Du reste, il se passera quelques mois avant que Françoise ne se trouve à nouveau enceinte d'un garçon qui ne survivra pas à sa naissance, en mars 1673. Malgré les avertissements de la Marquise ! Le 8 janvier 1672 elle écrit à sa fille : « C'est que si après vous être purgée, vous avez seulement la pensée (c'est bien peu) de coucher avec monsieur de Grignan, comptez que vous êtes grosse. Et si quelqu'une de vos matrones dit le contraire, elle sera corrompue par votre époux. Après cet avis, je n'ai plus rien à dire. » Marie ne lâche pas le morceau. Elle s'obstine et soupçonne même la seule pensée d'avoir un pouvoir géniteur. Le 27 janvier, elle annonce que « madame de Guerchi, fille de la comtesse de Fiesque, est morte à la campagne pour avoir eu peur du feu. Elle était grosse de huit mois ; elle est accouchée et morte ensuite. Cette manière de mourir m'a blessé le cœur ». Autant profiter de l'occasion pour faire réfléchir, une fois encore, Françoise. Dans cette intention, Marie a hâte de rejoindre sa fille en Provence, si ce n'était la maladie de sa tante qui en retarde le départ. Ce n'est qu'en juillet 1672, à la mort de celle-ci, qu'elle partira pour Grignan. En attendant, elle alterne dans ses lettres l'inquiétude de savoir sa fille à Aix « avec tant d'air de petite vérole » ou peut-être même la peste – « Qu'en dites-vous ? J'en suis très effrayée. C'est un mal à nul autre semblable, dont votre soleil saura mal garantir ceux qu'il éclaire » – et la joie de la savoir point grosse. Motif qui revient périodiquement dans les lettres qui s'échelonnent entre avril et juillet. Le 8 juillet, juste avant son départ de Paris, Marie s'en réjouit encore, à tort, car Françoise commence alors sa quatrième grossesse.

C'est pendant l'agonie de sa tante Coulanges que Marie nous livre quelques clés intimes éclairant singulièrement son caractère. Le 16 mars, en réponse à une question de Françoise qui lui demande si elle aime toujours bien la vie, Marie répond : « Je vous avoue que j'y trouve des chagrins cuisants. Mais je suis encore plus dégoûtée de la mort ; je me trouve si malheureuse d'avoir à finir tout ceci par elle, que si je pouvais retourner en arrière, je ne demanderais pas mieux. Je me trouve dans un engagement qui m'embarrasse ; je suis embarquée dans la vie sans mon consentement. Il faut que j'en sorte ; cela m'assomme. Et comment en sortirai-je ? Par où ? Par quelle porte ? Quand sera-ce ? En quelle disposition ? Souffrirai-je mille et mille douleurs, qui me feront mourir désespérée ? Aurai-je un transport au cerveau ? Mourrai-je d'un accident ? Comment serai-je avec Dieu ? Qu'aurai-je à lui présenter ? La crainte, la nécessité, feront-elles mon retour vers lui ? N'aurai-je aucun autre sentiment que celui de la peur ? Que puis-je espérer ? Suis-je digne du paradis ? Suis-je digne de l'enfer ? Quelle alternative ! Quel embarras ! Rien n'est si fou que de mettre son salut dans l'incertitude, mais rien n'est si naturel, et la sotte vie que je mène est la chose la plus aisée à comprendre. Je m'abîme dans ces pensées, et je trouve la mort si terrible que je hais plus la vie parce qu'elle m'y mène que par les épines qui s'y rencontrent. Vous me direz que je veux vivre éternellement. Point du tout mais si on m'avait demandé mon avis, j'aurais bien aimé à mourir dans les bras de ma nourrice ; cela m'aurait ôté bien des ennuis et m'aurait donné le ciel bien sûrement et bien aisément. Mais parlons d'autre chose. » Marie confesse d'une façon on ne peut plus nette cet attachement à la vie auquel participent bien sûr ses enfants et Françoise tout particulièrement. Nulle Providence à laquelle il suffirait de se soumettre en parfaite confiance, nulle soumission humble au destin qu'un Dieu infiniment bon rendrait aimable, en ces termes d'une parfaite objectivité, qui placent les étapes matérielles de la vie dans leur véritable dimension, dans leurs cruelles conséquences, celles que l'on doit affronter tous les jours. La sérénité s'imposera plus tard et les rapports avec Françoise s'en trouveront modifiés. Pour l'instant, Marie est une combattante qui cherche à éviter les « épines » dans la mesure où elle le peut. Elle en a la conviction ; elle en utilise les moyens sans réticence, dussent-ils indisposer sa fille quand elle en use.

Justement une épine survient alors qu'elle se prépare à partir pour la Provence. Le 6 juin, elle écrit à sa fille : « Je suis en peine de vos amygdales ; pourquoi sont-elles enflées ? Pourquoi la fièvre n'aura-t-elle point de suite ? Il m'est impossible de ne pas souhaiter au moins d'être à demain, afin d'avoir de vos nouvelles. » Quelques jours plus tard, elle reprend : « Ma petite, hélas ! vous avez été bien malade. Je comprends ce mal, et le crains comme un de ceux qui donnent le plus de frayeur. » Et le 20 juin : « Il m'est impossible de me représenter l'état où vous avez été sans une extrême émotion. Et quoique je sache que vous en êtes quitte, Dieu merci, je ne puis tourner les yeux sur le passé sans une horreur qui me trouble. Hélas ! que j'étais mal instruite d'une santé qui m'est si chère ! Qui m'eût dit dans ce temps-là : "Votre fille est plus en danger que si elle était à l'armée." » Faut-il la croire, alors même que Charles son fils est exposé aux risques de la guerre et que l'angine est désormais guérie ? Ne retrouve-t-on pas cette emphase qui ne déplaît pas à la Marquise, d'autant plus permise qu'elle n'en a plus rien à craindre ? Elle exprime ainsi facilement à sa fille un attachement dont elle ne veut pas qu'elle doute. Ce fut, somme toute, une bien banale angine, la Marquise aura plus tard d'autres plus sérieuses raisons de s'inquiéter. Est-il utile, comme le prétend Jacqueline Duchêne[2], de faire de cet épisode un recours infantile à la maladie ou la traduction des difficultés psychologiques de la Comtesse ? C'est peu probable. L'angine n'avait été en la circonstance qu'un aveu possible sans conséquence. La brièveté des commentaires de la Marquise sur le sujet prouve que c'est ainsi qu'elle l'avait compris. La confidence des maux et malheurs est une preuve de confiance et d'intimité.

Il n'en reste pas moins que Marie arrive. Elle va imposer sa solide nature au couple Grignan, ce qui ne saurait, nous le savons par les confidences que nous en a faites la Comtesse, en aucune manière être une situation facile à vivre. D'autant plus que son projet majeur est de ramener sa fille à Paris. Apprendre qu'elle est enceinte n'est guère propice et « ramener la belle » à Paris, comme le suggère à sa cousine le complaisant Bussy-Rabutin, devient très aléatoire. Le début du séjour est surtout marqué par les troubles de la ménopause de Marie dont nous avons déjà parlé. Ils l'engagent à consulter à Montpellier. L'assemblée de Provence conduit Françoise à Lambesc, puis à Aix au début de l'année 1673, tandis que madame de Sévigné visite Marseille et Toulon. Celle-ci écrit à Bussy-Rabutin, de Grignan le 15 juillet 1673 : « Vous voyez bien, mon cousin, que me voilà à Grignan. Il y a justement un an que j'y vins [...]. Depuis cela j'ai été dans la Provence me promener. J'ai passé l'hiver à Aix avec ma fille. Elle a pensé mourir en accouchant, et moi de la voir accoucher si malheureusement. » La présentation de l'enfant s'étant faite par le siège, le travail fut interminable, la souffrance de la mère atroce et celle du fœtus fatale. C'était hélas un fils que tout promettait à la vie. La Comtesse s'en remet vite, la Marquise beaucoup moins parce qu'elle imagine que d'autres grossesses leur sont promises.

D'autre part, son séjour à Grignan lui a offert une autre image de sa fille. Celle-ci est bien la femme du lieutenant général avec tous les honneurs et les attributs d'une très honorifique position. Une certaine équivalence s'est ainsi établie entre le rôle de la fille et celui de la mère qui réduit la liberté de cette dernière, d'autant plus que Françoise lui est apparue sous un nouveau jour. Elle le lui écrira à son retour à Paris : « Le voyage de Provence m'a plus attachée à vous que je n'étais encore. Je ne vous ai jamais tant vue et n'avais jamais tant joui de votre esprit et de votre cœur. » Marie comprend aussi l'importance du rôle de Françoise dans la carrière de son mari, et dans le combat qui oppose celui-ci au parti des Forbin qui revendique le pouvoir, elle accepte les raisons qui s'opposent à ce qu'elle rentre à Paris en même temps qu'elle. Certes, Françoise ne renonce pas à venir retrouver sa mère à Paris, mais ce sera plus tard, en février 1674. C'est le 28 janvier que Françoise lui annonce son arrivée. Sa lettre « a un fond si chaud qu'elle [sa joie] ne peut être tiède. Je ne suis occupée que de la joie sensible de vous voir et de vous embrasser avec des sentiments et des manières d'aimer qui sont d'une étoffe au-dessus du commun et même de ce que l'on estime le plus » (5 février 1674). Dès son arrivée, Marie apprend que Françoise est à nouveau enceinte. De deux mois. Elle accouchera en septembre de Pauline. Au moins sera-ce sous l'œil vigilant de sa mère. Un accouchement sans histoire.

Dans la période qui l'a précédé, c'est surtout la santé de la Marquise qui préoccupe, celle que la ménopause remet en question. Bussy-Rabutin s'en inquiète auprès de Françoise [16 août 1674] : « Comment vous portez-vous de votre grossesse, Madame et du mal de Madame votre mère ? Voilà bien des incommodités à la fois. » Toutefois, le fidèle cousin ne s'inquiétera vraiment que d'une situation, celle qu'affrontera sa cousine lorsque Françoise regagnera Grignan et retrouvera son mari. Les précautions qu'il prend à évoquer cette séparation témoignent de l'acuité avec laquelle il percevait chez elle le retentissement moral presque pathologique qui en résulterait. Le 20 mars 1675, alors que se dessine le départ, il lui écrit : « Vous avez raison, ma chère cousine, de dire qu'il y a des choses véritables qu'il faut cacher parce qu'elles ne sont pas vraisemblables, comme par exemple, s'il était possible que madame de Grignan trouvât plus de plaisir à passer sa vie auprès de son mari à la campagne qu'à Paris en son absence. » Le 10 mai, soit peu de temps avant la séparation : « Je ne doute pas que vous souffriez étrangement, étant sur le point de vous séparer des personnes que vous aimez le plus, et que vous devez le plus aimer. On vivrait bien plus heureusement si l'on pouvait faire ce que dit l'Opéra :

N'aimons jamais, ou n'aimons guère :
Il est dangereux d'aimer tant (*Thésée* de Quinault).

Pour moi j'aime encore mieux le mal que le remède, et je trouve plus doux d'avoir bien de la peine à quitter les gens que j'aime que de les aimer médiocrement. » Pas si cynique qu'on le croit, ce cher cousin qui accompagne Marie, pas à pas, dans l'épreuve : « Je vous plains fort, ma chère cousine, dans la séparation de notre comtesse », lui lance-t-il encore le 18 mai.

Le 27, trois jours après la séparation, la Marquise confie à sa fille : « Quel jour, ma fille, que celui qui ouvre l'absence ! Comment vous a-t-il paru ? Pour moi je l'ai senti avec toute l'amertume et toute la douleur que j'avais imaginées et que j'avais appréhendées depuis si longtemps. Quel moment celui où nous nous séparâmes ! Quel adieu ! Et quelle tristesse d'aller chacune de son côté, quand on se trouve si bien ensemble [...]. Je veux me représenter votre courage, et tout ce que vous m'avez dit sur ce sujet, qui fait que je vous admire ; il me parut pourtant que vous étiez un peu touchée en m'embrassant. »

Tout est dit en ces quelques lignes. Marie décrit sa détresse, ce sentiment quasi pathologique qui entoure chaque rupture du lien maternel ; une rupture physique que la distance rend presque irrévocable au cas où l'urgence imposerait qu'on se retrouve. Elle se surprend du courage de sa fille et de sa relative indifférence. Il lui parut « pourtant » qu'elle était touchée en l'embrassant. Différence compréhensible dans la mesure où Françoise quittait sa mère pour retrouver un mari qui lui est cher, ce que Marie peut comprendre, mais moins acceptable lorsqu'elle exprime une sensibilité qui lui est de nature étrangère et dont les arcanes lui échappent. Françoise, qui sait lire entre les lignes, la rassurera rapidement, par retour du courrier. Dès le 29 mai Marie lui écrit : « Comment voulez-vous que je ne pleure pas, ma très chère bonne, en lisant votre lettre ? Il ne m'en faut pas tant pour fondre ! [...] Cette délicatesse vient de l'extrême et unique attention que j'ai à vous, dont rien ne m'est indifférent. Mais songez aussi que, par cette même sensibilité, un mot, un retour, une amitié, me retourne le cœur et me comble de tendresse. » Il en sera toujours ainsi, Françoise réparant l'expression de ses distances par des concessions de tendresse qui calmeront sa mère. Compromis jamais tout à fait stable que les ennuis de santé déséquilibrent constamment. Ils vont jouer dans les années qui viennent un rôle majeur.

Nous avons déjà vécu ce qu'il en advint pendant la maladie rhumatismale de Marie qui survint aux Rochers en janvier 1676 ; l'inquiétude des deux parties, Françoise accouchant d'un prématuré tandis que sa mère se remettait lentement de son incapacité motrice ; l'incidence des distances les séparant, sur la diffusion des nouvelles ; le doute sur la véracité de ce qui en était annoncé ; la déception enfin de Marie, que Françoise ne daigne pas rejoindre aux eaux alors qu'elle en avait imprudemment lancé l'intention. Jusqu'à leurs retrouvailles en décembre 1676 pour quelques mois, jusqu'en juin 1677. Françoise a décidé d'y précéder son mari et de retrouver sa mère en cette période hivernale afin de lui démontrer que malgré ses tergiversations elle n'a pas hésité à la rejoindre lorsque sa présence aux côtés de son mari à l'assemblée de Provence n'était plus indispensable. Elle échafaude l'hypothèse d'accompagner sa mère à Vichy où elle souhaite qu'elle s'y rende afin d'y compléter sa guérison. La Marquise s'en réjouit. Elle l'écrit à Bussy-Rabutin (18 mai 1677) : « Pour moi, je me porte assez bien, et ce n'est aussi que pour conduire la belle Maguelonne que je m'en vais à Vichy. La joie que j'aurai d'être avec elle me fera plus de bien que les eaux. Je vous demande pardon, mon cousin, je ne suis pas si traitable sur son absence que sur la vôtre. Sa Provence me désole, et ma rate se mêle de toutes nos séparations. » D'autant plus que ce voyage ne se fera pas et que Françoise regagnera Grignan au bras de son mari. Dans un contexte d'autant plus douloureux que l'une et l'autre avaient été surprises de leur état de santé, Françoise de ce que sa mère était loin d'être guérie de sa grande crise de rhumatisme, Marie de ce que Françoise enrhumée, amaigrie, lasse, languissante refusait d'en admettre le caractère inquiétant et que toutes deux polluaient leur tendre relation de cette sollicitude excessive qu'elles exprimaient. Six jours après son départ, la Marquise en avoue subtilement les effets : « Enfin, ma fille, il est donc vrai que vous vous portez mieux, et que le repos, le silence et la complaisance que vous avez pour ceux qui vous gouvernent vous donnent un calme que vous n'aviez point ici [...]. Mais, ma chère enfant, il faut que les réflexions que vous ferez entre ci et là vous ôtent un peu des craintes inutiles que vous avez pour ma santé. Je me sens coupable d'une partie de vos dragons [...]. Songez ma fille [...] que c'est votre seule imagination qui leur donne un prix qui n'est pas [...]. Vous croyez que je suis malade ? Je me porte bien. Vous regrettez Vichy ? Je n'en ai nul besoin que par une précaution qui peut fort bien se retarder... Ne soyez point si vive sur des riens. Pour moi j'ai de l'inquiétude pour votre santé. Elle n'est que trop bien fondée ; ce n'est pas une vision que l'état où je vous ai laissée. Monsieur de Grignan et tous vos amis en ont été effrayés. Je saute aux nues quand on vient me dire : "Vous vous faites mourir toutes deux, il faut vous séparer." Vraiment voilà un beau remède et bien propre en effet à finir mes maux. »

Les effets de cette rencontre seront durables. Ils vont tourmenter la Marquise longtemps, furieuse de ce que ses amis, l'abbé son oncle, madame de La Fayette, prétendent qu'elles se tuent l'une l'autre. « Ma chère bonne, au nom de Dieu, rétablissons notre réputation par un autre voyage, où nous soyons plus raisonnables, c'est-à-dire vous, et que l'on ne nous dise plus : "Vous vous tuez l'une l'autre." Je suis si rebattue de ces discours que je n'en puis plus ; il y a d'autres manières de me tuer qui seraient bien meilleures. » Ce ne seront qu'incessantes interrogations de part et d'autre sur la santé.

Dans le corps d'une très longue lettre du 23 juin, la Marquise interpelle sa fille : « Mais enfin, ma bonne, parlons de votre santé. Vous me dites que vous vous portez mieux. Puis-je croire sur votre parole, vous, ma bonne, qui ne pense qu'à me dire tout ce qui peut me consoler ? Vous savez ce que m'est votre santé ; puis-je imaginer que vous ne disiez autres choses que des merveilles [...]. Plût à Dieu et plût à Dieu que vous vous portiez aussi bien que moi. » Litanie que ce « comment vous portez-vous » qui n'exclut pas que l'on revienne sur les bienfaits d'une séparation que vantent tous les autres : « N'empêcherons-nous point qu'on ne nous dise tous les jours, avec une barbarie où je ne puis m'accoutumer : "Ah ! que vous voilà bien, à cinq cents lieues l'une de l'autre ! Voyez comme madame de Grignan se porte. Elle serait morte ici. Vous vous tuez l'une l'autre" » (27 juin). Marie veut que sa fille se porte bien, mais elle refuse que la raison en soit leur séparation, que d'aucuns jugent salutaire. Avaient-ils si tort ? Ne fallait-il pas que les frictions soient intenses pour qu'ils en arrivent à cette conclusion ?

D'autres épines surviennent ; le dernier-né, le prématuré né pendant la maladie de Marie meurt le 26 juin. 3 juillet 1677 : « Vous voulez me persuader la dureté de votre cœur pour me rassurer sur la perte de votre enfant. Je ne sais, ma fille, où vous prenez cette dureté ; je ne la trouve que pour vous. Mais pour moi, et pour tout ce que vous devez aimer, vous n'êtes que trop sensible. C'est votre plus grand mal. Vous êtes dévorée et consumée. Ah ! ma chère, prenez sur nous, et donnez-le au soin de votre personne. Comptez-vous pour quelque chose, et nous vous serons obligés. Vous ne sauriez rien faire pour moi qui me touche le cœur plus sensiblement. » Marie s'inquiète, accable de ses conseils la pauvre Françoise dont elle souhaite que le sang se « tranquillise et se rafraîchisse » (le 7 juillet). Le 14 : « C'est par l'avis du médecin que vous ne m'aimez quasi plus, ma pauvre bonne. De la manière dont vous me dites que vous vous en portez, ce remède se peut mettre en comparaison avec la poudre du bonhomme [celle de Delorme contre le rhumatisme] ; il est même un peu violent, mais aussi on joue à quitte ou double [...]. Si vous vouliez me donner une véritable marque de cette amitié que vous aviez autrefois ce serait de vous préparer à prendre du lait de vache ; cela vous rafraîchirait et vous donnerait un sang raisonnable [...]. Quelle joie, ma bonne, et quelle obligation ne vous aurais-je point ! Quelle sûreté, pour ma santé et pour ma vie quand vous m'auriez ôté les inquiétudes que j'ai là-dessus ! Je ne veux pas en dire davantage ; je verrai bien si vous m'aimez [...]. Je suis bien aise que vous soyez contente d'Amonio ; si vous l'aviez eu, sans doute il aurait sauvé votre fils. Il fallait le rafraîchir ; l'ignorance me paraît grande de l'avoir échauffé. » Suit un long propos sur ce pauvre prématuré dont il n'était peut-être pas du plus adroit de faire comprendre à la mère qu'on aurait pu le sauver. Heureusement, Pauline se porte comme un charme.

Mais très vite on en revient à soi, au sujet que l'on préfère, à l'objet ruminé, et le ton change. 19 juillet : « Vous me mandez des choses admirables de votre santé. Vous dormez, vous mangez, vous êtes en repos ; point de devoirs, point de visites. Point de mère qui vous aime. Vous avez oublié cet article, et c'est le plus essentiel. Enfin, ma fille, il ne m'était pas permis d'être en peine de votre état. Tous vos amis en étaient inquiétés, et je devais être tranquille ! J'avais tort de craindre que l'air de Provence ne vous fît une maladie considérable ! Vous ne dormiez ni ne mangiez, et vous voir disparaître devant mes yeux devait être une bagatelle qui n'attirât pas seulement mon attention ! Ah ! mon enfant, quand je vous ai vue en santé, ai-je pensé à m'inquiéter pour l'avenir ? Était-ce là que je portais mes pensées ? Mais je vous voyais, je vous croyais malade d'un mal qui est à redouter pour la jeunesse. Et au lieu d'essayer de me consoler par une conduite qui vous redonne votre santé ordinaire on ne me parle que d'absence ; c'est moi qui vous tue, c'est moi qui suis à l'origine de tous vos maux. Quand je songe à tout ce que je cachais de mes craintes, et que le peu qui m'en échappait faisait de si terribles effets, je conclus qu'il ne m'est pas permis de vous aimer, et je dis qu'on veut de moi des choses si monstrueuses et si opposées que, n'espérant pas d'y pouvoir parvenir, je n'ai que la ressource de votre bonne santé pour me tirer de cet embarras. »

Le désespoir pointe, celui d'une mère excessive mais dont l'inquiétude paraît sincère. S'appuyait-elle sur de vrais constats ou sur de vagues impressions ? Nul ne le sait. Corbinelli toutefois, dans un ajout à cette lettre, confirme la maigreur excessive de Françoise qui refuse à sa mère d'être aussi rondelette que madame de Castelnau, mais reproche à celle-ci de considérer que sa mère est malade. La correspondance entretient ces impressions de part et d'autre des deux cents lieues qui les séparent. On a beau affirmer que l'on se porte bien, on reste sourd au message que l'on reçoit. Pour Françoise, sa mère est toujours malade ; pour Marie, sa fille est trop maigre. Le 3 août : « Vous ne me parlez point du tout de votre santé ; c'est pourtant un petit article à ne pas négliger. Tant que vous serez maigre vous ne serez point guérie, et soit par le sang échauffé et subtilisé, soit par la poitrine, vous devez toujours craindre le dessèchement. Je souhaite donc qu'on ait un peu de peine à vous lacer, pourvu que la crainte d'engraisser ne vous jette pas dans la pénitence comme l'année passée, car il faut songer à tout. »

Que pouvait penser Françoise de ces incessantes recommandations revenant comme un leitmotiv ? Marie insiste sur la route de Vichy où elle se rend (4 septembre 1677) : « Vous êtes excessivement maigre et à votre âge c'est être malade que d'être en cet état. Je hais, il est vrai, de voir la côte d'Adam si visiblement en votre personne. » Tout est prétexte à s'inquiéter. Le 13 septembre : « Vous avez eu raison de craindre votre esquinancie. Vous avez craché du sang ; on dit que ce n'était que de la gorge, mais est-ce là ce sang si bien rafraîchi ? Cette sérosité qui est tombée sur vos jambes, où en étions-nous si elle fût tombée sur votre poitrine ? Et je ne sais rien de tout cela ! je vis en peine confiance sur votre parole. » La maigreur, la poitrine, les jambes, le sang : tout concourt à créer chez la Marquise le sentiment qu'une maladie s'empare de sa fille. Sentiment que confirmera la présence de Françoise qui vient la rejoindre à Paris en novembre.

C'est à l'hôtel Carnavalet que la Comtesse retrouvera sa mère. D'Hacqueville a signé en son nom un bail de trois ans, alors que Marie est encore aux eaux à Vichy. La nouvelle locataire se réjouit de cette nouvelle habitation, située dans un beau quartier et dotée d'une cour et d'un jardin, où elle imagine déjà qu'elle y sera avec sa fille. Elle s'empresse même d'y définir l'emplacement qu'elle lui réservera, tout près d'elle alors que le comte de Grignan sera relégué en « bout de salle » à l'écart d'une épouse qu'il serait bon qu'il respectât. Si Françoise consent en l'absence de son mari à occuper la petite chambre qui lui est réservée auprès de sa mère, elle en éprouvera souvent quelque agacement et ne manquera pas, dès que l'occasion s'en présentera, aux passages de son mari, de la quitter, afin de le retrouver et de mettre en transes la Marquise.

C'est dans ce cadre nouveau, que Marie ne quittera plus, que se retrouvent la mère et la fille. Depuis qu'elles s'étaient séparées, au soulagement des témoins de leur dernier orageux séjour commun, leur correspondance n'avait cessé de mêler aux témoignages d'amour des soupçons sur leur santé réciproque, et chacune voulait la présenter sous un jour rassurant. Françoise était inquiète des séquelles du grave rhumatisme de sa mère, Marie de cet état de maigreur et de langueur qui accablait déjà sa fille avant même qu'elle ne retrouve sa Provence. Leur confrontation aura tôt fait de les confirmer dans leurs inquiétudes et de démontrer combien elles s'étaient caché la vérité. Marie relève tout juste d'une longue crise de « colique néphrétique et bilieuse » pour laquelle elle a été saignée. Quant à Françoise, sa mère est profondément troublée par l'état de maigreur dans lequel elle se trouve. Cela va devenir une obsession dont la Marquise ne se départira pas, soupçonnant à l'origine de cet état quelque grave raison dont elle cherchera vainement auprès des médecins qu'elle fréquente la nature ou le traitement. Dès le 8 décembre, elle écrit à Bussy-Rabutin : « La belle Madelonne est ici ; mais comme il n'y a point de plaisir pur en ce monde, la joie que j'ai de la voir est extrêmement troublée par le chagrin de sa mauvaise santé. Imaginez-vous, mon pauvre cousin, que cette jolie petite personne, que vous avez trouvée si souvent à votre gré, est devenue d'une maigreur et d'une délicatesse qui la rend une autre personne. Et sa santé est tellement altérée que l'on ne peut y penser sans avoir une véritable inquiétude pour peu qu'on y prenne intérêt. »

Le cher cousin se dit « extrêmement » touché par ce que lui rapporte Marie. Toujours très pragmatique il ne voit dans l'état de la belle Madelonne que les conséquences de l'attitude du comte de Grignan qui « use » ses femmes : « N'est-ce pas un honnête assassinat de faire six enfants à une pauvre enfant elle-même en neuf ans ? [...]. Un peu de célibat lui serait fort salutaire ; je ne sais pourtant si elle n'aimerait pas mieux le mal que le remède ? Mais n'est-ce pas assez parlé d'elle pour une fois ? Il est vrai que, quand on est auprès d'elle, on ne la saurait quitter et cela me fait excuser un peu monsieur de Grignan du mal qu'il lui fait » (13 décembre). Des propos que ne contredirait pas Marie mais qui ne la soulagent pas. « La santé de cette pauvre Provençale me comble de tristesse ; sa poitrine est d'une délicatesse qui me fait trembler, et le froid l'avait tellement pénétrée qu'elle en perdit hier la voix plus de trois heures et avait une peine à respirer qui me faisait mourir. Et avec cela, elle est opiniâtre et refuse le seul remède qui la pourrait guérir, qui est le lait de vache. » Écrit-elle à son cousin le 4 janvier 1678.

Alors qu'elle soupçonne une maladie pulmonaire sérieuse, dont tous les signes porteraient à penser deux siècles plus tard qu'ils traduiraient une tuberculose, Bussy-Rabutin pense, à l'inverse, que « tous les maux de la belle Madelonne viennent de sa tête ». Il n'hésite pas à ajouter : « Tant qu'elle a été la plus belle fille de France, elle a été la plus saine. Elle est encore jeune, et cela me fait assurer qu'il n'y a que son esprit qui rende ses maux incurables ; son opiniâtreté en est un bon témoignage. Si elle voulait guérir, elle ne résisterait pas aux conseils des habiles gens en ces matières » (5 janvier). Encore faudrait-il supposer aux médecins des capacités et des moyens qu'ils n'ont pas. Maladie organique ou névrose ? À l'appui de l'opinion de Bussy-Rabutin, cette lettre de madame de Scudéry (14 juillet 1678, citée par Duchêne) plaiderait pour la névrose : « Je rencontrai l'autre jour madame de Sévigné, en vérité encore belle. On dit que madame de Grignan ne l'est plus et qu'elle voit partir sa beauté avec un si grand regret que cela la fera mourir. » Qui faut-il croire, la Marquise au comble de l'inquiétude ou ceux qui placent au centre du problème la difficile relation de la mère et de sa fille ?

La brève amélioration de la santé de Françoise qu'avoue Marie à son cousin en mars pourrait favoriser la thèse du cousin ou de ses amis dans la mesure où elle coïncide avec un bref passage du comte de Grignan. Françoise s'en est fait une fête. Ce bien-être sera de courte durée. Très vite, la Marquise retrouve son obsédante inquiétude. Le 28 avril, elle écrit à Guitaut : « La méchante santé de ma fille l'a empêchée de pouvoir rendre ce premier devoir par une visite » au cardinal de Retz. Incapacité physique ou mauvaise volonté ? Bussy ne nous confie-t-il pas en même temps qu'à madame de Senneville, son amie, que s'il trouve de l'esprit à la belle Madelonne, il la dote aussi « d'un esprit aigre et d'une gloire insupportable ». Il la suppose capable de faire bien des sottises. « Elle se fera autant d'ennemis que sa mère s'est fait d'amis et d'adorateurs[3]. »

Il est incontestable que l'atmosphère qui règne à l'hôtel Carnavalet n'est pas des plus détendues. Françoise est agacée par l'extrême attention que lui porte sa mère, attention dont le prétexte est sa santé, dont elle nie qu'elle soit altérée même si elle ressent, au plus profond d'elle-même, les conséquences logiques de tant de grossesses rapprochées dans le contexte fréquent des tendances mélancoliques du post-partum. Marie n'ignore pas que la santé de sa fille, qui l'inquiète tant, reste le plus sûr argument de sa présence auprès d'elle. Elle l'étoffe chaque jour, elle le répand dans la correspondance, elle le justifie auprès du Comte, que Françoise veut rejoindre. Faut-il que ce désir soit pressant pour que Marie préfère écrire à sa fille, plutôt que de lui parler directement, alors qu'elles se côtoient sans cesse ? « Je m'explique mal de bouche, quand mon cœur est si touché. J'entends dire que vous vous en allez ; je ne suis pas seule qui improuve ce dessein. » Pour la garder auprès d'elle, elle y prend prétexte de la guerre, dont la fin autoriserait le départ, mais surtout de la santé. « Donner encore deux mois à votre santé » : voilà l'objectif avoué et que partagent les amis qui pensent que « cette conduite serait raisonnable et naturelle ». « Voilà ma bonne, ce que je pense sans cesse, et ce que je n'ose jamais vous dire. Je crains vos éclats. Je ne les puis soutenir ; je suis muette et saisie […]. Ne me dites rien, et donnez seulement quelques moments de réflexion à tout ce que je viens de vous dire. Et si vous voulez me compter pour quelque chose, soyez persuadée qu'il n'y a rien que je souhaite tant que de vous voir résolue à passer l'été avec moi » (mai 1678).

Imaginons les circonstances dans lesquelles la Marquise, saisie par les réactions violentes de sa fille, a décidé de recourir à l'écriture plutôt qu'aux litanies dont elle l'accable. Elle se sent à bout d'arguments et bien près de perdre la partie. Au même moment, la Comtesse n'espère qu'une chose : avoir son mari auprès d'elle pendant l'été à Livry, où l'air « y est le plus doux du monde ». Ou bien, si la guerre n'était pas terminée et que ce projet ne puisse se réaliser, qu'il la rappelle à Grignan, où son retour ne dépend que de sa seule volonté. « Je serai trop aise, mon cher comte, quand j'aurai le plaisir d'être réunie à vous. Je vous réponds de la ferme résolution que je prends, et que je soutiendrai sur ce sujet, et je vous prie de me répondre de la vôtre, afin que nous concourions également à ce dessein si bon et si utile pour la paix de notre vie » (28 mai 1678). Ne reste à la Marquise que le prétexte de la santé. Elle en appelle à son ami Fagon. Le 27 mai, elle fait part au Comte, dans une étonnante lettre, de ce qu'il en a résulté : « Je veux vous rendre compte d'une conférence de deux heures que nous avons eue avec monsieur Fagon, très célèbre médecin. C'est monsieur de La Garde qui l'a amené. Il a bien de l'esprit et de la science. Il parle avec une connaissance et une capacité qui surprend, et n'est point dans la routine des autres médecins qui accablent de remèdes. Il n'ordonne rien que de bons aliments. Il trouve la maigreur de ma fille et la faiblesse fort grandes. Il voudrait bien qu'elle prît du lait comme le remède le plus salutaire, mais l'aversion qu'elle y a fait qu'il n'ose seulement le proposer ; elle prend le demi-bain et des bouillons rafraîchissants. Il ne veut la contraindre sur rien. Mais quand elle lui a dit que sa maigreur n'était rien et qu'après avoir été grasse on devient maigre, il lui a dit qu'elle se trompait, que sa maigreur venait de la sécheresse de ses poumons, qui commençaient à se flétrir, et qu'elle ne demeurerait point comme elle est, qu'il fallait qu'elle se remît en santé, ou que sa maigreur viendrait jusqu'à l'excès, qu'il n'y avait point de milieu que ses langueurs, ses lassitudes, ses pertes de voix, marquaient que son mal était au poumon, qu'il lui conseillait la tranquillité, le repos, les régimes doux, et surtout de ne point écrire, qu'il espérait qu'elle pourrait se remettre mais que si elle ne se rétablissait pas elle irait toujours de pis en pis [...]. J'ai demandé à monsieur Fagon si l'air subtil lui était contraire ; il a dit qu'il l'était beaucoup. Je lui ai dit l'envie que j'avais eue de la retenir ici pendant les chaleurs, et qu'elle ne partît que cet automne pour passer l'hiver à Aix, dont l'air est bon, que vous ne souhaitiez au monde que sa santé, et que ce n'était qu'elle que nous avions à combattre pour l'empêcher de partir tout à l'heure. Nous en sommes demeurés là. Monsieur de La Garde a été témoin de tout. » La fin de la lettre est une longue exhortation visant à convaincre son gendre, désormais informé de l'opinion d'un grand médecin, que la décision lui appartient de rappeler la Comtesse ou au contraire, de lui imposer de rester auprès de sa mère pour se soigner. Il y est question à la fois d'un mal qui dure depuis un an et dont la longueur est en elle-même un signe de gravité, et du refus de sa fille de considérer qu'elle en est atteinte. La Marquise n'a pas lésiné sur les arguments, ni sur les moyens d'impressionner le Comte, le seul être dont la volonté peut s'opposer à la sienne.

Peut-on douter cependant de sa sincérité dans cette démarche ? Le but caché est de garder auprès d'elle sa fille, façon de traiter sa propre névrose, laquelle conditionne l'angoisse qui l'étreint douloureusement quand elle en est séparée. Toutefois, les conclusions de Fagon, on ne peut l'accuser de les avoir inventées. Si celui-ci n'avait pas les moyens d'établir un diagnostic précis, ne négligeons toutefois pas la qualité de l'observation qu'il a faite de l'état de Françoise. Tous les signes qu'il rapporte pourraient fort bien décrire une tuberculose pulmonaire dont on sait qu'elle fit son apparition en France en ce XVIIe siècle et dont il est possible de penser que les médecins commençaient à en décrire les symptômes et à en constater les redoutables ravages. Françoise présente des symptômes peu différents. La suite des événements ne semble pourtant pas confirmer un tel diagnostic, à moins que Françoise ait été capable d'en guérir spontanément. Il n'en apparaît pas moins que sachant ce qu'il savait, Fagon a été plutôt pessimiste et a recommandé beaucoup de repos et de prudence à la Comtesse. Si celle-ci en refuse le raisonnable avis, n'est-ce pas parce qu'elle se connaît bien elle-même et sait reconnaître en son tempérament les causes de sa langueur, de nature essentiellement mentale ? N'est-elle pas exaspérée par le comportement de sa mère, la séparation d'avec son mari et pourquoi pas par une tendance anorexique que justifierait la volonté d'être maigre afin de retrouver la beauté qu'on lui reproche d'avoir perdue ?

Quoi qu'il en soit, cette situation inquiète sa mère. Et cette préoccupation ne s'atténuera pas, bien au contraire.

L'idée d'une maladie de poitrine s'est précisée, à la suite de cette consultation de Fagon. La Marquise en confie le diagnostic à Bussy le 24 juin : « Elle [Françoise] a été assez mal ; une saignée la remise. Elle prend du petit-lait pour la conduire à celui de la vache naturel ; il n'y a que ce remède pour les maux de poitrine. C'est ce qui l'a empêchée d'aller en Provence, afin de joindre la douceur de l'air avec celle du régime, à Livry où nous passerons l'été ; outre que monsieur de Grignan viendra aussi l'hiver comme les autres. » On y comprend la résignation de Françoise et le triomphe apparent de Marie qui impose son lait et un séjour dont elle a prévu qu'il serait durable. « Ma fille est toujours aimable et languissante », confie-t-elle à son cousin, le 27 juillet, depuis Livry. La paix serait-elle revenue ? La Comtesse serait-elle en meilleur état ?

Le 12 octobre, on apprend que « la santé de ma fille, qui nous donnait quelque espérance de se rétablir, est redevenue une maladie, c'est-à-dire une extrême délicatesse ». Tout projet de séparation étant écarté, la Marquise est-elle moins inquiète ? L'idée qu'elle se fait de l'état de sa fille reste essentiellement conditionnée par son propre état de quiétude quand il n'est plus question de séparation ou son angoisse quand s'annonce un nouveau départ. Égoïsme monstrueux, perfidie même dont elle n'est elle-même pas consciente tant son amour de mère lui paraît devoir à la fois tout permettre et tout excuser. La fin justifie les moyens.

Au moins le retour du Comte en janvier 1679 laisse-t-il espérer un mieux dans la santé de la Comtesse, mais aussi entrevoir le risque d'une nouvelle séparation. Faut-il croire Marie lorsqu'elle écrit à son cousin (27 février 1679) : « La pauvre Madelonne est toujours languissante ; sa mauvaise santé fait le plus grand chagrin de ma vie. » À Bussy, depuis Livry, où elle se trouve le 29 mai, elle avoue : « Il y a dix jours que nous sommes tous à Livry par le plus beau temps du monde. Ma fille s'y portait assez bien. Elle vient d'en partir avec plusieurs des Grignan ; je la suivrai demain. Je voudrais bien qu'elle me demeurât tout l'été. Je crois que sa santé le voudrait aussi, mais elle a une raison austère, qui lui fait préférer son devoir à sa vie. Nous l'arrêtâmes l'année passée, et parce qu'elle croit se porter mieux, je crains qu'elle ne nous échappe celle-ci. » Après l'hiver, il faut songer à garder Françoise l'été. Elle compte bien sur la présence du Comte. À Guitaut, elle écrit, le 1er juin : « J'espère que monsieur de Grignan, n'ayant rien à faire en Provence, la Cour étant ici, aimant fort tendrement madame sa femme, ne se pressera point de partir et lui laissera achever paisiblement les eaux de votre bonne Sainte-Reine, qu'elle prend, et qui lui font beaucoup de bien, ensuite du lait, et enfin donnera tout le loisir nécessaire pour la tirer de cette étrange maigreur où elle est tombée. » Elle lui confesse cependant : « Sa poitrine se porte mieux depuis les grandes sueurs qu'elle a eues dans sa tierce fièvre, qui l'ont persuadée que ce qui piquait sa poitrine étaient des sérosités que les sueurs ont fait sortir. Il y a quelque apparence, mais aussi elle devrait être plus forte et moins maigre qu'elle n'est, si elle était guérie de ce côté-là, de sorte que nous attendons avec impatience l'effet des remèdes qu'elle prend et qu'elle prendra. » Tous les prétextes sont bons pour reculer la date du départ qui se précise. Marie parvient à la reporter en septembre mais les arguments médicaux viennent à manquer. « Elle [Françoise] se porte mieux, mais comme un bien n'est jamais pur en ce monde, elle pense s'en aller en Provence et je ne pourrai acheter présentement le plaisir de la voir que par sa mauvaise santé », confesse-t-elle à son cousin le 26 juillet.

La Comtesse va quitter sa mère à la mi-septembre, en compagnie de son mari et de ses deux enfants. Absence « amère et dure à supporter » après presque deux années de vie commune, faites d'amour et de difficultés, qui nous vaudront, comme en 1677, de longues justifications relatives aux chagrins et aux contrariétés que les deux femmes ont entretenus. La Marquise les attribue volontiers à l'ignorance où elle est des vrais sentiments de sa fille ou du peu de part qu'elle a de sa confiance. Ce constat traduit de part et d'autre l'échec d'une relation qu'elle souhaiterait idéale et dans lequel elles ont des responsabilités dont elles s'accusent mutuellement. La Marquise guette le courrier, s'impatiente, « s'abandonne à son imagination » et repart de plus belle dans les interprétations et les recommandations : « Vos jambes froides et mortes, dont vous vous moquez, au moins devant moi, me font une peine incroyable. Je ne trouve point que cela soit à négliger, et si j'étais à votre place, je suivrais l'avis de Guisoni, qui ne traite pas ce mal de bagatelle [...]. Je ne laisserais point mes pauvres jambes froides et dénuées d'esprit. [On veut à l'époque que le sang circule dans le corps et y produise les esprits animaux ; en cas de maladie la production de ceux-ci se fait mal.] [...] Et vous parlez de ma santé ! C'est bien dit : de ma santé, car je me porte très bien ; je vous l'ai dit vingt fois. Vous vous occupez de ma santé, et moi je m'inquiète avec raison de votre maladie » (11 octobre).

Le 18, elle insiste et propose l'eau des capucins, pour ces fameux maux de jambes, troubles circulatoires probablement consécutifs aux grossesses, plus ou moins compliqués de varices. Cette insistance est d'autant plus volontaire que Françoise n'évoque guère sa santé dans les lettres qu'elle adresse à sa mère. Marie en est furieuse et prétend qu'on se moque d'elle. On comprend Françoise ; si elle avoue le moindre trouble, sa mère en extrapole les conséquences ; si elle se tait, le silence stimule son imagination ; deux maux entre lesquels il faut choisir. Marie imagine ; elle n'hésite pas à établir une liaison entre les jambes et la poitrine. À Guitaut, le 24 octobre 1679, elle écrit : « Cette comtesse [de Grignan] me revient toujours au cœur et à l'esprit. Elle a de cruels maux de jambe ; c'est l'humeur de cette poitrine qui se jette là. Elle est toujours d'une maigreur qui me fait trembler. Elle me cache la moitié de ses maux, et l'éloignement fait qu'on n'a jamais de repos. Elle vous demande de l'eau de Sainte-Reine [...]. Il faut croire qu'elle en a besoin. » Mais l'obsession des grossesses reprend vite la première place. Où en sont ces fameuses coliques qui confirment que Françoise n'est pas enceinte ? Le 25 octobre, la question se fait pressante : « Vous devez avoir, ou avoir eu, cette colique de Saulieu. Au nom de Dieu ne me cachez rien de votre personne. » Quelques jours plus tard (le 8 novembre) : « Parlez-moi je vous prie de la manière dont s'est passée votre dernière colique ; croyez-vous que ce ne soit pas une chose importante ? Duchesne m'en a bien demandé des nouvelles, mais je n'ai pu répondre que de celle de Saulieu. Il hait beaucoup les douleurs que vous avez en ces temps-là. » La Marquise s'en réjouit, mais tant d'autres menaces s'imposent à l'esprit. Celles de la contagion à l'occasion d'une rougeole ou d'une variole de Louis-Provence. Le 15 novembre : « Quelle nouvelle pour moi que de vous savoir à Saint-Andiol [en Provence] avec votre pauvre petit garçon malade considérablement, une grosse fièvre, tous les signes de la petite vérole ou de la rougeole [...]. C'est une chose terrible que l'éloignement. J'étais encore à Livry, quand il est tombé malade, et quand je reçois votre lettre, il y a huit jours qu'elle est écrite, de sorte que tout est changé de face : tout est bien ou mal. C'est comme le tonnerre quand nous entendons le bruit, le coup est donné. »

Quelques pages plus loin : « Ma chère bonne, je reçois présentement votre lettre du mercredi 8 [novembre 1679]. Je l'ai ouverte avec une émotion bien extraordinaire et quoique j'y aie trouvé tout ce que je pouvais souhaiter, je n'ai pu retenir mes larmes [...]. En voyant ce pauvre enfant sauvé [...]. Et si vous n'aviez suivi la mode de France [de se tenir à l'écart des malades], vous auriez bien pris la rougeole de Provence, qui est le mal du monde le plus dangereux pour vous, puisqu'il tombe entièrement sur la poitrine. » La Marquise en revient toujours à ses moutons, à ses « dragons ». Rares sont les lettres où il n'en est pas fait mention. « Quand je pense que la vie, et principalement la mienne, se passe dans l'éloignement et l'inquiétude, je plains ceux qui sont aussi tendres que moi », lance-t-elle (1er décembre). Elle ne peut s'empêcher d'interroger. Se disant incapable de masquer ses sentiments, elle se reprocherait de ne pas les dire. « Je vous épargne souvent de lire mes peines sur votre sujet, mais il m'est quelquefois impossible de vous les dissimuler. Il faut que je les bourdonne comme la mouche [du coche] » (25 décembre 1679). Malgré cette bonne intention, tout recommence. Le 5 janvier 1680 : « Ah ! ma très chère bonne, vous avez bien mal à votre poitrine ; l'air de Salon vous a redonné cette douleur au côté gauche qui nous donne tant d'inquiétude [...]. Vous parlez de votre mal comme un très bon médecin ; votre capacité m'étonne et l'intérêt que je prends à votre santé me fait comprendre tout ce que vous dites. Mais ces veines et ces artères sont gonflées ; ne vous feront-elles point cracher le sang comme vous avez déjà fait ? Cette crainte, ma bonne, est difficile à soutenir. Et ce poumon dont je me souviens toujours. »

Le docteur Duchesne, rencontré chez madame de Coulanges, ne lui a-t-il pas dit « pis que pendre de cette chienne d'écriture » qu'elle recommande à Françoise de ne plus s'épuiser à lui écrire ? Que la bonne Montgobert, sa secrétaire, écrive à sa place. Françoise s'exécute. Marie écrit à Guitaut, le 30 janvier : « Cette pauvre Grignan s'est trouvée si incommodée d'écrire qu'elle n'écrit plus qu'une page pour dire : "Me voilà" et Montgobert écrit le reste. Elle a mal à la poitrine, et puis cela passe, comme ici. Cette délicate santé fait toute ma peine et mon inquiétude. » Le même jour, elle conjure Françoise de l'écouter : « Vous m'écrivez trop. Je ne puis plus voir beaucoup de votre écriture sans chagrin ; je sais, ma bonne, le mal que cela vous fait et, quoique vous me mandiez les choses les plus aimables et les plus tendres, je regrette d'avoir ce plaisir aux dépens de votre poitrine. » Elle en rêve (30 janvier) : « Je songeai, l'autre jour, que le lait vous avait guérie. En m'éveillant, je trouvais que ce n'était qu'un songe ; j'en eus le cœur affligé. » Lait que Françoise se résigne enfin à prendre (7 février) : « Vous voilà donc dans le lait, ma pauvre bonne. Je voudrais bien que vous puissiez vous en accommoder sans vous ôter votre souper, sans vous mettre du fromage sur le cœur. Mon Dieu que je crains tous ces inconvénients ! Le lait est malicieux. » La Marquise se réjouit de cet effort consenti par sa fille, elle l'en félicite pour aussitôt ajouter : « C'est une chose étrange qu'après vous avoir demandé six fois, et à Montgobert, des nouvelles de vos coliques, et comme ce mal se passe, et s'il est toujours réglé, vous n'avez pas voulu m'en dire un seul mot ; je vous prie de me répondre. » Tout en enchaînant, mine de rien : « Je vous envoyai l'autre jour la recette d'une petite boisson de lait dont on m'a encore dit mille et mille biens. »

On s'évertue aussi à trouver dans d'autres maux un moindre mal qu'à celui de la poitrine (2 février) : « Vous êtes un peu mieux, à ce que vous dites ma bonne, et ce feu s'est jeté dans votre bouche et sur votre visage ; c'est une assez grande incommodité qui empêche de manger, mais il vaut mieux que cette chaleur soit là que sur votre petite poitrine. Quand elle y est, il est impossible de n'être pas dans les plus grandes inquiétudes ; cet endroit est délicat, et le moindre accident fait trembler [...]. C'est ainsi que le bon Duchesne m'en a parlé, et Fagon à monsieur de La Garde. Songez donc à ce sang, si sain et si bien autrefois. Ces messieurs disent que vous devez éviter la saignée tant que vous pouvez, et que rien n'est plus capable de vous faire beaucoup de mal. »

Comment Françoise supportait-elle cette intrusion permanente dans ce qui la concernait exclusivement au-delà même des preuves d'amour que sa mère lui apportait ? Elle avait un médecin dont elle était satisfaite, elle l'avait dit à sa mère. Était-il utile de lui substituer les recommandations de ceux, aussi réputés soient-ils, qui tentaient de lui imposer des comportements différents ? Cela fut sans doute insinué. La Marquise répondit d'un air quelque peu narquois (14 février) : « Vous avez donc un médecin admirable [Guisoni]. Je vois que tout se réduit à rejeter toute la faute de vos maux, sur votre sang ; c'est là qu'il faut s'attacher. Mais pourquoi avez-vous toujours mal au côté gauche plutôt qu'ailleurs s'il est vrai que votre poitrine n'est pas attaquée [...]. Rendez-moi compte de cette demande, que je fais à votre médecin. Il vous ordonne du café ; s'il vous était bon, vous devriez être guérie, à la quantité que vous en avez pris. » Le naturel revient vite au galop. Oserait-on douter de ce que pense la Marquise même si les conseils qu'elle prétend donner émanent aussi bien de Fagon que du frère Ange ? Le docteur Rouvière a-t-il la confiance de Françoise que la Marquise tient à s'assurer de ses qualités (28 février) : « J'espère que monsieur de La Rouvière dont vous me paraissez si contente, me parlera un peu. » Ne se pourrait-il pas qu'il confie ses impressions au Comte ou à la Comtesse plutôt qu'à cette impérieuse belle-mère ? Quand bien même Françoise lui dit se trouver « dans un bon inter-valle » Marie s'empresse de clamer en rabat-joie que « ce n'est pas une guérison ». Elle discute tout avec une réelle impu-dence : le lait, le café, la saignée, la purgation, les bains, les demi-bains, rien ne lui est étranger. Elle conteste même les bonnes nouvelles. Le 5 juin 1680 : « Mais il est donc vrai, ma chère bonne, que votre poitrine est si longtemps sans vous tourmenter, sans vous brûler, sans vous peser ? Est-ce une vérité ? Serait-il possible que vous fussiez mieux ? » Jusqu'à nier que ce soit vrai. De Rennes, le 10 août elle écrit : « Pensez-vous que je sois contente de votre santé ? Je suis assurée que vos coliques sont plus grandes que vous le dites. Vos inquiétu-des et vos douleurs de jambes ne sont point guéries. Votre sang n'est pas gouverné au gré de monsieur de La Rouvière ; vous négligez tous ses conseils. Eh ! comment voulez-vous, ma bonne, que votre santé se rétablisse solidement ? [...] Vous avez beau me parler de cette santé merveilleuse, de cette poi-trine dont il n'est plus question ; je vous avoue que je ne suis point bien persuadée [...]. Vous allez vous baigner, ma bonne. Au moins que ce ne soit pas dans l'eau froide. Pour le demi-bain, je le crois fort mauvais [...]. N'oubliez point, ma bonne, l'eau de Sainte-Reine. »

C'est que la Comtesse vit à Grignan dans une agitation qui ne lui déplaît guère et que la Marquise réprouve d'autant qu'elle compromet largement les finances du couple qui vit fastueusement. Elle est convaincue avec une curieuse assurance que rien n'est bien qui lui soit étranger. Se pourrait-il même que Françoise, loin d'elle, hors de ses soins recouvre la santé et, de ce seul fait, n'offre plus à son amoureuse mère le seul motif de la retrouver ?

Françoise, malgré ses humeurs, concède à sa mère ce droit à l'autorité qu'elle réclame. Comment expliquer sans cela que les médecins qui veillent sur elle fassent part de leurs avis à la Marquise ? « J'ai reçu une lettre de votre médecin, la mieux écrite, la plus capable, qui marque le mieux son bon esprit et la connaissance qu'il a de votre mal qu'il est possible d'imaginer [...]. Monsieur de La Rouvière me prie de me fier en lui du soin de votre santé et qu'il m'en rendra bon compte » (8 mars). Lettre que l'on montrera à Fagon afin qu'il donne un avis que la Marquise s'empressera d'imposer. C'est une méthode qu'elle apprécie puisque quelques jours plus tard, le 29 mars, elle récidive : « Je voudrais bien parler à monsieur de La Rouvière », mais n'ignorant pas la part d'indécence qui anime sa démarche, elle s'empresse d'ajouter : « Vous n'avez point été fâchée du commerce que j'ai eu avec lui, au contraire vous m'en parlez très aimablement. » Lasse des pressions exercées par sa mère, Françoise avait dû finir par penser que cette relation directe avec son médecin allégerait le poids de ses exigences. Était-ce bien sûr ? « La Rouvière n'est point content de vous [...]. Votre médecin prétend que, si vous n'aviez point négligé vos remèdes et votre régime, vous ne seriez pas retombée » (5 avril). L'imagination de la Marquise se nourrit de cette nouvelle source d'informations. Elle l'exprime à Guitaut en ce même jour : « Je passe ma vie à trembler pour ma fille. Elle avait eu un assez long intervalle ; elle avait fait quelques remèdes d'un médecin d'Aix, qu'elle estime fort. Elle les a négligés ; elle est retombée dans ces incommodités qui me paraissent très considérables parce qu'elles sont intérieures. C'est une chaleur, une douleur, un poids dans le côté gauche, qui serait très dangereux s'il était continuel. »

Et pourtant, la Comtesse lui écrit de très longues lettres qui sont peu compatibles avec un état inquiétant, mais aux yeux de la Marquise, cela aggrave son cas. Rien n'apaise cette inquiétude qui la mine et qu'elle ne sait maîtriser. Elle sait en faire pourtant une très belle analyse critique dont un psychiatre apprécierait la confidence. Le 17 avril 1680, Marie nous en livre les clés : « Il faut que je vous avoue ma faiblesse, ma chère enfant. Il y a quatre jours que je suis dans une inquiétude plus insupportable qu'elle a paru à tout le monde, car on se moquait de ma crainte et l'on me disait que pour avoir été un ordinaire [dimanche et lundi], sans recevoir de lettres, ce n'était pas une raison pour être en peine et que mille petites choses pouvaient causer ce dérangement. J'entrais dans leurs raisons, j'étais fort aise qu'on se moquât de moi, mais intérieurement j'étais troublée, et il y avait des heures où mon chagrin était noir, quoique ma raison tâchât toujours de l'éclaircir. Je vous avais laissée sur le bord de la Durance, c'est-à-dire à la veille de la passer. Comme je hais cette rivière, il me semble qu'elle me hait aussi. La dernière fois que je l'ai vue, elle était hors de son lit comme une Furie déchaînée. Cette idée m'avait frappée. Je sais que les naufrages ne sont pas fréquents, mais enfin j'avoue ma folie, et j'ai été dans une inquiétude que je vous permets de nommer ridicule, pourvu que vous compreniez la très sensible joie que je viens de ressentir en recevant vos deux paquets [de lettres] à la fois. »

Que ce soit la Durance dont elle a vu la furie ou la maigreur de Françoise dont elle ignore les raisons, Marie brode sur son angoisse les scénarios les plus inquiétants et cherche dans l'action les moyens d'en détourner les conséquences. Mais la distance se traduit par des recommandations, des reproches, des prescriptions, des alarmes qui l'apaisent davantage qu'elles n'ont d'effet sur sa fille. Il en sera ainsi, pendant tout l'été de l'année 1680, alors même que la Marquise devra se rendre aux Rochers, sur la sollicitation de Charles, son fils. D'autres soucis l'attendent qui lui feront prendre quelques distances avec la santé de Françoise.

Françoise et sa fidèle Montgobert ont-elles compris qu'il fallait à tout prix rassurer Marie ? Dans une lettre à Guitaut adressée depuis Nantes, le 18 mai, elle précise : « Elle [ma fille] me mande qu'elle est mieux, qu'elle n'a point de mal à la poitrine. Ce qui me persuade, c'est que Montgobert me mande les mêmes choses. Elle est sincère et je m'y fie [...]. Elle a quelques rougeurs au visage ; c'est cet air terrible de Grignan. Je ne vois rien de clair de son retour ; je fais ajuster son appartement dans notre Carnavalet, et nous verrons ce que la Providence a ordonné, car j'ai toujours, toujours cette Providence dans la tête ; c'est ce qui fixe mes pensées et me donne le repos, autant que la sensibilité de mon cœur le peut permettre, car on ne dispose pas toujours à son gré de cette partie. Mais au moins je n'ai pas à gouverner en même temps et mes sentiments et mes pensées. » Début de sagesse ? Résignation ? Remède à cette permanente angoisse, celle qui épuise en vains raisonnements, en impossible repos ? Les lettres ne comportent désormais que peu de lignes consacrées à la santé, entre deux phrases : « Ma bonne vous me parlez bien en courant de votre santé. Ce feu secret n'est-il point revenu ? Et vos inquiétudes aux jambes ? Et comment dormez-vous ? Et comment mangez-vous ? Mon Dieu que je suis peu instruite de la chose du monde dont je me soucie le plus ! » Formules de politesse davantage que questions. Certes, la « pauvre machine est tout ébranlée » lorsque le courrier n'arrive pas, mais on se moque de soi. On se persuade peu à peu, devant la chronicité d'une situation qui n'a jusqu'à présent entraîné aucune complication sérieuse, que le mal dont on a tant parlé n'est pas aussi grave que l'on a pensé. On en fait l'aveu au cousin qui s'en réjouit (4 septembre 1680).

La Rouvière continue pourtant à faire ses rapports : « La Rouvière m'écrit que c'est de son ordonnance que vous prenez des demi-bains. Qu'est-ce que veut dire demi ? Aurait-il pensé d'une façon, et auriez-vous fait de l'autre ? » Fameux demi-bains, qui ne tolèrent le niveau de l'eau que jusqu'au nombril, auxquels était opposé Fagon. « Répondez-moi là-dessus, ma chère bonne ! » Question lancée négligemment, car cette lettre du 11 septembre nous fait savoir que Françoise annonce son retour à Paris pour l'hiver. La Providence offre enfin à Marie le grand cadeau qu'elle espérait. C'est que ce retour se situe dans un contexte bien différent des précédents. Vendôme, le gouverneur de Provence dont le Comte assurait temporairement les charges, va présider pour la première fois l'assemblée des communautés. On peut en espérer un allége-ment considérable de ses devoirs et il pourra ainsi se rappro-cher de la Cour. Marie est en droit d'espérer que la présence de sa fille à l'hôtel Carnavalet sera, sinon définitive, de longue durée. Elle sera de huit années. Les séparations ne seront désormais plus décidées par Françoise, mais par la Marquise elle-même lorsqu'elle devra se rendre pour ses affaires aux Rochers ou pour sa santé aux eaux de Bourbon. Tout sera changé.

Roger Duchêne, biographe méticuleux de la Marquise, analyse avec une grande précision ce qui a conduit à la modi-fication des rapports entre la mère et la fille. Il a d'ailleurs regroupé ses arguments sous un chapitre intitulé « La modification[4] ». Il en situe l'origine pendant ce dernier séjour de Marie aux Rochers, séjour morne en compagnie du seul abbé, voué à une méditation qui s'oriente autour de son âge, du temps qui passe, et de ses relations avec ses enfants, avec Dieu, et la Providence. Au cours des préparatifs à Carnavalet, elle a compris qu'il fallait concevoir pour les Grignan un espace de liberté sans lequel on retrouverait facilement les conflits domestiques d'antan. Aussi ce long séjour qui réunira Marie à sa fille se déroulera-t-il dans une ambiance favorable et de bonne entente. Leurs heurts passés ont donné lieu à de longues explications épistolaires qui ont eu l'avantage de faire la preuve du solide amour qui les lie, mais aussi de compren-dre que chacune d'elles avait sa manière de l'exprimer. Il a été difficile à la Marquise d'accepter l'apparente froideur de Françoise et à celle-ci de supporter l'exubérante démonstration d'amour de sa mère. Marie reconnaît désormais à sa fille une véritable personnalité. Ses 34 ans l'imposent comme la maîtresse d'une importante maison et les vingt années qui les séparent n'ont plus le même sens que vingt ans plus tôt. L'autorité que la mère y puisait naturellement a disparu.

Les soucis de santé sont moins aigus qu'autrefois. Ils préoccupent toujours la Marquise, mais ils ne seront plus cause de harcèlement. Peut-on imaginer toutefois que la Marquise soit guérie de cette hypocondrie par procuration qui lui faisait prêter à sa fille tous les maux que son imagination lui permettait de créer ? Il est vrai que les premières impressions qu'elle tire de l'observation de sa fille, la rassurent. Le 2 janvier 1681, elle écrit à Bussy-Rabutin : « Je l'ai trouvée mieux que quand elle partit [Françoise], et cet air de Provence qui la devait dévorer ne l'a point dévorée. » Confession qui vaut son poids d'or, si l'on se rappelle les méfaits qu'elle prêtait à ce maudit air du Midi. Il en sera de même un an plus tard (26 novembre 1681), quand Marie confiera à Moulceau : « Nous ne revînmes qu'hier de Livry. La beauté du temps, et la santé de ma fille qui s'y est quasi rétablie, nous y faisant demeurer par reconnaissance. » Affirmation heureuse que contredit un : « Ma fille ne se porte point bien », dans une confidence à Guitaut (23 janvier 1682). Nous n'avons pas de précisions sur l'origine de cette affirmation. Cela a-t-il un rapport avec la maladie que cite la Marquise dans une lettre à son cousin un an plus tard (23 décembre 1683) ? « Ma fille a été bien malade ; elle est guérie, et moi avec elle, car nous sentons vous et moi tous les maux de nos filles. »

Le 12 septembre 1684, Marie prend la route des Rochers où elle va rejoindre son fils. Ce dernier s'est marié le 8 février avec Jeanne-Marguerite de Mauron et, depuis lors, ce voyage en Bretagne s'impose. Il semble que l'intention de la Marquise ait été de rejoindre le jeune couple dès le mois de mars. Le 1er mars, si elle écrit à Moulceau qu'elle ne sait « si sa fille ira en Provence ou si un procès qu'elle a la retiendra à Paris », c'est qu'elle voudrait concilier son départ avec celui de Françoise, faisant de leur séparation une obligation partagée. Le 6 juin, elle est toujours à Paris et précise au même Moulceau qu'elle « s'amuse à regarder le dénouement de plusieurs affaires qui décident du départ de ma fille. Si elle s'en va, je la suivrai de près, c'est-à-dire en prenant une route toute contraire. Si elle ne s'en va point, je ferai la belle action de la quitter parce que mille raisons me forcent d'aller en Bretagne. »

La Comtesse ne quittera pas Paris et Marie endossera pour la première fois la douloureuse responsabilité de rompre l'état de bonheur qu'elle place au-dessus de tout, celui qui la fait vivre auprès de sa fille à l'hôtel Carnavalet. Cette rupture va durer une année. Cela nous permet de retrouver leur correspondance. Toute à ses devoirs de mère auprès d'un fils et de belle-mère curieuse de sa jeune bru, Jeanne-Marguerite, Marie n'oubliera pas pour autant l'inquiétude qui s'attache à la santé de Françoise, comme à chacune de leurs séparations ? À vrai dire, elle est partie rassurée. Dès Étampes, le surlendemain de son départ, elle lui écrit : « C'est une grande consolation pour moi que de songer à ces bonnes petites joues que je vous ai laissées ; conservez-les-moi. » Même si cette affirmation est précédée d'un : « Je vous recommande votre santé », il apparaît clairement qu'on est loin de l'angoisse que trahissaient le style et les mots d'autrefois. L'ambiance qu'elle retrouve aux Rochers est triste ; on y attend avec impatience les lettres de Françoise. Celles-ci font la joie de Marie, car leur ton est désormais en accord avec ce qu'elle en attend ! « Vous songez à tout, vous êtes adorable », lui lance-t-elle (27 septembre). « Vous parlez de mes lettres, je voudrais que vous vissiez les traits qui sont dans les vôtres, et tout ce que vous dites en une ligne ; vous perdez beaucoup à ne pas les lire. » Un mot suffit pourtant pour raviver l'inquiétude (8 octobre) : « Ah ! ma chère enfant, vous avez été malade ! C'est un mal fort sensible que d'avoir une amygdale enflée ; cela s'appellerait une esquinancie, si on voulait. Vous donnez à tout cela un air de plaisanterie, de peur de m'effrayer, mais la furie de votre sang, qui vous a fait si souvent du ravage, m'empêche de rire quand il se jette ainsi dans votre gorge. » Marie en veut trouver les raisons dans le voyage récent de Françoise à Gif, dans des analogies avec un déplacement autrefois à Lambesc, le rôle des brouillards, de l'air des vallons, la fatigue, les soucis, l'insomnie, qui l'ont mise en l'état d'être saignée deux fois en deux jours. Une recommandation : ne pas s'épuiser en écriture. Elle réitère à son gendre : « Je vous conjure de l'empêcher d'écrire encore plusieurs jours et de la soulager de ce qu'elle voudra me faire savoir en me l'écrivant vous-même dans sa lettre. »

Marie reprend vite son rôle et les errements d'autrefois et sa vindicte contre l'écriture qu'elle juge toujours aussi préjudiciable à sa chère malade. On revient aux recommandations des capucins, on s'étonne d'une troisième saignée. « Vous avez été bien mal menée, ma pauvre bonne, de toutes les façons. » Elle s'inquiète de Séron qui l'a saignée trois fois, médecin de Louvois qu'elle ne connaît pas et qui s'est occupé de madame de Chaulnes, fort mal en point. Le reproche refait surface : « Vous m'avez fait passer votre mal de gorge pour une chose sans péril, et vos saignées faites après coup fort mal à propos. Enfin, ma bonne, quoi qu'il en soit, consolez-vous, et guérissez-vous avec votre bonne pervenche, bien verte, bien amère, mais bien spécifique à vos maux et dont vous avez senti de grands effets ; rafraîchissez cette poitrine enflammée [...]. Pour votre côté, j'ai envie de vous envoyer ce que j'ai de baume tranquille par notre abbé Charrier » (5 novembre). Marie ne peut se priver du rôle que lui redonne la moindre inquiétude, rôle dominé par la nature de l'angoisse qui l'habite et la distance de l'objet qui l'entretient, rôle auquel elle accorde un impudent pouvoir et qui la conduit à interpréter les symptômes rapportés et à leur opposer sa propre thérapeutique. Elle reprend les grands travers d'autrefois. Elle ranime sans raison ce point de côté, cette poitrine enflammée ; elle n'hésite pas à préférer les remèdes des capucins aux recommandations des médecins.

On s'étonne que cette femme à l'esprit si critique, si pertinente dans ses jugements en abandonne toutes les faveurs dès qu'il s'agit de la santé. Il faut croire qu'elle a eu une inclination bien particulière pour la médecine et les maladies, une sorte de vocation, pour qu'elle cultive tout au long de sa vie cette aptitude à intervenir et à donner son avis chaque fois que l'un des siens ou, nous le verrons, l'un de ses amis, sera malade. Nous avons largement critiqué précédemment l'insuffisance des hommes de l'art et rapporté ce qu'elle suggérait de lazzis dans les écrits de leurs contemporains. Toutefois, si l'on exclut la satire, ce qu'ils en expriment traduit les tristes conséquences de leur impuissance, plutôt que leur volonté de se substituer aux médecins dans leur diagnostic et leur thérapeutique. L'originalité de la Marquise réside dans le fait qu'elle s'engage, sans apparente retenue, dans la définition de l'un et la qualité de l'autre. Nous en avons eu la preuve cent fois et nous la retrouvons ici. Il faut dire que Marie vit en permanence sur un qui-vive qu'elle ne nie pas et qui explique bien des comportements.

En cette même lettre où elle prodigue tant de recommandations, ne sommes-nous pas intrigués par cet aveu : « Il me prit hier une folie de craindre le feu à l'hôtel de Carnavalet : c'est peut-être une inspiration. Ma bonne, redoublez vos ordres : qu'on n'aille point à la cave aux fagots, comme on y va toujours, avec une chandelle sans lanterne, et qu'on prenne garde en haut au voisinage du grenier au foin. » Est-il preuve plus tangible d'une angoisse se nourrissant d'une imagination trop fertile ? Certes, nous comprenons que Marie, ayant vécu l'incendie de l'hôtel qui joignait le sien, ait en mémoire les terribles conséquences de celui-ci, mais on pourrait croire que les inquiétudes que lui crée l'état de Françoise écartent toutes les autres. Il n'en est rien au contraire. Elle évoque l'inspiration dans l'émergence d'une telle supposition. N'en tire-t-elle pas une fois encore, par l'écriture et la confidence qu'elle en fait, un bénéfice de conjuration, ce que je croirais un recours assez fréquent de sa nature ?

Et pourtant, très rapidement on ne parle plus qu'au passé de la dernière maladie de Françoise. Dès le 15 novembre. Fallait-il tant s'en inquiéter ? D'autant plus qu'il n'est question désormais que de l'entretien qu'a eu Françoise avec le Roi et dont il apparaît qu'il eut des conclusions favorables pour les Grignan. De même cette « colique sans colique », qui intrigue en décembre, valait-elle qu'on s'en inquiétât ? D'autant que Marie souffre alors elle-même de son ulcère variqueux, dont elle fait espérer à Françoise qu'il sera guéri rapidement. On sait ce qu'il en fut réellement. C'est à Françoise qu'il appartient désormais de s'inquiéter. Renversement des rôles. « Vous me voyez dans un état affreux, et cela vous trouble, et vous fait sentir un mal que je n'ai pas », lui écrit Marie (11 avril 1685). Il en sera ainsi jusqu'à son retour à Paris, temps pendant lequel l'inquiétude a changé de camp et où les lettres de la Marquise ne portent que des nouvelles tronquées. Son état va rester préoccupant mais, avec l'arrêt de la correspondance lorsqu'elle retrouve sa fille à Paris, il nous échappera en partie.

Les retrouvailles se déroulent dans un climat apaisé, dépourvu des froissements d'autrefois. La cohabitation semble désormais aisée en ce grand hôtel où chacun a trouvé sa place. « Elle [ma fille] est toujours la belle Madelonne », écrit Marie à Bussy-Rabutin le 14 mai 1686. Il n'est plus jamais question de langueur, de maigreur ou de contrariétés dans la correspondance qu'elle poursuit avec son cousin lorsqu'elle parle de Françoise, mais seulement des problèmes d'argent qui assaillent le Comte ou du destin de ses petits-enfants. Il en sera ainsi jusqu'à la séparation qu'une nouvelle cure impose à Bourbon, dont nous avons déjà suivi le déroulement. Dans ses lettres, Marie y exprime avec ostentation sa volonté de faire croire qu'elle se trouve en un « véritable état de perfection » sous l'influence des eaux et du crocus, cet autre « bon pain » de Delorme. À son retour un mois plus tard, elle reprend la vie commune avec Françoise à l'hôtel Carnavalet.

Il semble que le seul « dragon » qui ait pu hanter son esprit autant que celui de Françoise ait alors été un procès relatif à l'héritage d'une terre en Provence, jusqu'à ce qu'il fût gagné. La Marquise l'annonce à son cousin : « Je vous dois dire aussi que ma fille a gagné son procès tout d'une voix avec tous les dépens. Cela est remarquable. Voilà un grand fardeau hors de dessus les épaules de toute cette famille ; c'était un dragon qui les persécutait depuis dix ans. Mais à celui qui est détruit il en succède un autre ; c'est la pensée de se séparer. N'est-ce pas là ce que je disais de la manière de la Providence ? Il faudra donc nous dire adieu, ma fille et moi, l'une pour Provence, l'autre pour Bretagne ; c'est ainsi vraisemblablement que la Providence va disposer de nous. » Faut-il que Marie ait évolué pour qu'elle remette à la Providence la décision de la séparer de sa fille sans vouloir s'y opposer avec les arguments dont elle usait si grossièrement autrefois ? Elle s'y conformera avec résignation. Françoise regagne la Provence à l'automne 1688. Quelques semaines avant qu'elle ne la quitte, Marie confie à son cousin qu'elle en est bien triste : « Notre chère comtesse de Provence que vous aimez tant, s'en va dans huit jours. Cette séparation m'arrache l'âme et fait que je m'en vais en Bretagne ; j'y ai beaucoup d'affaires, mais je sens qu'il y a un petit brin de dépit amoureux. Je ne veux plus de Paris sans elle. Je suis en colère contre le monde entier ; je m'en vais me jeter dans un désert. » Marie est devenue misanthrope par tristesse.

Elle ne s'en inquiétera pas moins comme à l'habitude du Rhône, de la Durance, et elle retrouvera rapidement les frasques de son imagination. Dès le 18 octobre : « J'admire que votre santé se puisse conserver au milieu de vos inquiétudes ; il y a du miracle. Tâchez ma chère bonne, de le continuer ; ne vous échauffez point à l'excès par de cruelles nuits, par ne point manger, mais est-on maîtresse de son imagination ? Je suis affligée que vous soyez amaigrie ; je crains l'air de Grignan ; j'aime tout en vous, et même votre beauté, qui n'est que le moindre de mes attachements […]. Si l'air et le bruit de Grignan vous incommodent, allez à la Garde ; je ne changerai point¹ d'avis. » Deux jours plus tard, elle s'inquiète encore, peut-être pour une fois à juste titre, « des dragons » de sa fille, de « ses cruelles nuits », liées à l'attente d'une mère qui n'a guère de nouvelles de son fils Louis-Provence, si jeune encore et déjà aux armées. « Vous êtes loin des nouvelles ; vous donnez trop d'espace à votre imagination. » Marie sait de quoi elle parle ! Elle craint cependant que cette légitime inquiétude ne replonge Françoise dans une situation de langueur et de tristesse préjudiciable à sa santé. Aussi faut-il sans cesse la rassurer : « Il n'y a rien, ma fille, de si aisé à comprendre que tous vos sentiments. Et pensez-vous que nous ne les ayons pas ? Mais nous avons un bonheur qu'il n'a pas tenu à nous que vous n'eussiez aussi ; c'est que nous avons des nouvelles à tout moment, et vous languissez huit jours quand nous respirons. »

C'est que Marie se trouve chargée du rôle d'intermédiaire entre Louis-Provence et sa mère, une mère qui ne serait pas si loin des nouvelles si elle était restée à Paris au lieu d'aller en Provence. Marie ne manque pas l'occasion de le rappeler. Une mère dont il est légitime aussi de comprendre l'inquiétude lorsqu'elle apprend que son fils a été blessé. Il a en effet reçu un éclat de bombe dans la hanche. Même s'il en guérit rapidement, Françoise aura passé de bien mauvaises nuits avant d'être rassurée. Le 13 décembre 1688, Marie écrit à sa fille : « Je reviens à ce petit marquis [Louis-Provence]. Ne croyez-vous pas que nous avons été insensibles à la douleur de voir revenir cet enfant sans vous retrouver au même endroit où il vous avait quittée ; je ne vous ai point dit ce que je sentais et ce que je savais bien que vous souffriez ; je n'ai point appuyé là-dessus, et j'ai bien fait. Si vous aviez vu la violente contorsion de son épée, et le morceau de bombe qui l'a retourné sur sa hanche, vous diriez bien qu'il est heureux, et que Dieu le conserve visiblement par un coup si mesuré ; vous adoreriez cette main toute-puissante qui l'a conduit si à propos pour vous et pour nous tous, car nous aimons parfaitement ce petit capitaine. » Un petit capitaine qui n'écrit pas souvent à sa mère et dont Marie supplée la grande paresse ou l'indifférence. Elle assure par les nouvelles qu'elle distille à sa fille, souvent séparée du comte de Grignan, une bienfaisante psychothérapie. Ce qui n'empêche pas Françoise de renouer avec les céphalées, ce qu'elle confie sans doute à sa mère qui prend en charge sans tarder ce nouveau problème. Le 4 avril 1689, elle a forgé son opinion : « Vous êtes malade, ma chère enfant. Vous dites quelquefois que votre estomac vous parle, ma chère bonne ; vous voyez que votre tête vous parle aussi. On ne peut pas dire plus nettement que vous la cassez, que vous la mettez en pièces, que de dire qu'elle vous fait une grande douleur quand vous voulez lire et surtout écrire, et qu'elle vous laisse en repos dès que vous l'y laissez et que vous quittez ces exercices violents, car ils le sont. » Elle en parle à ses amies qui n'hésitent guère à donner leur avis : « Je vous avertis, ma chère enfant, de la part de madame de La Fayette et de toute la nombreuse troupe des vaporeux, que les vapeurs d'épuisement sont les plus dangereuses et les plus difficiles à guérir. Après cela, épuisez-vous, jouez-vous à n'oser plus baisser la tête sans douleur, forcez-vous, malgré elle, à écrire et à lire et vous trouverez que vous n'êtes plus bonne à rien, car on devient une femme de verre. J'attribue ce mal à l'excès de vos écritures ; retranchez-les donc si vous nous aimez, et quand vous aurez envie de causer, mettez-vous sur votre lit de repos et faites écrire Pauline [...]. Elle apprendra à penser et à tourner ses pensées ; vous vous conserverez, et nous causerons ainsi avec vous, sans qu'il vous en coûte rien. Je voudrais que vous eussiez été saignée. Quel inconvénient y trouviez-vous ? Cela vous eût débouché les veines, cela eût donné du jeu et de l'espace à votre sang, mais vous ne voulez pas. Cette chère pervenche pouvait faire merveille dans cet état. Je suis ravie que vous l'ayez trouvée à votre point ; on dirait qu'elle est faite pour vous. Quand vous redevîntes si belle, on disait : "Mais sur quelle herbe a-t-elle marché ?" Je répondais : "Sur de la pervenche." »

Marie subodore que ces céphalées, ces vapeurs, ces maux d'estomac ne traduisent chez sa fille que le retour de l'état de langueur qu'elle lui a connu dans le passé et qui fleure quelque peu la mélancolie. N'écrit-elle pas le 11 avril, quelques jours plus tard, alors que Françoise a quitté Aix pour revenir seule à Grignan : « Il me semble que cette envie d'être seule n'est, à la bien prendre, que l'envie d'être fidèle au goût que vous avez pour les désespoirs et pour la tristesse. Vous auriez peur qu'une distraction ne prît quelque chose sur les craintes que vous voulez avoir pour votre cher enfant, dès qu'il sera dans le moindre péril. Je ne pense peut-être que trop vrai, mais ce serait être bien cruelle à vous-même de ne pas profiter au moins du temps que notre petit homme est au repos pour y être aussi de votre côté, au lieu d'anticiper, comme il paraît que vous faites. » Remarquable aveu de la prédisposition à anticiper les situations que Marie cultive et qu'elle ne peut s'empêcher de prêter à sa fille, avec peut-être le sentiment que cette maladive prédisposition leur confère, au moins sur ce point, une heureuse similitude de tempérament.

Ni le départ pour la Bretagne, ni la compagnie de madame de Chaulnes n'empêchent Marie de s'inquiéter. Le 22 avril, elle écrit, de Chaulnes, à Françoise qui peut-être s'en défend : « Vous n'avez plus si mal à la tête. Vous ne voulez donc pas qu'on dise *vapeurs*, mais que ferons-nous si vous nous ôtez ce mot ? » Nous connaissons les débats les concernant et ce que l'Académie pensait, dans notre langage actuel, des céphalées dystoniques. De quoi alerter Marie qui ne voit de salut que dans la saignée à laquelle Françoise refuse de se soumettre au moins jusqu'en mai. Le 18, Marie enfin exulte : « Vous voilà donc saignée ; j'en loue Dieu, ma chère enfant et j'avoue que j'en suis soulagée. J'ai envie de savoir si votre tête en a été soulagée. »

Ensuite, jusqu'à l'arrivée de madame de Sévigné à Grignan, qu'elle rejoint directement le 24 octobre 1690, il sera peu question de la santé de Françoise. Les « dragons » sont toujours présents, mais ils tirent leur origine beaucoup plus souvent des graves soucis d'argent qui accablent Françoise que de sa propre santé. Louis-Provence lui-même, moins exposé au combat et même parfois présent en Provence, n'en est plus la source essentielle. Le rhumatisme rebelle du Comte en est aussi sans doute responsable et propose à Marie une nouvelle occasion de s'intéresser à la médecine et d'exprimer comme à son habitude bien des recommandations dont elle ne doute pas qu'elles puissent être utiles à son gendre. Le 1er février 1690 Marie, aux Rochers, « dans un vilain train de neiges, de pluie et de vents terribles » fait le bilan des ennuis financiers du Comte et de la Comtesse : « Ce qui tue, c'est que le temps a beau courir bien vite, et trop vite, vous ne sauriez attraper vos revenus. Bon Dieu, quel horrible mécompte : 90 et 91, et tant que les yeux peuvent aller ! jamais il ne fut une telle dissipation. » Elle ajoute plus loin avec une évidente satisfaction :

« Tout ce que j'admire, c'est que Dieu vous conserve votre santé parmi tant de peines accablantes. » On retrouvera de temps en temps une brève allusion au « sang en colère », aux purges et aux saignées, aux règles et au baume tranquille, mais nulle répétition obsessionnelle des injonctions passées. On leur préfère des rappels à la prudence en matière d'économie : « Il me semble, ma bonne, que vous faites une jolie vie à Grignan. Malgré tant d'orages et de naufrages, je n'y vois que de l'abondance et de la magnificence ; il est agréable de ne laisser pas de raccommoder ainsi ses affaires et de laisser couler le temps. Mais qui paie les cruels comptes de vos avances sur votre trésorerie ? » (26 avril 1690.) Toute au bonheur de retrouver sa fille à Grignan, c'est aux préparatifs du long voyage qu'elle accomplira au travers de la France que s'attache pendant tout l'été la Marquise. Elle en éprouve d'autant plus de joie qu'elle affirme avoir retrouvé une santé florissante ; ses jambes « ne furent jamais ni mieux faites ni plus en état de servir ». Son itinéraire est prêt, qui la conduira des Rochers à Lyon, puis à Moulins avant de descendre le Rhône, pour enfin atteindre Grignan. Elle ignore que désormais elle ne quittera pratiquement plus sa fille jusqu'à sa mort. Celle-ci l'accompagnera à Paris en 1691, en compagnie de son mari. Une ultime séparation interviendra en mars 1694 lorsque Françoise regagnera Grignan, mais elle n'y précédera sa mère que de deux mois.

C'est en 1695 que Françoise tombe assez gravement malade ; sa mère sera à son chevet et ne laisse, à son habitude, de s'en inquiéter. Elle en fait part à Charles, son fils (20 septembre 1695) : « Pour la santé de votre pauvre sœur, elle n'est point du tout bonne. Ce n'est plus de sa perte de sang ; elle est passée. Mais elle ne s'en remet point. Elle est toujours changée à n'être plus reconnaissable, parce que son estomac ne se rétablit point et qu'elle ne profite d'aucune nourriture, et cela vient du mauvais état de son foie, dont vous savez qu'il y a longtemps qu'elle se plaint. Ce mal est si capital que, pour moi, j'en suis dans une véritable peine. On pourrait faire quelques remèdes à ce foie, mais ils sont contraires à la perte de sang, qu'on craint toujours qui ne revienne et qui a causé le mauvais effet de cette partie affligée. Ainsi ces deux maux, dont les remèdes sont contraires font un état qui fait beaucoup de pitié. On espère que le temps rétablira le désordre. »

Françoise a 50 ans et des métrorragies de la ménopause troublent son état. Leur abondance traduit peut-être l'existence d'un fibrome utérin consécutif aux grossesses qui se sont succédé. Ces hémorragies abondantes entraînent vraisemblablement une anémie qui peut expliquer le changement d'un aspect « qui n'est plus reconnaissable ». Elles ne sont peut-être pas seules responsables quand on connaît le retentissement des événements sur le moral de la Comtesse, cette prédisposition à la langueur qui impressionna tant sa mère dans un passé encore récent ; d'autant qu'à cette époque Françoise n'est pas épargnée par les soucis ! Ils sont consécutifs au mariage de Louis-Provence. Non seulement il s'accompagne de frictions financières, mais aussi du sentiment d'une mésalliance. De quoi ébranler la fragile Françoise, même si tout s'arrangea. La Marquise est toutefois inquiète de cet état qu'elle vit au jour le jour ; comment imaginer qu'elle ne le soit pas ? Elle confie ses soucis aux Coulanges. Madame de Coulanges s'empresse de comparer ses maux d'estomac à ceux de Françoise et recommande les « gouttes de Carette », l'absinthe d'Helvétius, et les eaux de Forges. À la manière du temps où chacun court au secours de l'autre avec ses propres recettes. Madame de Chaulnes elle-même, tenue au courant, déconseille les remèdes de monsieur Alliot « car feu madame de Colbert s'en est fort mal trouvée ». À Coulanges, Marie dépeint son angoisse (le 15 octobre) : « Il y a trois mois qu'elle [Françoise] est accablée d'une sorte de maladie qu'on dit qui n'est point dangereuse et que je trouve la plus triste et la plus effrayante de toutes celles que l'on peut avoir. Je vous avoue, mon cher cousin, que je m'en meurs et que je ne suis plus la maîtresse de soutenir toutes les mauvaises nuits qu'elle me fait passer. Enfin son état a été si violent qu'il en a fallu venir à une saignée du bras, étrange remède qui fait répandre du sang quand il n'y en a déjà que de trop de répandu ! C'est brûler la bougie par les deux bouts. » La Marquise ne perd ni son bon sens ni son humour, ce qui atténue peut-être la dramatisation de la situation qu'elle décrit à ses amis, les Coulanges, les Chaulnes, la maréchale de Boufflers, qui ne cessent d'intervenir et de recommander telle ou telle médication. Madame de Coulanges va jusqu'à confier la prose de sa cousine à Helvétius, afin qu'il y « pense à loisir, avant de formuler son avis ». « Notre oracle Helvétius a sauvé la vie à la pauvre Tourte (mademoiselle de Montgeron) ; il a un remède sûr pour arrêter le sang, de quelque côté qu'il vienne. » Il s'agit de l'ipécacuana, qui a des vertus antihémorragiques. Surtout on vante le changement d'air, cet air dont la Marquise craignait jadis les « subtilités » pour sa fille. On s'informe si Françoise a bénéficié de l'effet du bouillon d'écrevisses. On respire en cœur quand le comte de Grignan prétend que son épouse va mieux. Ce n'est qu'une éclaircie dans un état qui reste précaire. Elle n'a pu assister le 29 novembre à la cérémonie de mariage de sa fille à l'ami et voisin de la famille, Louis de Simiane, union qui pourtant lui est chère. Le 6 février 1696, Coulanges, alerté par sa cousine, s'alarme : « Les bruits qui nous viennent de la continuation de la mauvaise santé de madame de Grignan m'affligent à tel point et pour vous et pour elle. » Sans doute des troubles digestifs, car quelques jours auparavant la Marquise a demandé à Moulceau, qui habite Montpellier, de joindre monsieur Barbeyrac, médecin de bonne réputation, afin « qu'il augmente son application ordinaire pour nous donner son avis, que nous estimons beaucoup, [et] de nous l'envoyer le plus promptement qu'il sera possible ». Elle le remerciera de sa diligence : « Votre ordonnance de monsieur Barbeyrac et votre lettre ont eu des ailes, comme vous le souhaitez, et il semble que cette petite fièvre, qui paraissait si lente, en ait eu aussi pour fuir aux approches seulement du nom de Barbeyrac [...]. Nous sommes trop heureuses de n'avoir plus qu'à prendre patience, et de la rhubarbe, dont elle se trouve tout à fait bien. » Le mal est somme toute rapidement réductible et comporte sans doute autant de souffrance morale que de trouble organique, la rhubarbe n'ayant guère gardé la réputation d'un remède franchement efficace, même si l'on prétend qu'elle apaisait les manifestations de la dysenterie. Situation qui prend cependant dans leur tête-à-tête, leur solitude, une ampleur telle qu'elle les prive du projet de se rendre à Paris en mars, comme Helvétius l'a recommandé. Elles y renoncent devant la faiblesse de Françoise.

Le destin a choisi d'épargner à Marie la suite des événements. Le 6 avril, la fièvre s'empare d'elle, et elle ne la quittera plus jusqu'à sa mort le 18 du même mois. Rien de pire pour Françoise en l'état où elle est. Lui cacha-t-on la mort de sa mère pour l'épargner ? C'est ce qu'affirme Dangeau, qui pense qu'on a caché la terrible nouvelle à Françoise dans la crainte où l'on était qu'elle eût un effet désastreux sur son état. Les Coulanges aussi le redoutent puisqu'ils témoignent de leur immense peine en écrivant à Pauline de Simiane plutôt qu'à Françoise. Ce n'est que quelques jours plus tard, le 18 avril, que Françoise exprime sa douleur en une lettre à Moulceau : « Je suis très persuadée, Monsieur, que vous ne sauriez avoir appris le malheur épouvantable qui m'est arrivé sans répandre des larmes ; la bonté de votre cœur en répond [...]. Il faut une force plus qu'humaine pour soutenir une si cruelle séparation et tant de privation. J'étais bien loin d'y être préparée : la parfaite santé dont je la voyais jouir, un an de maladie qui m'a mise cent fois en péril m'avaient ôté l'idée que l'ordre de la nature pût avoir lieu à mon égard. Je me flattais, je me flattais de ne jamais souffrir un si grand mal ; je le souffre, et le sens dans toute sa rigueur. »

Malgré sa peine, la santé de la Comtesse se rétablit. Pauline en fait part à Coulanges. Le comte d'Estrées, de passage à Grignan, écrit à Pontchartrain que, « très abattue par la douleur et par une aussi longue maladie que la sienne », Françoise n'est pas aussi changée que l'on lui avait dit. Madame de Grignan, dans la vraie douleur de la perte de sa mère, éprouve aussi le sentiment de n'être plus l'objet de sa constante sollicitude, celle qui amplifiait à souhait le moindre de ses malaises, et qui mettait le doigt à l'excès sur leurs conséquences et tout spécialement sur celles qu'elles avaient sur Marie, toujours malade « au pluriel ». L'équation permanente de leurs relations ne s'était détendue qu'au gré de leurs séparations, lesquelles soulageaient Françoise, mais ravivaient chez Marie la névrose d'angoisse. Françoise est enfin seule face à ses propres maux, sans qu'on les lui traduise, sans que l'on s'acharne à les vouloir traiter. Un silence soudain, une certaine paix dont elle va, à son insu, profiter. Elle va retrouver Paris, ses enfants, la Cour, auprès de Monsieur et Madame, dans l'intérêt de son gendre Simiane, qui sera bientôt gentilhomme du duc d'Orléans.

Elle y restera trois ans, participera aux festivités, assistera au défilé de Louis-Provence à la tête de deux de ses escadrons au célèbre camp de Compiègne, bénéficiera même, grâce suprême, d'un logement à Marly. Elle passera ensuite les six dernières années de sa vie à Grignan et en Provence, où elle a décidé de terminer ses jours. En 1697, elle n'a pas renouvelé le bail de location de l'hôtel Carnavalet qu'elle ne désire pas, ou ne peut, conserver. Des soucis financiers troubleront sans cesse sa retraite, mais moins sans doute que les dangers que court Louis-Provence dans les armées du Roi. Non sans raison, mais pas comme elle l'imaginait, celui-ci sort toutefois sain et sauf de la terrible bataille d'Hochstaedt en septembre 1704. On s'en réjouit, d'autant que sa conduite lui promet une belle promotion. Et pourtant, le destin en décide autrement qui le fait mourir de la petite vérole le 10 octobre, ravageuse maladie qui compte à son actif plus de morts que les grandes épidémies de peste. Françoise ne lui survivra que neuf mois. Elle mourra le 13 août 1705, de la même petite vérole. « Il me semble que les plaisirs, les divertissements et les compagnies sont devenus pour moi, une continuelle représentation du tombeau, que je regarde comme le terme de toutes les consolations et de toutes les grandeurs humaines », confessera-t-elle, témoignent encore d'une pensée qui ne cessa d'inquiéter sa possessive mère.

Charles

Le contraste est fort entre l'intérêt que porte la marquise de Sévigné à sa fille et celui qu'elle accorde à Charles, son cadet. Aucun point commun entre la nature des rapports qu'elle voudra entretenir avec Françoise et ceux qui la lieront à son fils. Dans cette différence de nature entrent souvent des raisons communes aux mères soucieuses d'établir une relation d'intimité avec leur fille face à des problèmes dont elles ont le partage, familiaux, conjugaux, maternels, alors que le fils tend généralement à s'en protéger. Mais dans le cas précis de la Marquise, on ne peut douter que les rapports avec sa fille aient pris l'apparence d'un couple dont elle aurait voulu gérer sans contrainte le destin. Il est vrai que l'on trouve, à l'inverse, des mères possessives à l'égard d'un fils dont elles dirigent l'avenir, à leur manière et souvent à leurs dépens.

Dans le cas précis de madame de Sévigné, il est possible de déceler dans sa nature, bien avant même qu'elle ait en charge le destin de ses enfants, alors que ceux-ci sont encore liés au sein de leurs nourrices, les motifs qui animent sa propre vie et qui conditionneront ses rapports avec Françoise et avec Charles. Ils n'ont rien à voir avec tous ceux que partagent la plupart des femmes et qui les soumettent très précocement aux devoirs conjugaux dans l'enchaînement fatal d'une vie familiale subordonnée et morne, totalement convenue. Marie, orpheline précoce, intelligente, instruite, dégagera très rapidement de son expérience une analyse très réaliste de l'existence. Quelque peu libertine, au sens où on l'entend alors, par la distance que l'on prend avec la religion, les conduites et les pensées convenues, et le goût que l'on a des placets, des jeux de l'esprit, des relations, des timides audaces du marivaudage, Marie, très introduite dans le monde des penseurs du temps, prend la mesure des choses dans la perspective de protéger égoïstement sa personne au milieu des concessions qu'il faut accorder à la vie sociale, au mariage, à la maternité. Elle n'est pas loin parfois de partager les sentiments cyniques de son cousin Bussy-Rabutin. Les premières années de sa vie traduiront ce souci essentiel de ne pas sombrer dans les errements de la majorité des femmes et de concilier ses besoins avec ses devoirs. N'être enceinte que deux fois en sept années de mariage ne traduit pas chez elle un défaut de fertilité, mais la sage précaution d'une épouse qui redoutait avant tout la répétition des grossesses, et avec elles, l'altération du charme des femmes et surtout le risque de mourir. Toutes ces raisons aboliront chez elle tout autre sentiment, fût-il la jalousie qu'eût dû normalement entretenir à souhait un mari volage dont elle favorisait peut-être, pour sa propre protection, les fredaines. De cette originalité de pensée et d'attitude, toute sa vie, témoigneront les commentaires passionnants de ses lettres. Devenue veuve, elle se souciera toutefois d'assurer équitablement, avec l'aide de l'abbé de Coulanges, le « bon abbé », l'avenir de ses enfants, avenir qu'elle soude au sien, lorsque devenus adultes il lui appartient d'assurer leurs conditions d'existence, au travers de l'armée pour Charles et par le mariage de Françoise.

Les rapports de Marie avec ses enfants auraient-ils été différents si Henri de Sévigné n'était pas bêtement mort de ce duel stupide ? Son veuvage assumé et protégé, résolument adopté comme une condition de liberté, selon ses propres affirmations, ne laissait à ses prédispositions affectives, à son besoin d'amour, en première ligne, que ses enfants et surtout sa fille, ceux du moins avec lesquels il lui était accordé de s'en exprimer librement. Son choix, à l'évidence, se porta sur Françoise, proie plus offerte que Charles, avec laquelle elle partageait en apparence tant de caractères communs mais dont elle soupçonnait aussi les nuances qui les séparaient. Belle, jeune, regardée par le Roi, n'avait-elle pas cette Françoise, tous les atouts d'un grand avenir, à condition que sa mère la guidât ? Charles ne sera quant à lui que l'objet d'un amour maternel tranquille, ce qui ne veut pas dire inférieur à celui que Marie portait à sa sœur, mais dépourvu des orages que contenait celui-ci.

Il existe dans le ton des relations entre Marie et Charles une complicité très touchante. Le beau garçon qu'était Charles, séducteur affirmé, rappel de ce qu'était son père, ne laissait pas indifférente la belle Marie. La complicité de leurs confidences, dans les situations les plus sérieuses, affectera la plupart du temps un ton léger. Elle suscitera peu de recommandations relativement à celles qui accablaient sa pauvre sœur. Souvent même, cette complicité qui unissait la mère et le fils s'exprimera dans les lettres de Marie à sa fille. Charles complétera parfois les lettres de sa mère par quelques lignes de sa main qui confirmeront, s'il en était besoin, les dires de celle-ci, avec le souci d'en atténuer les conséquences quand il s'agit de problèmes de santé.

Un de ces ajouts nous éclaire ainsi beaucoup sur la nature des relations qu'il entretient avec celle-ci. Le 25 juin 1677, il écrit à sa sœur : « Pour vous montrer que votre frère le sous-lieutenant est plus joli garçon que vous ne croyez, c'est que j'ôte la plume des mains de *maman mignonne*, pour vous dire moi-même que je fais fort bien mon devoir. Nous nous gardons mutuellement. Nous nous donnons une honnête liberté. Point de petits remèdes de femmelettes. "Vous vous portez bien, ma chère maman, j'en suis ravi. Vous avez bien dormi cette nuit. Comment va la tête ? point de vapeurs ? Dieu soit loué ! Allez prendre l'air, allez à Saint-Maur, souper chez madame de Schomberg, promenez-vous aux Tuileries. Du reste, vous n'avez point d'incommodité, je vous mets la bride sur le cou. Voulez-vous prendre des fraises ou prendre du thé ? Les fraises valent mieux. Adieu maman, j'ai mal au talon ; vous me garderez, s'il vous plaît, depuis midi jusqu'à trois heures, et puis *vogue la galère* !" Voilà ma petite sœur comment font les gens raisonnables. » Le « nous nous gardons mutuellement » traduit en la circonstance le souci qu'a chacun de la santé de l'autre. Toutefois, sur ce motif, les échanges entre la mère et le fils seront beaucoup moins nombreux que ceux qu'auront la mère et sa fille. Même si Charles eut des soucis de santé, l'inquiétude qu'en éprouva sa mère n'atteindra jamais celle qu'entretenait l'état de Françoise. Dans la lettre que nous citons, le « j'ai mal au talon », jeté à la manière d'une boutade, n'en traduit pas moins les conséquences d'une blessure que Charles reçut aux armées devant Valenciennes. Nous en connaissons les détails et la relative gravité par Pélisson, lequel précise qu'au cours du combat la botte de Charles fut emportée par un coup de canon : « La semelle demeura entière mais les chairs du talon étaient toutes en bouillie, fort noires. On lui fait des incisions, et comme les blessures de ces parties sont toujours fâcheuses, quoique monsieur Félix espère bien de celle-là, il semble qu'il n'ose encore rien assurer. » La Marquise en parle assez peu ; ses lettres à Françoise se succèdent sans que l'on parle du talon de Charles. Elle évoque même, dès le 3 juillet, son départ à nouveau pour l'armée. « Venez boiter, boiter avec nous, il faut partir », dit-on à son fils qui lui-même ne mentionne nullement sa blessure au milieu des plaisanteries qu'il adresse à sa sœur le 15 et le 26 juillet, sinon qu'il renonce à la cure thermale qu'il avait prévue.

Ce n'est que le 28 juillet, alors que Charles doit rejoindre impérativement l'armée, que Marie s'alarme : « Mon fils est bien embarrassé. Il ne peut plus s'appuyer sur ce talon ; mais la longueur de cette blessure, qui se joint à la parfaite santé de toutes les autres parties de son corps, et à l'usage qu'il en fait, rend son séjour équivoque à ceux qui ne sont au monde que pour parler. On a toutes les raisons de son côté, et cependant on est à plaindre. Je trouve la réputation des hommes bien plus délicate et blonde que celle des femmes. Les apologies continuelles ne font pas un grand profit, de sorte que, sans pouvoir monter à cheval, on veut que mon fils soit à l'armée. Je crie toujours qu'on fasse voir son talon à monsieur Félix. Monsieur Félix n'a pas le loisir et le temps passe. » Sans doute le « *Vogue la galère* après trois heures » auquel Charles faisait allusion démontrait-il que les plaisirs des jours restaient très accessibles à l'impétueux jeune homme de 29 ans, ceux en tout cas où le talon n'intervenait guère.

On imagine ce qu'il en eût été s'il s'était agi de Françoise ? L'introuvable Félix aurait été trouvé et ses sages recommandations appliquées. Marie en est consciente, mais partage proba-blement le sentiment que la cause de Charles est indéfendable. Elle le connaît si bien ; elle n'est pas indifférente aux frasques du jeune homme ; au besoin elle s'en amuse. Ce qui ne fut pas le cas, sans doute, quand elles lui firent rencontrer, au cours d'un concert, Ninon de Lenclos, quelque six années auparavant. Étonnante résurgence dans la vie de Marie de celle-là même qui avait séduit son époux, quelque vingt ans plus tôt, ce que Bussy-Rabutin s'était empressé de lui révéler et auquel elle avait répondu : « Tout beau ! monsieur le Comte, je ne suis pas si fâchée que vous le pensez », tout en en repoussant les avances. Ninon a 48 ans lorsqu'elle fait la connaissance de Charles. Il lui rappelle étrangement son père dont il partage joliment les traits et l'élégante silhouette. Elle est à peine plus âgée que sa mère. Il ne lui faut pas une semaine pour le mettre dans son lit. Marie en fait part à Françoise dès le 15 mars : « Votre frère est sous les lois de Ninon. Je doute qu'elles lui soient bonnes ; il y a des esprits à qui elles ne valent rien. Elle avait gâté son père. Il faut le recommander à Dieu ; quand on est chrétienne ou du moins qu'on veut l'être, on ne peut voir ses dérèglements sans chagrins. » Marie sait ce dont elle parle.

Ninon est le suppôt d'une propagande antireligieuse sys-tématique et l'influence qu'elle a sur ses nombreux amants n'est en rien négligeable. « Mais qu'elle est dangereuse cette Ninon ! s'exclame-t-elle dans la lettre qu'elle adresse à Françoise le 1er avril. Si vous saviez comme elle dogmatise sur la religion, cela vous ferait horreur. Son zèle pour pervertir les jeunes gens est égal à celui de monsieur de Saint-Germain, que nous avons vu une fois à Livry. Elle trouve que votre frère a la simplicité d'une colombe ; il ressemble à sa mère. C'est madame de Grignan qui a tout le sel de la maison, et qui n'est pas si sotte que d'être dans cette docilité [...]. Je suis vivement touchée du mal qu'elle fait à mon fils sur ce chapitre ; ne lui en mandez rien. Nous faisons nos efforts, madame de La Fayette et moi, pour le dépêtrer d'un engagement si dangereux. Il y a de plus une petite comédienne, et tous les Despréaux et les Racine, et paie les soupers. Enfin c'est une vraie diablerie. » La petite comédienne, la Champmeslé, est là qui fera très bientôt reparler d'elle. Charles paie semble-t-il les agapes de ses amis.

La correspondance d'avril sera riche en complaintes. Le 8 avril : « Parlons de votre frère ; il a eu son congé de Ninon. Elle s'est lassée d'aimer sans être aimée. Elle a redemandé ses lettres et on les a rendues. J'ai été fort aise de cette séparation [...]. Mais ce n'est pas tout. Quand on rompt d'un côté, on croit se racquitter de l'autre ; on se trompe. La jeune merveille n'a pas rompu, mais je crois qu'elle rompra. Voici pourquoi : mon fils vint hier me chercher du bout de Paris pour me dire l'accident qui lui est arrivé. Il avait trouvé une occasion favorable, et cependant oserais-je le dire ? *Son dada demeura court à Lérida.* Ce fut une chose étrange ; la demoiselle ne s'était jamais trouvée à telle fête. Le cavalier en désordre sortit en déroute, croyant être ensorcelé. Et ce qui vous paraîtra plaisant, c'est qu'il mourait d'envie de me conter sa déconvenue. Nous rîmes fort ; je lui dis que j'étais ravie qu'il fût puni par où il avait péché [...]. Il voudrait que Pecquet le restaurât. Il disait les plus folles choses du monde, et moi aussi. C'était une scène digne de Molière. Ce qui est vrai, c'est qu'il a l'imagination tellement bridée que je ne crois pas qu'il en reviendra de sitôt. J'eus beau l'assurer que tout l'empire amoureux est rempli d'histoires tragiques, il ne peut se consoler. La petite *Chimène* dit qu'elle voit bien qu'il ne l'aime plus, et se console ailleurs. Enfin c'est un désordre qui me fait rire, et que je voudrais de tout mon cœur qui le pût retirer d'un état si malheureux à l'égard de Dieu. » En clair, Charles menait une vie dissolue que la rupture avec Ninon n'avait guère interrompue. La Champmeslé, *Chimène*, avait très rapidement recruté l'amant éconduit. Pauvre amant en vérité, dont le fiasco, selon Voiture, prit l'image de celui de Condé lui-même, qui en fit une chanson quand il en vécut devant Lérida, en Espagne, la même déconvenue.

On peut être surpris du contraste qui existe entre la référence au péché qu'évoque madame de Sévigné et l'allégresse, teintée de paillardise, qui marque son discours. Est-elle si profondément choquée qu'elle veut bien paraître ? On en doute quand on sait que l'expression de Ninon, qui comparait Charles à « une vraie citrouille fricassée dans la neige », ce qui faisait allusion à son tempérament froid, continuerait à la faire rire bien après que le temps en sera passé. Il apparaît évident que Marie apprécie la confiance que lui porte son fils en l'informant de ses tristes exploits. Non seulement elle en est heureuse, mais elle y prend un malin plaisir. Elle en fera partager les effets à Françoise. Le 17 avril elle lui écrit : « Mon fils n'est pas encore guéri de ce mal qui fait douter ses précieuses maîtresses de sa passion. Il me disait hier au soir que pendant la semaine sainte il avait été si épouvantablement dévergondé, qu'il lui avait pris un dégoût de tout cela qui lui faisait bondir le cœur. Il n'osait y penser ; il avait envie de vomir. Il lui semblait toujours de voir autour de lui des panerées de tétons, et quoi encore ? Des tétons, des cuisses, des panerées de baisers, des panerées de toutes sortes de choses en telle abondance qu'il en avait l'imagination frappée et l'a encore, et ne pouvait pas regarder une femme ; il était comme les chevaux rebutés d'avoine. Ce mal n'a pas été d'un moment. J'ai pris mon temps pour faire un petit sermon là-dessus. Nous avons fait ensemble des réflexions chrétiennes ; il entre dans mes sentiments, et particulièrement pendant que son dégoût dure encore. Il me montra des lettres qu'il a retirées de cette comédienne. Je n'en ai jamais vu de si chaudes ni de si passionnées ; il pleurait, il mourait. Il croit tout cela quand il l'écrit, et s'en moque un moment après. Je vous dis qu'il vaut son pesant d'or. » On le croit vraiment quand on perçoit la jubilation que Marie éprouve à l'écoute de ces confidences graveleuses, dont il nous est difficile de penser qu'elle ne les sollicite pas.

Quelques jours plus tard, le 22 avril, elle reprend longuement ce thème dont elle croit qu'il distrait sa fille. « Parlons un peu de votre frère, ma fille. Il est d'une faiblesse qui fait mal au cœur ; il est tout ce qu'il plaît aux autres. Il plut hier à trois de ses amis de le mener souper dans un lieu d'honneur [entendons de débauche] ; il y fut. Ces messieurs sont trop habiles pour vouloir courir la fortune ; ils disent à Sévigné de payer, je dis payer de sa personne. Tout misérable qu'il est encore, il paye, et puis il me vient tout conter, en disant qu'il se fait mal au cœur à lui-même ; je lui dis qu'il me fait mal au cœur aussi. Je lui fais honte ; je lui dis que ce n'est point la vie d'un honnête homme, qu'il trouvera quelque chape-chute [mauvaise aubaine] et qu'à force de s'exposer il aura son fait. Je prêche un peu ensuite. Il demeure d'accord de tout, et n'en fait ni plus ni moins. Il a quitté la comédienne [la Champmeslé], après l'avoir aimée par-ci par-là [...] Ninon l'a quitté. Il était malheureux quand elle l'aimait ; il est au désespoir de n'en être plus aimé, et d'autant plus qu'elle n'en parle pas avec beaucoup d'estime : "C'est une âme de bouillie, dit-elle, c'est un corps de papier mouillé, un cœur de citrouille, fricassé dans la neige", je vous l'ai déjà dit [...]. Mon fils n'est point fou par la tête ; c'est par le cœur. Ses sentiments sont tout vrais, sont tout faux, sont tout froids, sont tout brûlants, sont tout fripons, sont tout sincères ; enfin son cœur est fou. Nous rîmes fort de tout cela et avec mon fils même, car il est de bonne compagnie, et dit *tôpe* à tout. Nous sommes très bien ensemble. Je suis sa confidente, et je conserve cette vilaine qualité, qui m'attire de si vilaines confidences, pour être en droit de lui dire mes sentiments sur tout. » On ne doute pas que Marie ne jouisse à la fois de la relation des fredaines croustillantes que lui rapporte Charles, et de la confiance que celui-ci place en elle. Quelle mère n'en serait à la fois heureuse et flattée ? Est-elle si choquée de son comportement qu'elle veut bien le dire ? Est-elle même inquiète de l'impuissance de son fils que brocarde la célèbre Ninon ? Elle en rit beaucoup, son fils aussi et sans doute en ont-ils raison. Mais ce qui probablement lui importe le plus c'est d'être sa confidente, celle de ses plus inavouables secrets, lui le seul homme qui vive à ses côtés. Est-il une mère qui pourrait en dire autant ? Est-il une liberté d'esprit qui puisse lui être comparable ? « Il me croit autant qu'il peut, il me prie que je le redresse ; je le fais comme une amie. Il veut venir avec moi en Bretagne, pour cinq à six semaines. » Le bonheur est à son comble.

À Livry, le 27 avril, Marie revient sur le sujet : « Je crois que le chapitre de votre frère vous a divertie. Il est présentement en quelque repos. Il voit pourtant Ninon tous les jours. Mais c'est un ami. Il entra l'autre jour avec elle dans un lieu où il y avait cinq ou six hommes. Ils firent tous une mine qui les persuada qu'ils le croyaient possesseur. Elle connut leur pensée, et leur dit : "Messieurs, vous vous trompez si vous croyez qu'il y ait du mal entre nous ; je vous assure que nous sommes comme frère et sœur." Il est vrai qu'il est comme fricassé. Je l'emmène en Bretagne, où j'espère que je lui ferai retrouver la santé de son corps et de son âme ; nous ménageons La Mousse [l'abbé qui l'accompagnera], et moi, de lui faire faire une bonne confession. » Nous savons que l'âme se guérira et que Charles deviendra un fort pieux homme. Mais le corps ?

Le 21 août 1680, la *fricassée*, expression désormais consacrée par la famille Sévigné pour commenter les tribulations sexuelles de Charles, se trouve reprise par la Marquise dans le cours d'une lettre qu'elle lui envoie des Rochers : « Je n'ai jamais vu un garçon si malheureux en *fricassée* ; vous avez vu que la dernière dont il vous a parlé n'était pas *dans la neige*. » Brève allusion, mais qui fait suite à une annonce du 7 juillet précédent : « Mon fils a eu un accès de fièvre ; il espère qu'elle finira comme l'année passée, qui fut dans la règle des vingt-quatre heures. On me mande qu'il est incessamment avec la duchesse de Villeroy. Vous savez comme on aime cette conduite en ces pays-là, et combien elle est ridiculisée. Ce qui est vrai c'est qu'il ne l'aime point du tout, et que c'est pour rien qu'il prend un air si nuisible. » Si nuisible puisqu'en vérité la duchesse de Villeroy a déjà transmis à Charles une sérieuse maladie vénérienne. Le 24 juillet, Marie confie à Françoise : « Mon fils me parle de la grosse cousine [la Villeroy], d'une étrange façon [...]. Et en parlant de quelque argent qu'il a gagné avec elle, il me dit : "Plût à Dieu que je n'y eusse gagné que cela !" Que diantre veut-il dire ? Il me promet mille confidences, mais il me semble qu'ensuite un tel discours, il doit dire comme l'abbé d'Effiat : "Je ne sais si je me fais bien entendre." Tout ceci entre nous, s'il vous plaît, et sans retour. »

Une semaine plus tard, le thème de la maladie s'impose à nouveau : « Mon fils aura besoin de patience, car enfin il n'est rien de plus certain que l'on trouve sous le dais [de la Villeroy] des sortes de malheurs qui doivent bien guérir des vanités du monde. » Le 28 août, Marie, alors que Charles revient de Rennes et l'a sans doute mise au courant de son état, explose : « Ma fille, il y a des femmes qu'il faudrait assommer à frais communs. Entendez-vous bien ce que je vous dis là ? Oui, il faudrait les assommer. La perfidie, la trahison, l'insolence, sont les qualités dont elles font l'usage le plus ordinaire, et l'infâme malhonnêteté est le moindre de leurs défauts. Au reste pas le moindre sentiment, je ne dis pas d'amour, car on ne sait ce que c'est, mais je dis de la plus simple amitié, de charité naturelle, d'humanité. Enfin des monstres, mais des monstres qui parlent, qui ont de l'esprit, qui ont un front d'airain, qui sont au-dessus de tous reproches, qui prennent plaisir à triompher et d'abuser de la faiblesse humaine, et qui étendent leur tyrannie sur tous les états. Comptez combien il y en a dans ceux de Bretagne [...]. Mettez un cadre à toute cette belle peinture, et vous en ferez le portrait d'une dame que je ne veux pas nommer. » Il s'agit bien sûr de la duchesse de Villeroy, la vénérienne. Elle poursuit, en pensant à Charles : « Mais enfin, il y a des gens si malades que ce sera un bonheur et un miracle si on n'est point obligé d'en venir aux extrémités. On [Charles] trouve de la consolation à se plaindre avec moi de ces sortes de malheurs ; et en vérité j'y entre et je les comprends, ce me semble, mieux que personne. » Un ajout de Charles tente, comme à l'habitude, de minimiser les propos de sa mère : « J'ai trouvé ici une de vos lettres, ma petite sœur, mais j'ai vu en même temps celle que vous écrivez à ma mère ; j'en ai pensé mourir de rire, malgré les terreurs dont j'ai été frappé deux ou trois jours. Elles commencent à se dissiper, et j'espère que si ma maladie n'a pas un beau nom en grec, elle pourra au moins se nommer en français sans faire rougir personne. » Quelques jours plus tard il évoquera l'aversion qu'il a conçue pour les *dais* (et les duchesses) et le bien que lui fait la simplicité de la campagne.

Le 4 septembre, Marie écrit à Françoise : « Votre petit frère franchement ne se porte pas bien [...]. Vraiment il aurait bien mieux valu pour lui être, comme Lenclos le disait, *fricassé dans la neige* que dans une sauce de si haut goût. Il me semble que vous ne voulez pas trouver cette aventure assez extraordinaire, et songez que la personne aimée, c'est-à-dire haïe, n'en est pas plus émue ni embarrassée que si l'on se plaignait d'un rhume de cerveau. Cela me paraît bien punissable, et je ne sais comme monsieur de la Reynie, qui entend si bien la police, n'a point donné ordre à ces sortes de trahisons. »

Cette interrogation que ne dément pas celle que pose de nos jours la transmission du sida, car si la blennorragie ne comportait que des complications généralement limitées, la syphilis, dont il n'est pas du tout exclu que Charles ait pu en être atteint, était une redoutable maladie. L'une et l'autre restaient d'ailleurs totalement dépourvues de tout remède. Dans son traité paru en 1677, *L'Art de guérir les maladies vénériennes*, Nicolas de Blégny, chirurgien de la Reine, rassemble d'ailleurs sous le terme de grosse vérole, aussi bien la syphilis que la blennorragie. Les médecins ne disposaient alors que de leur seul sens clinique pour différencier ces deux affections. Seule l'évolution souvent dramatique de la syphilis confirmait *a posteriori* un diagnostic seulement supposé. On comprend les craintes de celui qui voyait s'éterniser des symptômes inquiétants.

Aussi Charles renchérit-il dans la même lettre, les propos de sa mère : « Je ne vois que monsieur de la Reynie qui puisse me faire justice de la trahison qu'on m'a faite. Si j'y avais contribué, je me condamnerais, mais qui croirait qu'une personne qu'on voit assise chez la Reine traiterait son homme comme elle m'a traitée, et qu'elle offrirait pour toute consolation des remèdes aussi bizarres que ceux qu'elle me propose ? » Dans la lettre du 8 septembre, Marie confie à sa fille : « Nous avons eu de grandes terreurs. Dieu merci, elles sont devenues paniques, et il en sera quitte pour de petits anodins. Ce n'était rien que ce qu'il avait ; ce n'était qu'un peu de gale, qui était un reste de chaleur de quelques médecines un peu vigoureuses qu'il avait prises à Paris. » Les remèdes bizarres de la Villeroy ?

Il semble qu'ils étaient destinés à des réactions cutanées sur lesquelles on devait appliquer ce que l'on dénommait anodins, des lotions à base d'oignon, de lys, de feuilles de mauve, de violette ou de sureau. Selon Furetière, ils apaisaient les douleurs « par leur chaleur douce et leur humidité tempérée ».

Une semaine plus tard, le 15 septembre, « le bon Sévigné est toujours fort incommodé de sa personne, quoiqu'il soit persuadé qu'il est en sûreté. Je le crois mais il est malade des remèdes, aussi bien que vous. Il en a fait dont il n'avait pas besoin ; ils ont agi sur son sang, et l'ont mis dans un tel mouvement qu'il est tout plein de ces effroyables élevures qui donnent du chagrin à ceux qui les ont et à ceux qui les voient. Il est bien heureux d'avoir un peu de temps pour se reposer ». On peut continuer à s'interroger sur la nature de la maladie vénérienne de Charles qui s'accompagne d'une éruption cutanée telle qu'elle donne « du chagrin à ceux qui la voient ». S'agit-il vraiment des suites d'une blennorragie traînante ? L'imprécision concernant la description de ces lésions cutanées rend difficile tout diagnostic rétrospectif. On pourrait croire qu'il s'agit d'une syphilis, qui implique qu'après le stade du chancre initial, des éruptions cutanées apparaissent quelque six à douze semaines après. Ces lésions sont en règle générale transitoires, mais elles peuvent persister des mois, accompagnées de malaises divers, de fièvre, pour finir par disparaître. Ce stade de syphilis secondaire précède le stade tertiaire de syphilis latente qui s'étale sur de nombreuses années et peut comporter des complications létales.

Charles mourra, en 1713, à l'âge de 65 ans, fort dévot, ayant passé les dix dernières années de sa vie dans une cellule de séminariste à Saint-Magloire. Malgré l'ostentation de son orientation religieuse qui se manifeste dès les années 1684, ostentation qui intrigue sa mère, on ne peut faire état d'une neurosyphilis par trop invalidante. Aussi doit-on plutôt replacer ces lésions cutanées parmi celles qui, sous la forme de pustules mucopurulentes, peuvent parsemer la peau au cours des gonococcies disséminées d'autant plus que, nous le verrons, d'autres symptômes plaideront en faveur d'un tel diagnostic.

Quoi qu'il en soit, en cette année 1680, la maladie s'éternise. Le 22 septembre : « Je vous assure qu'il est fort à plaindre, ce pauvre petit frère ; il est accablé de maux et de remèdes. Il en est fort chagrin, et je trouve qu'il a raison. On l'assure qu'il ne faut qu'un peu de patience ; elle échappe dans une si incommode longueur [...]. Il voulait causer avec vous, ce pauvre garçon, mais il est si abattu aujourd'hui d'un remède qu'il a pris, qu'à peine peut-il parler. Il me fait une pitié incroyable ; je ne sais ce qu'il ferait en tout autre lieu qu'ici [aux Rochers], en liberté avec nous. Il n'y a rien que nous ne fassions pour hâter sa guérison. » Le 29 : « Votre pauvre frère est tout chagrin. Il a raison, en vérité ; je n'ai jamais vu un garçon si malheureux. Je tâche de le consoler. » Marie s'interroge : « Vous m'allez dire [ma fille] : "Mais ma mère ne se doute-t-on point du mal qu'il a ?" Ah ! oui, ma fille, assurément, cela n'est point difficile à voir. » Marie confirme si cela était nécessaire qu'il s'agit bien d'une maladie vénérienne, mais elle ajoute curieusement : « Mais il prend patience, et ce qui est plaisant, c'est que le dais lui ôte la honte, qu'il trouverait insoutenable si ce malheur lui était arrivé sur le rempart. En effet, quand il songe et quand, et comment, et qui, et sous quelle apparence d'amitié on a abusé de sa jeunesse, il jette à croix et à pile qu'on le sache ou qu'on ne le sache pas, comme si les douleurs en étaient moins sensibles, le mal moins fâcheux, et l'offense moins grande envers le seigneur. C'est bien là qu'il faut dire *l'opinione regina del mondo*. Enfin, ma fille, ce pauvre petit frère vous ferait pitié si vous le voyiez ; il est toujours dans la douleur. Je crois que je ne trouverai jamais une si belle occasion de lui rendre les soins qu'il a eus de moi ; Dieu ne veut pas que je sois en reste avec lui. » Étrange aveu, en vérité, que nous inflige la Marquise ; ainsi, il est moins offensant pour Dieu d'avoir été contaminé par une duchesse que par une prostituée sur un rempart ? Terrible confession qui laisse à penser que les douleurs que l'on éprouve sont plus supportables si elles s'inscrivent dans un contexte de classe.

Madame de Sévigné distingue à sa manière deux formes cliniques de chaude-pisse, la forme duchesse et la forme bordel, même si les conditions de transmission restent biologiquement et moralement strictement identiques. Faut-il aussi que la maladie de Charles ait pris une forme chronique et alarmante pour qu'elle la compare au grave rhumatisme dont elle avait été atteinte en 1676 et aux attentions que celui-ci lui avait portées avec tant de dévouement ? D'ailleurs, la lettre du 9 octobre qu'elle adresse à Françoise traduit son inquiétude : « Pour votre petit frère, il est mal. Sa tête est toute pleine de maux qu'on ne saurait nommer ; il va beaucoup souffrir, car il a le courage et la force de vouloir être guéri, mais comme il n'y a aucun péril, je vous prie, mon enfant, de vous donner du repos. Ne soyez point en peine de lui, ni de moi ; son mal ne se gagne point à causer et à lire [...]. Il se trouve si heureux d'être ici qu'il n'a jamais voulu écouter la proposition que je lui ai faite de partir tout à l'heure pour Paris, lui en litière, à cause des douleurs de la tête, moi en carrosse. Il se représente une séparation si horrible à Paris, qu'il ne peut l'envisager ; ce n'est pas ici la même chose. Il a beaucoup de confiance en l'homme qui le traite [...]. Je vous envoie la lettre de madame de La Fayette ; vous y verrez ce qu'elle dit du scandale de cette maladie [...]. C'est mon fils qui dit son malheur à Paris à madame La Fayette et à dix ou douze de ses bonnes amies ; un petit secret entre nous quinze. Pour moi, je n'ai jamais été plus étonnée que de voir comme il traite cette petite incommodité ; je pensais qu'il fallait mourir plutôt que d'en ouvrir la bouche, mais le voyant si sincère, je le suis aussi. »

Nous apprenons que les céphalées de Charles lui interdisent ce voyage à Paris. Une réaction méningée explique très probablement ces terribles maux de tête. Celle-ci accompagne souvent les formes disséminées de la gonococcie et en confirme la gravité. N'est-il pas convaincant aussi ce souci de discrétion, apparemment contrarié chez la Marquise, relativement à une maladie somme toute « honteuse » dont elle n'a jamais fait part à son cher cousin Bussy-Rabutin, pourtant informé de la moindre indisposition de la belle Madelonne ? Il y a des maladies dont on parle et d'autres que l'on cache. Le dépit est grand chez la Marquise de constater combien son fils en a peu tenu compte.

Six jours plus tard l'inquiétude pourtant remplace toute honte : « Mon fils est dans un état très digne de pitié. Il est tellement maigre, desséché, abattu, et sa barbe est si longue que vous ne le reconnaîtriez pas. Cependant, dès qu'il ne sent point de douleur, il joue à l'hombre, il cause, il prend plaisir à être dorloté, et il semble qu'il touche à sa guérison. Quand je pense en quel état on se trouve, *Pour qui ? pour une ingrate...* [Andromaque].

Mais c'est encore pis, car c'est pour une [Sylvie] que l'on n'aime point du tout et que l'on n'a jamais aimée. Madame de Coulanges m'en dit une chose plaisante : elle assure que c'est une joie publique que la guérison de cette personne. » Ironie ou réalité ? La duchesse de Villeroy était atteinte de ce mal depuis longtemps et de manière fort maligne comme elle le confiera à Françoise dans la lettre suivante, du 16 octobre : « Son mal à la tête, au cou, aux épaules, lui donne [à Charles] une manière d'émotion, causée par les douleurs, qui empêche d'oser lui faire les grands remèdes. Je lui ai bien proposé d'aller à Paris, comme à la source de tous les biens et de tous les maux ; il n'a jamais voulu croyant que ce n'était rien, et prenant une grande confiance en cet homme dont je vous ai parlé [...]. Le médecin dit qu'il n'a jamais vu un mal comme celui-là. Il est nouveau mais la source où il l'a pris était bien vieille, et d'une malignité extraordinaire. » Non pas que la Duchesse ait été vieille, mais son mal a duré en restant toutefois guérissable, tout comme l'est la blennorragie.

Notons l'apparition de manifestations articulaires erratiques chez Charles qui peuvent participer des arthrites gonococciques tardives. Leur intensité alarme la Marquise. Aussi est-il décidé devant l'aggravation de la santé de Charles de retourner à Paris. Le 20 octobre Marie annonce à sa fille : « Je pars demain matin et je mène mon fils pour trouver un soulagement sûr dans cette grande ville. Tout le reste est ignorant, et l'on peut dire de Paris : *Et comme il fait les maux, il fait les médecines* [Bensérade].

Notre bon et honnête et sincère médecin nous a déclaré que l'humidité du cerveau de ce pauvre enfant l'empêche si entièrement d'oser hasarder les remèdes nécessaires qu'il nous conjure d'aller chercher des médecins plus habiles et plus hardis que lui. Il sait parfaitement bien traiter les maux ordinaires mais cette fluxion sur le cou est, pour lui, un empêchement si extraordinaire qu'il nous chasse, et nous assure que le voyage ne nous fera aucun mal, et que nous trouverons à Paris la guérison qu'il n'ose entreprendre de nous la donner. La première chose que l'on fera à mon fils, ce sera de le baigner pour rafraîchir ses entrailles, qui envoient continuellement des humeurs à la tête. » On suppose que c'est sur cet argument que le malheureux médecin, dépassé par la tournure des événements, a définitivement convaincu la Marquise de partir à Paris. « On ne sait ce que c'est ici que de baigner les gens », ajoute-t-elle, alors qu'elle ramasse ses ballots et « fait en un moment ce qu'elle eût fait en un mois ». Les bains, les demi-bains, lorsque l'on ne savait plus que faire. « Je pars pour Paris, ma belle petite sœur, accablé de douleurs et d'un mal si extra-ordinaire qu'à peine a-t-il un nom. L'on m'en laisse espérer une bonne issue ; je le souhaite... », écrit à la fin de la lettre de sa mère un Charles dont « la barbe à la Lauzun le rend entièrement méconnaissable ».

Le pauvre Charles est accablé de douleurs qui troublent ses nuits et ne le font s'endormir qu'« à la pointe du jour ». On attend qu'il se réveille pour reprendre la route de Paris où l'on espère un bon traitement. Marie lutte avec le temps et place dans les bains autant d'espoir qu'il est permis. Croit-elle vraiment à leur effet ? Ou bien le mouvement qu'ils motivent n'est-il pas en soi une action qui l'apaise ? Elle veut rallier Paris le plus rapidement possible et y retrouver ses médecins, les seuls, au fond, en qui elle croit quand elle y croit.

Le 30 octobre, dès son arrivée à Paris, elle écrit à sa fille : « Je vous écrivis de Malicorne de quelle façon nous amusions les douleurs et la fièvre de mon pauvre fils. Nous avons enfin réussi, par un bon gouvernement, à le remettre dans son naturel : plus de fièvre, plus de douleurs, assez de forces. Il n'y a plus qu'à le guérir de cette santé, et non pas à le ressusciter. C'est à quoi nous allons travailler. » Travail fort discret, car toute la correspondance qui suit ne parle plus guère de Charles. À nouveau, Marie ne semble se préoccuper que de la venue de Françoise. Tout au plus émet-elle un doute sur le retentissement de la santé de Charles sur les dispositions qu'elle doit prendre en novembre. Le 2 janvier, elle ne dévoile guère à son cousin Bussy-Rabutin les motifs réels de son retour précipité à Paris : « Si vous saviez, mon cousin et ma chère nièce, toutes les tribulations que j'ai eues depuis trois ou quatre mois, vous auriez pitié de moi ; je vous les conterai quelque jour, car elles ne sont pas d'une manière à les pouvoir écrire. Je partis de Bretagne le 20 octobre, qui était bien plus tôt que je le pensais, pour venir à Paris. Un mois après j'eus le bonheur d'y recevoir ma fille, mais ce n'était pas elle qui me faisait venir. » Bussy-Rabutin comprit-il le message glissé entre les lignes et empreint d'une telle discrétion ? Le 8 janvier 1681, il précise qu'il ira « savoir l'original [...] au mois d'avril des peines » que sa cousine a eues en Bretagne.

Nous ne saurons rien de l'action des bains sur le grand mal de Charles, dont nous ne retrouvons réellement trace dans la correspondance de la Marquise qu'à l'occasion des préparatifs de son mariage en 1683. En 1684, une longue lettre de ce dernier à sa mère s'étend longuement sur les tractations qui précèdent son union avec la fille de Mauron, sans évoquer l'état de sa santé. Il termine par cette étonnante déclaration : « J'ai le cœur fort serré de ce que vous appelez votre chambre des Rochers, votre défunte chambre. Y avez-vous donc renoncé, ma très chère madame ? Voulez-vous donc rompre tout commerce avec votre fils après avoir tant fait pour lui ? Voulez-vous vous ôter à lui, et le punir comme s'il avait manqué à tout ce qu'il vous doit ? Mon mariage ne réparerait pas un tel malheur, et je vous aime mille fois mieux que tout ce qu'il y a dans le monde. » On mesure l'étendue du conflit qui les a opposés. Elle rêvait d'un grand établissement qu'elle aurait elle-même organisé. C'est Charles qui en restera le maître et qui a introduit auprès de sa mère « une mademoiselle de

Mauron, qui est de *communi martyrum* dans le nombre des partis » (19 janvier 1680), celle qui deviendra sa belle-fille.

Une nouvelle marquise de Sévigné s'installa le 8 février 1684 aux Rochers. Marie, alléguant l'âge de son oncle qui ne pouvait se déplacer, n'assistera pas au mariage. Et celui-ci restera stérile, une conséquence probable de la longue maladie vénérienne de Charles. En août 1684, Marie n'aura pas encore digéré la décision de Charles. Elle se résigne toutefois et peut-être doit-on mettre à son crédit cette lettre où elle console son fils de n'avoir pas pu se lier à de meilleurs partis. Il avait souhaité épouser mademoiselle Garaud, la fille d'un magistrat de Toulouse, et il n'avait guère pardonné à ceux qui s'y étaient opposés d'avoir échoué : « Il faut qu'en attendant vos lettres, je vous conte une fort jolie histoire. Vous avez regretté mademoiselle de Garaud ; vous avez mis au rang de vos malheurs de ne l'avoir point épousée ; vos meilleures amies étaient révoltées contre votre bonheur ; c'était madame de Lavardin et madame de La Fayette qui vous coupaient la gorge. Une fille de qualité, bien faite avec cent mille écus ! Ne faut-il pas être bien destiné à n'être jamais établi, et à finir sa vie comme un misérable pour ne pas profiter de cette conséquence quand ils sont entre nos mains ? Le marquis d'Allègre [qui l'a épousée] n'a pas été si difficile ; la voilà bien établie. Il faut être bien maudit pour avoir manqué cette affaire-là. » Que Charles ne regrette rien, la pauvre est devenue folle. Elle fuira son mari, elle quittera tout pour suivre Jésus-Christ, et on l'arrêtera alors qu'elle allait s'embarquer pour le bout du monde. Mesdames de Lavardin et de La Fayette se félicitent *a posteriori* d'avoir détourné Charles de ce parti et madame de Sévigné s'empresse de rassurer son fils. Elle le retrouvera en septembre aux Rochers.

Le 27 septembre, elle écrit à Françoise : « Nous menons une vie assez triste ; je ne crois pas cependant que plus de bruit me fût agréable. Mon fils a été chagrin de cette espèce de clous ; ma belle-fille n'a que des moments de gaieté, car elle est tout accablée de vapeurs. Elle change cent fois le jour de visage sans s'en trouver un bon. Elle est d'une extrême délicatesse. Elle ne se promène quasi pas. Elle a toujours froid. À neuf heures du soir, elle est tout éteinte. Les jours sont trop longs pour elle, et le besoin qu'elle a d'être paresseuse fait qu'elle me laisse toute ma liberté, afin que je lui laisse la sienne. Cela me fait un extrême plaisir. Il n'y a pas moyen de sentir qu'il y ait une autre maîtresse que moi dans cette maison [...]. Je me promène seule, mais je n'ose me livrer à l'entre chien et loup, de peur d'éclater en cris et en pleurs. L'obscurité me serait mauvaise en l'état où je suis [...]. Je me porte parfaitement bien ; je me fais toujours quelque scrupule d'attaquer cette perfection par une médecine. Nous attendons les Capucins. » Nous savons qu'ils ont été ramenés en Bretagne par Chaulnes sur ordre du Roi pour les protéger de la Faculté, que leur conduite et l'exercice illégal de la médecine qu'ils pratiquaient exaspéraient. Les clous, ces furoncles de Charles, qui n'ont sans doute aucun rapport avec ses soucis antérieurs, le préoccupent au point d'aller consulter à Rennes. Il laisse sa mère et sa femme face à face. Les capucins sont appelés au chevet de Charles. « Ce sont eux qui ont mis le feu à la maison par leurs remèdes violents. Mon fils achève avec l'essence de Jacob deux ou trois fois par jour. Il faut que tout cela fasse un grand effet. Il vaut mieux être dans une ville qu'en pleine campagne. » Il est vrai que la Marquise souffre alors de son ulcère variqueux, et que cette aspiration à retrouver la ville et ses médecins ne concerne pas que ses enfants mais tout aussi bien elle-même, dont la jambe reste une préoccupation majeure. « Ma plaie disparaît tous les jours : *Montpezat, pezat, zat, t,* voilà ma plaie », dit-elle avec humour, guettant à son niveau la réduction progressive de son ulcère.

Dans une lettre à Moulceau, alors qu'elle est à Livry, un an plus tard, elle résume ce que nous croyons avoir été les derniers tourments de Charles (9 novembre 1686) : « Pour vous divertir, parlons un moment de ce pauvre Sévigné. Ce serait avec douleur si je n'avais à vous apprendre qu'après cinq mois d'une souffrance terrible par des remèdes qui le purgeaient jusqu'au fond de ses os, enfin le pauvre enfant s'est trouvé dans une parfaite santé. Il a passé le mois d'août tout entier avec moi dans cette solitude que vous connaissez. Nous étions seuls avec le bon abbé. Nous avions des conversations infinies, et cette longue société nous a fait un renouvellement de connaissance, qui a renouvelé notre amitié. Il s'en est retourné chez lui, avec un fonds de philosophie chrétienne, chamarrée d'un brun d'anachorète, et sur le tout une tendresse infinie pour sa femme dont il est aimé de la même façon, ce qui fait en tout l'homme du monde le plus heureux, parce qu'il passe sa vie à sa fantaisie. » Ainsi semble-t-il que se manifestent encore les ultimes conséquences de sa terrible maladie vénérienne. Manifestations cutanées et douleurs, six années après l'atteinte initiale, qui peuvent jeter un doute sur la nature gonococcique des lésions cutanées que nous avons déjà discutées. Ne voit-on pas dans le cadre de la syphilis tertiaire bénigne se développer des gommes, ces granulations cutanées qui peuvent s'ulcérer et donner le change avec les « clous » dont Charles souffrit à plusieurs reprises et surtout ces douleurs osseuses tenaces, liées à une ostéite syphilitique et qui se manifestent avec une rare intensité pendant la nuit ? S'il en était ainsi, il faudrait supposer que l'évolution d'une telle syphilis en soit restée là sans qu'apparaissent dans les vingt-sept années qui lui restent à vivre les autres manifestations cardiaques ou surtout neurologiques de cette terrible maladie. Aussi apparaît-il au médecin d'aujourd'hui une grande difficulté à identifier la vraie nature de cette grande vérole qui frappa le fils de madame de Sévigné. Gonococcie ? Syphilis ? Cependant, les vies de Charles et de la duchesse de Villeroy ne furent pas menacées et cette dernière s'en débarrassa rapidement.

Anachorète, il le deviendra tout à fait et manifestera très tôt l'intention de se retirer du monde. Le 27 septembre 1696, alors que Marie vient de rendre l'âme, Charles commente pour sa sœur l'état de succession dans lequel l'a laissé celle-ci et lui dit : « Dans l'état où je me vois, et sur le point d'exécuter, peut-être dans peu de temps, le dessein que j'ai toujours eu de me retirer à la fin de mes jours, si Dieu rompait l'union qu'il a mise entre ma femme et moi, je veux ma chère sœur vous donner un éclaircissement général de toutes les affaires de la maison, afin que vous retiriez tout ce qui reste du bien de vos pères, que vous rendiez justice à tous ceux à qui je dois légitimement et que, sans attendre ma mort, vous jouissiez paisiblement de ce qui est à vous. » L'amant de Ninon, le débauché de la Semaine sainte, est devenu le gentilhomme campagnard qui étonnait tant sa mère. Retiré en sa Bretagne, il est à la fois savant et dévot. Il est fortement aidé dans cette inclination religieuse par sa femme. Madame de Coulanges dira de lui que « sa dévotion est son premier métier ». C'est sa femme, que le destin n'a pas séparée de lui, qui l'entraînera dans une retraite définitive au faubourg Saint-Jacques dans ce couvent qu'Henri de Gondi, cardinal de Retz, grand ami de sa mère, avait confié aux prêtres de l'Oratoire et qui accueille-rait nombre d'ecclésiastiques réputés. Elle lui survivra vingt-quatre ans.

Les petits-enfants

Nous avons noté au hasard des lettres que la Marquise adressait à Françoise quelques allusions concernant ses petits-enfants, alors qu'elle en assurait la tutelle lorsqu'ils étaient confiés à une nourrice de son entourage ou lorsqu'ils étaient chez leurs parents le comte et la comtesse de Grignan. Mais nous restons surpris de la faible place qu'ils tiennent dans l'immense correspondance de la Marquise. Sans doute cela tient-il à ce que nous n'avons pas les lettres que leur mère adressait à Marie et dans lesquelles on peut supposer qu'il était régulièrement fait mention de la santé de Marie-Blanche, de Pauline et de Louis-Provence, informations auxquelles elle ne faisait écho que lorsqu'elles étaient en relation avec leur santé, fièvre éruptive, esquinancie, etc. Mais aussi sans doute à la moindre place que tenaient ces enfants ou ces adolescents dans la vie des adultes. On ne portait pas le deuil des enfants royaux morts avant l'âge de 7 ans. Les mort-nés n'attendrissaient que dans la mesure où ils étaient un solde négatif dans l'espérance d'une descendance et qu'ils donnaient le signal de la nécessité d'une nouvelle grossesse. On a vu à quel point cet impératif troublait la Marquise.

Il semble que, dans l'ordre, ce fut le garçon Louis-Provence qui retint le plus d'attention de sa grand-mère et Marie-Blanche, vouée au couvent, le moins. Les filles ne furent pas confrontées aux aléas d'un front de guerre dangereux et, si nous sommes instruits des difficultés causées par leurs nourrices, il semble que jamais la Marquise, en matière de santé, ne formula de grandes sentences. L'esquinancie de Marie-Blanche, l'aînée, ne la trouble guère et le rhume et la « moucherie » de Pauline, alors âgée de 15 ans, l'inquiète moins que son aversion « à lire des histoires [et pourtant] c'est un grand amusement ». Elle s'en remet pour la santé de ses petits-enfants à Françoise, à laquelle – quand il s'agit des autres et non d'elle-même – elle attribue, nous le savons, des compétences de médecin. Tout au plus, dans sa frénésie de conseiller, regrette-t-elle de ne plus avoir le capucin sous la main pour lui adresser ses recommandations destinées à Pauline. Elle y voit un moyen de redonner à celle-ci la possibilité de se substituer à sa mère pour lui écrire, à sa place, car elle en redoute l'exercice pour sa fille. Dans les priorités, Françoise tient toujours la première place.

Pauline tout au plus, et dans le même dessein, ne mérite qu'une cure radicale de ce rhume par le biais d'une purgation : « Vous ne guérirez que par là cette gourme » (15 juin 1689). Celle qui pourrait toutefois se trouver salutaire contre la petite vérole que l'on craint sans cesse pour les siens. Le 20 novembre 1689, elle approuve sa fille de ne pas être allée à Lambesc « exposer votre beauté et la jeunesse de Pauline à la fureur de la petite vérole ; c'est un mal que l'on ne saurait trop éviter ». Mais un an plus tard, le 22 juin 1690, la grand-mère toujours riche en conseils voit dans l'éternel rhume de Pauline, sans doute lié à quelque embarras rhinopharyngé, « une gourme qu'elle jette, qui la sauve de la petite vérole », héritage des Grignan et fluxion récidivante qui pourrait rendre préjudiciable à son charme. Le 2 avril 1690, Marie, s'inquiétant toujours que Pauline ait « la voix discordante », s'interroge sur l'état de ses « dents mangées par la lune. Qu'est-ce que cela veut dire, madame ? Pour moi, je ne vois que des petites dents de chien ». On a voulu interpréter ces défauts dentaires comme une tare transmise par son père le Comte, dont on a suggéré qu'il aurait pu être atteint de syphilis. Preuve trop contestable pour que l'on en fasse état.

De Louis-Provence, nous saurons beaucoup plus, à cause de sa blessure qui fut l'objet d'une correspondance abondante entre Marie et Françoise. Il mourra comme sa mère de la petite vérole huit ans après que sa grand-mère les aura quittés. Au total donc, bien peu d'intérêt dans un domaine qui obsédait la Marquise, mais seulement lorsqu'il touchait sa propre existence, Françoise, cette autre elle-même, et Charles.

Chapitre 7

ET LES AUTRES ?

Il y a une corruption dans les esprits
qui les empêche d'entendre
ce qui est raisonnable et leur fait avoir recours
à des remèdes bizarres, qui sont toujours funestes.
« Nous sommes dans un siècle
où tout le monde croit être médecin. »

Abbé BOURDELOT

L'inquiétude fut sans doute le mobile essentiel de l'intérêt que portait madame de Sévigné à la santé de ses enfants tout aussi bien qu'à ce que lui inspirait la sienne. Ce souci n'altérait pas la traduction littéraire, mais elle envahissait le discours. Aussi est-ce surtout dans le rapport qu'elle faisait de la santé des autres, parents plus éloignés ou étrangers, que l'on découvre chez elle un vrai talent de clinicien. Elle retrouvait, libérée des sentiments profonds qui la liaient à ses enfants, une aisance dans la description des scènes qu'elle observait qu'auraient volontiers convoitée les hommes de l'art. Ce regard qu'elle savait porter sur les affres du vieillissement, de l'agonie et sur les maladies nous offre l'un des plus beaux florilèges qui soit.

Son gendre et son frère

Le mari de Françoise, au travers de la correspondance de la Marquise, ne semble pas avoir retenu beaucoup l'attention relativement à sa santé. On peut en conclure qu'il n'en éprouva guère de soucis majeurs sans quoi il est probable que notre épistolière en aurait fait, comme de la santé des autres, un sujet de prédilection. Quand il y est fait allusion, c'est pour quelque rhume ou risque de contagion, et une fois pour un syndrome fébrile accompagnant des troubles digestifs. Le 14 août 1680, elle écrit à Françoise : « Je trouvai ici [aux Rochers] votre lettre, qui me mit doublement en peine, et pour le Comte et pour vous, car votre santé n'est pas en état de soutenir cette agitation. Ce qui me remet un peu, c'est que je vois que vous avez tiré votre épingle du jeu. Ce n'est plus une question de savoir si la piqûre est dans l'épingle ou dans le bras de monsieur de Grignan ; les médecins ont décidé. Mais je vois que, pendant qu'avec beaucoup d'esprit et de complaisance, ils appellent son mal *arthritis* en grec, vous le nommez grossièrement la goutte en français. Vous me contez fort plaisamment le martyre que vos soins lui firent souffrir, et avec quelle hardiesse vous allâtes lui appliquer votre eau de la reine de Hongrie. C'était précisément ce qu'il ne fallait point lui mettre ; c'est la plus mauvaise chose du monde aux nerfs attaqués des douleurs de la goutte ou du rhumatisme, car ce sont des frères, et ce dernier a seulement une brisure de cadet, parce qu'il ne revient pas comme une cruelle goutte mais pour l'humeur et les douleurs c'est la même étoffe. » Sans doute de temps en temps le Comte a-t-il quelque fièvre et la Marquise en commente-t-elle l'évolution. « La fièvre de monsieur de Grignan me paraît moins considérable. Ne le faites point tant saigner ; les médecins sont cruels. » Elle enchaîne : « Mais vous, mon enfant, je ne puis croire que, parmi tout cela, vous soyez en bonne santé. Le printemps vous fait toujours quelque émotion. » Le « pour moi, je ne sais que vous » reste le motif majeur de son intérêt.

Elle reviendra sur le sujet, le 1er juillet suivant alors qu'elle fait le bilan global de la santé des Grignan, mêlant souvent nouvelles du Comte et du Chevalier, son jeune frère, et affirmant sans retenue ce qu'elle en pense : « Il me semble que c'est cette négligence que vous voulez présentement inspirer à monsieur de Grignan. Vous trouvez qu'il se porte mieux depuis qu'il a été à Versailles. Vous [Françoise] expliquez divinement cette manière de s'oublier soi-même en ce lieu-là, quoiqu'en effet on n'y songe qu'à soi sous l'apparence d'être entraîné par le tourbillon des autres ; il n'y a qu'à répéter vos propres paroles : *on y est si caché et si enveloppé qu'on a toutes les peines du monde à se reconnaître pour le but des mouvements que l'on se donne.* Je défie l'éloquence de mieux expliquer cet état. Il faut donc chercher à s'éloigner directement de soi-même, et à porter son attention sur d'autres sujets. Les capucins sont bien de cet avis et ne répondent point quand on leur dit des bagatelles. Au reste ils sont fâchés qu'on ait saigné monsieur de Grignan. Ils disent que rien ne lui était plus mauvais, et qu'ils seraient ravis de le traiter s'ils étaient auprès de lui, mais que, de loin, ils ne veulent seulement pas dire leur avis. Ils sont grands observateurs de tous les moments, de l'humeur, des chagrins, de la physionomie [...]. Une des femmes que traitaient nos capucins est morte parce qu'ils n'ont pas eu l'esprit de lui refaire un poumon tout neuf ; elle avait vidé plus de la moitié du sien quand ils la prirent. Aussi n'ont-ils jamais dit qu'ils la guériraient, mais qu'ils lui donneraient des jours et feraient en sorte qu'elle mourrait doucement. Ils ont tenu parole. » En dehors de cet éloge des capucins, ce commentaire sur l'influence de l'environnement qu'elle partage avec sa fille ne manque pas de pertinence et laisse penser qu'elles n'étaient pas indifférentes à l'influence qu'entretenait l'esprit sur le corps, concept moderne s'il en est.

Il semble bien toutefois que monsieur de Grignan ait eu quelques désagréments durables en ce mois de juillet 1685. Le 8, Marie écrit à Françoise à Paris alors qu'elle est aux Rochers : « Mandez-moi bien de vos nouvelles, de celles du voyage à la Cour, de la santé de monsieur de Grignan. » Évoquant pour lui le bienfait des eaux de Vichy, prises à distance, elle ajoute : « Je voudrais être trompée et que monsieur de Grignan s'en trouvât bien ; sa maigreur, sa langueur, sa colique, sa bile répandue et cette disposition de fièvre me donnent une véritable inquiétude. Il n'a point assez pris de quinquina. Parlez-moi de lui et du chevalier. » Charles aussi s'en inquiète et, fidèle sujet de sa mère, il va ajouter de sa main sur la lettre de celle-ci des recommandations qu'il croit indispensables au salut de son beau-frère. Elles nous valent un fort savoureux discours : « Je suis très en peine de monsieur de Grignan ; sa petite fièvre, sa tristesse et sa maigreur effraient ceux qui l'aiment et à qui l'on fait ce portrait de lui. Vous n'êtes point du tout dans les bons principes pour les vipères. Vous croyez qu'elles dessèchent, et c'est précisément le contraire ; votre belle-sœur l'éprouve ainsi tous les jours, et je l'avais moi-même éprouvé dès l'année passée. C'est à ces vipères que je dois la pleine santé dont je jouis et que je ne me connaissais plus depuis des temps si funestes pour moi. [Charles évoque sa sévère maladie vénérienne de 1680.] Elles tempèrent le sang, elles purifient, elles rafraîchissent au lieu d'échauffer et de dessécher comme vous vous l'imaginez, mais il faut que ce soit de véritables vipères en chair et en os, et non pas de la poudre, car la poudre échauffe, à moins qu'on ne la prenne dans de la bouillie ou de la crème cuite ou quelque autre chose de rafraîchissant. Priez monsieur de Boissy de vous faire venir dix douzaines de vipères de Poitou, dans une caisse séparée en trois ou quatre afin qu'elles y soient bien à leur aise avec du son et de la mousse. Prenez-en deux tous les matins, coupez-leur la tête, faites-les écorcher et couper par morceaux et en farcissez le corps d'un poulet. Observez cela un mois, et prenez-vous-en à votre frère si monsieur de Grignan ne redevient tel que nous le souhaitons tous. » Nul ne sait si le comte de Grignan apprécia cette étrange formule des capucins, une de plus, dont on peut penser que sa seule préparation eût engagé celui qui devait la boire à guérir rapidement.

Il faudra attendre l'année 1687 pour retrouver dans les lettres de la Marquise à sa fille une allusion à la santé de monsieur de Grignan (le 22 septembre) : « Je voudrais savoir comment se porte monsieur de Grignan, monsieur le Chevalier, et comme vous êtes vous-même. Je suis effrayée de la fièvre. Je crois que le quinquina ôtera bientôt celle du Roi ; nous en prions Dieu. » C'est qu'une épidémie touche alors la Cour et que le Roi lui-même en est atteint. Les Grignan sont alors tous à Versailles. Marie insiste et exprime une inquiétude qui n'est pas seulement liée à la santé de son gendre, mais surtout à celle de sa chère fille exposée comme tous les autres à cette épidémie d'origine probablement grippale. Elle écrit, de Bourbon où elle prend les eaux : « Je suis inquiète des fièvres que je crains que vous ne preniez à Versailles ; on mande ici que tout en est plein. Dieu vous conserve, ma chère bonne ! » Il est vrai que tout le monde à la Cour s'inquiète de sa virulence et tout particulièrement comment celle-ci s'exprime en la personne du Roi.

Daquin, dans le *Journal de santé de Sa Majesté*, nous en donne une très exacte description : « Toutes ces précautions (bouillon, régime, diète), conseillées avec tout l'art possible, et pratiquées avec tout le soin imaginable (ô vanité), n'empêchèrent pas que le Roi, par intervalles, durant tout le mois de septembre, ne se sentît un feu et une chaleur extraordinaires dans le creux des mains, souvent des engourdissements aux bras et aux jambes, des vapeurs qui pressaient sa poitrine, et qui, contre la coutume, lui causaient des douleurs de tête, surtout le 11, le 12 et le 15 du mois. Étant le 16 au Conseil, il en fut plus pressé qu'à l'ordinaire, et ne laissa pas de dîner, croyant dissiper ce mouvement de vapeurs. Mais le léger frissonnement qu'il ressentit incontinent après le repas, se convertit en un froid très sensible, avec tremblement et grincement des dents, sur les quatre heures après midi, et la fièvre s'alluma ensuite insensiblement, avec grande douleur de tête, nausées, douleurs d'estomac, inquiétudes et vapeurs qui troublaient la liberté de la respiration [...]. Sur les neuf heures il fut saigné, et le sang me parut beau et louable, les urines quasi naturelles, et les excréments du ventre qui s'ouvrit naturellement bien conditionnés [...] [puis] les accès [de fièvre] me parurent si considérables, pour les premiers, par la grandeur et la multiplicité de leurs accidents, et si prêts à se joindre par leur traînement et leur longueur, que, de peur de n'avoir pas de temps pour l'usage du quinquina, et empêcher que la continue ne nous surprit [la fièvre qui par sa durée devenait l'expression d'une infection grave], sur les dix heures du soir, que la fièvre nous parut fort vive, je commençai à lui faire prendre une dose de ce remède que nous continuâmes toute la nuit de quatre heures en quatre heures, réveillant exprès Sa Majesté pour ce sujet, laquelle nous parut encore dans une véritable intermission sur les huit heures du matin, le 18 [...]. Dans chaque verre de quatre onces, je lui faisais mêler demi-drachme de quinquina en poudre, et lui en donnais une dose de quatre heures en quatre heures tant le jour que la nuit. Cela nous réussit si heureusement, que la fièvre cessa le lendemain, 19 du mois [...]. Le 22 il s'habilla, prit l'air et vécut de la même manière. Le 23, il fut à la messe dans la tribune, vécut de même, tenant conseil à son ordinaire. » L'état fébrile dont souffraient alors tous les courtisans ne pourrait avoir trouvé meilleure description qu'au travers de celui qui toucha le Roi. En la circonstance, il semble difficile de faire reproche à Daquin d'avoir mal observé la grippe du souverain, ni d'avoir manqué la seule solution thérapeutique qui s'offrait à lui, celle du quinquina. Elle marque sans aucun doute la naissance d'une pharmacologie objective et confère enfin au médecin un rôle qu'il attendait depuis longtemps ; celui d'administrer enfin une drogue dont il escompte, à partir de son expérience, des effets bienfaisants et, qui plus est, sans en craindre, comme avec l'antimoine par exemple, de fâcheuses conséquences. Une fois de plus, la poudre des jésuites, le remède de l'Anglais, celui que vante déjà depuis tant d'années madame de Sévigné, sera restée à la hauteur de sa réputation. N'écrivait-elle pas déjà le 6 octobre 1680, sur un ton d'évidence, à sa fille : « La maladie de vos Grignan a été des plus communes, sans aucun incident. Ils ont pris du remède de l'Anglais [...]. Le remède leur a fait merveille comme à lui. Ils sont sans fièvre. » Ce recours au quinquina, Daquin en usa tout au long de l'année 1688 pour le bien du Roi, qui fut à plusieurs reprises entre mai et août fiévreux, asthénique et goutteux. À la fin de l'été alors que le souverain a retrouvé une bonne santé, il affirme serein : « Cet heureux rétablissement, qui n'avait pu s'avancer par quantité de saignées et de purgations, n'est dû qu'au seul quinquina bien et longtemps administré. » Madame de Sévigné, que ce fait contredit sévèrement (souvenons-nous de ce qu'elle disait de Daquin, à propos du quinquina), ne manque pas de s'en faire l'écho dès le 15 juin : « Demandez au Roi et à monsieur de Louvois : le maître et le ministre sont tous deux chicanés par des retours de fièvre mal guérie par le quinquina qui non seulement leur donne beaucoup de chagrin, mais en vérité à tout le monde pour la personne de Sa Majesté [qui resta au lit quelques jours]. Il a fallu pourtant qu'il soit revenu au quinquina, qu'il avait quitté, et il a déjà commencé à faire son effet. Enfin c'est une chose étrange que la fragilité de nos machines, et la part que prend notre pauvre âme à leurs bonnes ou à leurs mauvaises dispositions. »

C'est souvent que l'on observait à Versailles ces fièvres tierces qui n'épargnaient ni le Roi ni ceux de son entourage. Les travaux y battaient alors leur plein. On sait qu'ils furent à l'origine, chez les ouvriers, de maladies, d'épidémies parfois mortelles, et que le paludisme infestait les territoires marécageux que l'on bouleversait. Le Roi visitait sans cesse les chantiers et s'exposait à ces fièvres qui cédaient facilement à la prise de quinquina, dont on extrairait plus tard la quinine, premier remède préventif et curatif du paludisme. Pour la Marquise, son effet sur le Roi ajoute à ce qu'elle en pense. Comment en serait-il autrement ? Les « miracles ordinaires » qu'accomplit le quinquina sur le Roi, preuve s'il en était de ses pouvoirs, deviennent pure joie lorsqu'ils soulagent les membres de sa famille (16 octobre 1688).

On reparlera du quinquina à Grignan. Marie, qui a rejoint sa famille en Provence, écrit à Bussy-Rabutin le 12 juillet 1691 cette lettre guillerette : « Il y a huit mois que je suis ici. Je vous mandai le courage que j'avais eu d'y venir de Bretagne. Je ne m'en suis pas repentie : "Je le ferais encor si j'avais à le faire." [Toujours ce goût de la Marquise pour Corneille.] Ma fille est aimable, comme vous le savez ; elle m'aime extrêmement. Monsieur de Grignan a toutes les qualités qui rendent la société agréable. Leur château est très beau et très magnifique. Cette maison a un grand air ; on y fait bonne chère et on y voit mille gens. Nous y avons passé l'hiver sans autre chagrin que d'y voir le maître de la maison malade d'une fièvre dont le quinquina a eu toutes les peines du monde à le tirer, tout quinquina qu'il est. Enfin, il est guéri. Il a fait un voyage à Aix, où l'on a été ravi de le revoir. D'un autre côté, mon fils est venu encore de Bretagne prendre des eaux en ce pays [à Vals ou à Digne], où la bonne compagnie, qu'il augmente fort par sa présence, lui fait plus de bien que tout autre remède. Nous sommes donc ici tous ensemble. Il y a une jeune petite Grignan que vous ne connaissez pas, qui tient fort bien sa place [Pauline]. Elle a seize ans, elle est jolie, elle a de l'esprit ; nous lui en donnons encore. Tout cela ensemble fait fort bien et trop bien, car je trouve que les jours vont si vite, et les mois et les années, que pour moi, mon cher cousin, je ne puis plus les retenir. Le temps vole et m'emporte malgré moi. J'ai beau vouloir le retenir, c'est lui qui m'entraîne et cette pensée me fait grand peur ; vous devinez à peu près pourquoi. » C'est l'une des lettres les plus émouvantes de Marie. Elle y exprime sans doute les conditions d'un bonheur qu'elle a rarement réunies. Par le rassemblement de tous ceux qu'elle aime, en un lieu dont elle apprécie la beauté et dont elle peut tirer quelque vanité, ce à quoi elle n'est pas insensible, et aussi par le sentiment de sa précarité, car elle sait qu'il ne s'agit que d'un moment bref et entrevoit la perspective d'une mort prochaine, inéluctable. Le comte de Grignan survivra à sa femme plus de neuf années.

Si la santé de son gendre ne préoccupa pas à l'excès madame de Sévigné, celle du jeune frère de celui-ci, Joseph de Grignan, le Chevalier, la retint bien davantage. Il était né neuf ans après le Comte et il semble qu'il n'ait pas été indifférent à la Marquise. Elle eut souvent l'occasion de vivre dans son intimité à Paris, dans son hôtel où elle l'hébergea, lorsque ses devoirs l'appelaient auprès de la Cour. Voué à l'armée, il fréquentait Versailles et partageait avec la Marquise une partie de son temps. Sa santé fut moins florissante que celle de son frère, et il semble que, dès l'année 1676, il ait présenté les symptômes d'un rhumatisme sévère. Il n'avait que 35 ans. La Marquise mentionne un an plus tôt déjà quelques poussées fébriles sans lendemain. Mais le 12 février 1676, elle s'interroge sur la nature du mal qui atteint le Chevalier : « Ma fille, il n'est plus question de moi, je me porte bien, c'est-à-dire autant que l'on se porte bien de la queue d'un rhumatisme, car les enflures s'en vont si lentement que l'on perdrait fort bien patience, si l'on ne sortait d'un état qui fait trouver celui-là fort heureux. » Nous savons ce qu'il en est vraiment et nous trouvons la Marquise bien optimiste alors qu'elle émerge à peine de sa propre crise articulaire. Elle ajoute : « Est-il vrai que le chevalier de Grignan se soit trouvé depuis dans le même embarras ? Je ne comprends point ce qu'un petit glorieux peut faire d'un mal qui commence d'abord à vous soumettre, pieds et poings liés, à son empire. On dit aussi que le cardinal de Bouillon n'est pas exempt de cette petite humiliation. Oh le bon mal ! et que c'est bien fait de le voir un peu jeté parmi les courtisans ! » Terrible Marie.

Le 16 juin on parle encore de fièvre, qui « quitte » le Chevalier, mais c'est à Vichy qu'on le retrouve en compagnie de madame de Sévigné, elle-même en cure, en septembre 1677. Elle écrit à Françoise : « Demandez au chevalier de Grignan si je n'ai pas bien soin de lui, si je ne lui donne pas un bon médecin, et si moi-même je n'en suis pas un admirable. Je n'eusse jamais cru voir à Vichy les chiens de visage que j'y vois. Comme on est toujours rassemblé, ce qu'il y a de meilleur se met ensemble, et cela compose une fort bonne compagnie. Je traite fort sérieusement la santé du Chevalier, et je verrai les commencements de ses remèdes, et le laisserai en bon train avant de partir. » Elle le laisse seul à Vichy alors qu'elle repart à Langlard, chez l'abbé Bayard, où il viendra la retrouver, pour deux jours avant de retourner à Vichy ; elle avait fait étape chez cet abbé, à l'aller. Elle l'entoure beaucoup ce cher chevalier. En le quittant elle se réjouit de lui avoir procuré « mille petits présents, et des visites agréables, et un bon médecin, dont il se trouvera à merveille » (25 septembre). Elle s'en occupe tellement qu'elle attend de son médecin qu'il « lui rende compte de cette santé que je lui ai laissée entre les mains » (4 octobre). C'est une façon de faire peu respectueuse du secret médical, mais Marie s'implique tant à soigner les autres qu'elle se croit digne de le partager. Il est vrai que l'état du Chevalier, qui va s'aggraver malgré cette cure, stimule sa compassion. « Je viens de voir ce pauvre Chevalier. Il a mal au cou et à la cuisse ; il est au lit. Cette humeur de rhumatisme ne la quitte pas. De loin, j'ai plus de pitié que les autres de cette sorte de mal. [Elle en souffre encore, ô combien !] Je ne crois pas qu'il soit longtemps dans cette douleur ; il sent courir ses sérosités. Il lui faudrait présentement une bonne douche, si la saison le pouvait permettre » (10 novembre).

Joseph de Grignan souffre incontestablement d'un vrai rhumatisme, se manifestant par poussées fébriles successives et laissant à chaque fois une atteinte inflammatoire ou d'une main, ou d'un coude ou d'un genou qui le confine au lit, que lui offre volontiers madame de Sévigné en son hôtel Carnavalet. Il est vrai que, lorsqu'il va mieux, elle le charge de régler à la Cour les affaires des Grignan et que cela ne lui est pas indifférent. Mais au retour des grands froids, il est l'objet d'une grave rechute, il « est incommodé d'une hanche ; c'est une étrange chicane que celle que lui fait ce rhumatisme », écrit-elle à sa fille le 3 janvier 1680. Il en sera ainsi tout au long des ans, que ce soit à Grignan, qu'une poussée de fièvre l'empê-che de quitter, ou à Paris, où il a retrouvé ses occupations.

Trois ans plus tard, le 8 janvier 1683, Marie nous apprend qu'il n'existe aucun répit dans la maladie de Joseph de Grignan : « Le pauvre Chevalier est ici [à Paris] depuis six semaines, accablé de rhumatisme. » Elle attend alors le couple Grignan, qui a décidé de la rejoindre, et la présence du Chevalier complique quelque peu la répartition des chambres de Carnavalet. Lorsque arrivent le Comte et Françoise, elle écrit à Guitaut ce qu'elle craint d'un encombrement qui oblige le Comte, dont le Chevalier occupe la chambre, à faire chambre commune avec sa femme. Il en résulte une nouvelle grossesse. « Le Chevalier, rhumatisé depuis deux mois, a fait une presse sur les logements » (26 janvier). Du Chevalier et de sa santé se distillent les nouvelles : la suivra-t-il à Livry en octobre 1684 après avoir pris ses eaux ? Car il est retourné à Vichy et la cure ne lui a pas bien réussi. Marie souhaite que les capucins fassent mieux. Elle est aux Rochers (novembre 1684), où ils sont rois. Capucins ou pas, la santé du Chevalier ne s'améliore guère. Ainsi le 29 avril 1685 dans le cours d'une longue lettre écrite par Marie depuis Rennes, alors qu'elle n'a des nouvelles du Chevalier que par l'intermédiaire de Françoise, lit-on : « Je suis fort en peine du Chevalier ; vous me présentez son mal d'une étrange manière. Il est bien malheureux que les pilules, si salutaires à tout le monde, lui soient si mauvaises ; c'est cela qu'on doit appeler des maux et des douleurs, quand on n'a point de situation et qu'on étouffe. J'en suis vraiment affligée. » Le 20 juin, on apprend qu'il ne marche point, qu'on le porte. « J'en ai le cœur serré, dit-elle. Il y a un siècle qu'il n'est pas allé à Versailles ; cela est fâcheux par bien des raisons. » Marie ne perd jamais de vue ses intérêts, même le cœur serré. Le 1er août, on la sent tout de même très inquiète : « Pour celui [l'état] du pauvre Chevalier, je ne m'y accoutume pas. Quoi ? ce visage de jeunesse et de santé ! Quoi ? cet âge qui ne sort qu'à peine de la jeunesse est compatible avec l'impossibilité de marcher ! On le porte comme Saint-Pavin ! Ma bonne, je baisse la tête, et je regarde la main qui l'afflige. Il n'y a vraiment que cela à faire ; toute autre pensée n'est pas capable de nous apaiser un moment. J'ai senti cette vérité. »

Une fois encore Marie, à cours de remèdes, évoque la Providence face au terrible destin que vit cet homme de 44 ans, pour lequel il n'existait aucun remède. Elle ne sait plus quel soin lui recommander. Une idée tout de même : lui proposer une nouvelle cure ! Pas à Vichy, qui ne fut suivie d'aucun effet, mais Balaruc, dont elle a entendu parler. Ces eaux lui seraient-elles secourables ? Marie demande à Guitaut de lui en préciser les vertus : « Ne sont-elles pas vos voisines ? Pour quels maux y va-t-on ? Est-ce pour la goutte ? Ont-elles fait du bien à ceux qui en ont pris ? En quel temps les prend-on ? En boit-on ? S'y baigne-t-on ? Ne fait-on que plonger la partie malade ? Enfin, monsieur, si vous pouvez soutenir avec courage l'ennui de ces quinze ou seize questions, et que vous vouliez bien y répondre, vous ferez une grande charité à un des hommes du monde qui vous estime le plus, et qui est le plus incommodé de la goutte » (27 janvier 1687). Avouons que la Marquise pensait bien et que ses questions pourraient avoir été posées par un homme de l'art. La goutte est le seul diagnostic évoqué ; il recouvrait alors l'ensemble des manifestations articulaires aiguës récidivantes et il n'est pas étonnant que la Marquise en utilise le terme, même s'il est impropre. Il n'en était guère d'autres.

Notons aussi l'empressement qu'elle met à venir au secours du Chevalier. Il s'est établi entre elle et lui une amitié complice que leur rhumatisme commun a peut-être renforcée, mais surtout un goût à vivre ensemble. La confidence qu'elle fait à sa fille, le 6 octobre 1688, est à cet égard fort éloquente : « Monsieur le Chevalier et moi nous nous cherchons si naturellement que vous ne devez pas douter, ma chère bonne, que cette petite chambre [le logement du rez-de-chaussée de l'hôtel Carnavalet réservé aux Grignan quand ils venaient à Paris] ne soit ma demeure ordinaire, mais vous nous y manquez toujours, et d'une manière fort sensible. Vos portraits, qui sont autour de nous, ne nous consolent pas. Il nous faut notre chère comtesse, que nous ne trouvons plus, et sur cela les yeux rougissent ; tout est perdu [...]. Nous mangeons ensemble ; nous sommes dans une parfaite intelligence, et il est vrai que plus on connaît monsieur le Chevalier sur ce ton-là, plus on l'aime et on l'estime. Il me paraît que mon commerce ne lui déplaît pas [...]. Monsieur le Chevalier a eu la goutte terrible aux deux mains. Vous verrez aujourd'hui qu'il est en état d'écrire. » Cette confidence de Marie, la soixantaine passée, contiendrait comme les restes d'une coquetterie facile à exprimer aux yeux de cet homme jeune que la maladie retient auprès d'elle et que la parentèle débarrasse de toute possibilité de commérage. Toujours est-il qu'elle partage ses jours avec lui. Le 18 octobre : « Le temps est horrible ici. Le Chevalier est toujours très incommodé de la faiblesse de ses jambes ; il n'a plus de douleurs et c'est ce qui fait sa tristesse. Il a grand besoin de la force de son esprit pour soutenir un état si contraire à tout ce qu'il devrait faire [...]. Nous mangeons ensemble matin et soir. Je mange fort bien, ma chère bonne ; ne croyez pas que je sois assez sotte pour me laisser mourir de faim. Les soirs une petite poularde ; le matin, de bon potage, de la volaille ou du veau, de bons choux ; j'y ajouterai du riz pour vous plaire. » Même si ce régime ne favorisait peut-être pas la goutte de notre patient, si telle était la cause de son infortune, il y a de l'allégresse dans ce ton-là comme si ces bons repas partagés étaient tout simplement pour elle des moments bénis que lui accorde la mauvaise santé d'un chevalier qui, nanti de ses deux jambes, passerait sans doute son temps en une autre compagnie. Ou à l'armée, dont son pauvre état le contraint à y renoncer précisément au même moment. Voire à la Cour, où sa présence est importante d'autant plus que Louis-Provence commence à s'y montrer. Le 3 novembre 1688, Marie écrit à Françoise : « Il faut espérer que monsieur le Chevalier sera en état d'aller à la Cour ; c'est un de vos malheurs que le dérangement de sa santé. Cette souris de douleur qui lui court à une main, puis à l'autre, est aujourd'hui sur le genou et l'empêche d'aller dîner chez Dangeau, comme il le croyait hier. Cela est pitoyable, mais comme il n'a rien de violent, s'il peut enfin aller à Versailles, c'est de lui, ma chère, que vous recevrez les bons et véritables services. » Deux jours plus tard : « Je suis dans la chambre de Monsieur le Chevalier. Je le garde, moi, indigne. Il est au lit ; il vous écrira pourtant car son mal est au genou. Il croit à tout moment en être quitte. » Mais il ne l'est pas, ce qui a fait écrire à la Marquise quelques lignes plus haut : « À quoi ne vous serait-il pas bon à Versailles, et pour votre fils et pour vos affaires ? » Le regret pointe, un reproche maquillé, qu'elle ne peut manquer d'exprimer pour s'en excuser aussitôt par : « Il ne faut pas s'arrêter sur cet endroit : Dieu le veut. Sans cette pensée que ferait-on ? »

Le 19 novembre, on apprend que le Chevalier a pu se rendre à Versailles et Marie déborde de joie : « J'en fus ravie. Quand il est ici, j'en profite sur la douceur de sa société ; quand il est là, je suis ravie encore, parce qu'il est parfaitement bon pour toute la famille. » C'est qu'il n'en rapporte que d'heureuses nouvelles. La contusion de Louis-Provence fut du meilleur effet à la Cour et madame de Maintenon même s'en est émue, et tant d'autres bonnes nouvelles concernant, on le suppose, les affaires des Grignan. Malgré sa « goutte », le Chevalier règle les affaires de la famille, et la Marquise veille, sans déplaisir, à son chevet : « Je suis présentement dans sa chambre [qu'apparemment elle ne quitte guère]. Il a eu des douleurs à la main droite cette nuit » (7 janvier 1689).

Comme chaque hiver, il semble que la rechute rhumatismale soit rude. Le Chevalier en est déprimé. Marie voudrait bien le consoler, l'amuser un peu, « mais la noirceur de la goutte lui rend tout indifférent. Je serais trop heureuse d'être bonne à quelque chose, mais je suis fort inutile, à mon grand regret ». Sans doute percevons-nous, en cet instant, chez madame de Sévigné la résignation douloureuse qui s'imposait au malade et à ceux qui tentaient de l'assister lorsqu'ils avaient compris qu'il n'était nul moyen capable de modifier le cours inéluctable du mal qui les accablait. Que de souffrance distillée au long des jours sans le moindre analgésique et sans le moindre espoir, sinon celui que l'on plaçait dans la Providence ! Au diable même les liqueurs des capucins, les purges, les saignées, les formules insipides des apothicaires ! Personne n'y croit plus ! Ils ont tous été essayés sans effets ou avec des effets fort inattendus.

Existe-t-il une éclaircie ? À la fin de ce mauvais mois de janvier, Marie s'en réjouit. Elle est l'occasion d'apprécier combien elle est désormais liée au « pauvre Chevalier », et de quelle manière ! C'est qu'il est devenu pour elle le confident quotidien de ses inquiétudes avec ses enfants et surtout Françoise. En un mot, elle ne peut plus s'en passer. Elle exprime à son égard le même instinct de possession que celui qu'elle a toujours exprimé avec Françoise. Avec plus de précaution toutefois, avec quelqu'un de sexe différent, et les nuances qui conviennent, mais aussi la secrète satisfaction qu'elles recèlent.

Marie confie à sa fille le 31 janvier, alors que le Chevalier part quelques jours à Versailles : « J'en suis fâchée parce qu'il m'ennuiera de ne le point voir. Nous nous raillons, nous parlons de vous. Je suis encore bien plus tombée des nues quand il n'est pas là. » Est-il aveu plus franc de ce besoin de lui ? En mai 1689, le Chevalier a l'intention de se rendre aux eaux de Balaruc ; Marie en fait part à Françoise, le 5, depuis Caen, sur la route des Rochers : « J'ai vu l'approbation naturelle que nos capucins donnèrent à ces eaux, et comme ils le confirmèrent dans l'estime qu'il en avait déjà. Il faut lui laisser placer ce voyage comme il l'entendra. » C'est Françoise, restée à Paris, qui désormais donnera des nouvelles du Chevalier à sa mère. Dès le 11 mai, celle-ci lui répond : « Je suis touchée des maux de ce pauvre Chevalier ; voilà ce qui m'a fait regretter d'être partie. Quelle patience ! Quel courage ! Je suis très sensible à ces maux. Vous me faites un grand plaisir de me dire qu'il a quelque estime pour moi ; il n'y en a guère au monde qu'on souhaite autant. » Ainsi, ce sont les malheurs du Chevalier qui font regretter à la Marquise d'être partie ? Et non pas la séparation d'avec Françoise ? Ou du moins les deux raisons, tant il est vrai que le Chevalier a pris place dans sa vie, à la manière d'un autre enfant, de cinq ans plus âgé que sa fille. Elle s'étonne qu'il puisse hésiter à se rendre à Balaruc alors même qu'elle l'y avait décidé. Le 3 juillet, à la réception du courrier de Françoise aux Rochers, elle répond : « Cette lettre m'apprend l'arrivée de monsieur le Chevalier avec un mauvais visage, ne se soutenant point du tout, une poitrine malade. Savez-vous ce que j'ai fait en lisant cette lettre ? J'ai pleuré comme vous tous, car je ne soutiens pas une telle idée, et j'y prends un intérêt sensible, comme si j'étais de la vraie famille. J'espère que l'air et le repos le remettront en meilleur état. Vos soins ont accoutumé au succès. Je le souhaite de tout cœur, et je vous conjure de l'en assurer. Dites-moi dans quelle chambre vous l'avez mis, afin que je lui fasse des visites. »

Afin de le suivre depuis la Bretagne en imagination, dans son cadre et de s'y croire plus près de lui, tout comme elle le fait depuis toujours avec Françoise, et peut-être agir par la pensée sur son destin. Ne croit-elle pas à la poudre de sympathie ? L'inquiétude de Marie se fixe désormais sur l'état du Chevalier. Nous la retrouvons avec les mêmes expressions, au rythme rapproché de sa correspondance, dans les mêmes termes que ceux dont elle usait avec Françoise. Le 6 juillet, trois jours plus tard, Marie reprend : « Vous m'affligez, ma fille, de me représenter monsieur le Chevalier comme vous faites ; je ne l'ai jamais vu avec de telles vapeurs, ni une poitrine si malade. Comment ne seriez-vous point touchée de le voir porter dans ces appartements ? Vous m'en faites venir les larmes aux yeux. Il y a longtemps que je fais de tristes réflexions là-dessus. Quel homme ! À quel âge ! Où est-il ? Où devrait-il être ? Quelle réputation ! Quelle fortune étranglée, suffoquée ! Quelle perte pour votre fils ! Voilà de grands sujets de méditation, mais il y faut ajouter : c'est que Dieu le veut ainsi. À cela, l'on n'a rien à dire. Il faut baisser la tête et souffrir ; nous ne sommes pas les plus forts. » Des accents que Bossuet ne démentirait pas. Elle ne les reprend guère dans l'exquis ajout qu'elle destine au Chevalier. « J'ai une sensible joie, monsieur, au milieu du chagrin que me donne votre mauvaise santé, de voir de votre écriture. Je vous remercie de cette complaisance, et je vous trouve bien mieux par ce que vous me mandez que par les relations de ma fille. » Elle lui souhaite un heureux effet des eaux de Balaruc. Ces eaux qu'il ne rejoindra qu'en septembre, elle va jusqu'à espérer, avec beaucoup d'illusion, qu'elles lui permettent d'être en état de servir dans la guerre du Dauphiné contre les protestants révoltés. Il semble que les bienfaits des bains n'aient été que de courte durée, car, dès le 26 octobre, Marie confirme leur échec et la reprise de la maladie du Chevalier. Qu'en est-il du quinquina ? Le 13 novembre, Marie s'interroge sur les effets de sa drogue miracle : « Je suis en peine de la santé de monsieur le

Chevalier et de l'effet du quinquina, redonné dans sa dose ordinaire ; sa chaleur contre celle du sang du Chevalier me fait souvenir de ce qu'on dit quelquefois : quand brave rencontre brave, brave demeure. Nous espérons que ce brave quinquina fera demeurer tout court ce brave sang. Dieu le veuille ! Il est bien difficile à dompter. » Il n'aura guère d'effet, pas plus que le soufre nerval que lui recommande Charles de Sévigné. En serait-il de même du soleil de Provence dont on suppute avec Françoise les actions qu'il pourrait avoir sur le mal du « pauvre Chevalier » ?

Le 11 juin 1690, Marie se désole de ce que rien n'améliore sa triste santé : « Je suis dans une véritable peine de la santé de monsieur le Chevalier. Je connais ces traîtres rhumes, et cette traîtresse goutte qui se glisse à la faveur de cette première incommodité ; je vois ces respirations précipitées, qui m'ont effrayée comme vous. Dieu sait à quel point je suis touchée de cet état, et combien je souhaite de bon cœur, qu'il change et qu'un pied ou un genou, qui le fasse crier, nous rende à nous-mêmes la respiration plus libre. » C'est le dernier propos que nous ayons de Marie concernant le Chevalier. Nous ne savons rien de ce que devint ce grave rhumatisme inflammatoire, sinon qu'il le supporta jusqu'en 1713, année où il mourut.

Sa bru

Le 5 août 1684, la Marquise écrivait à son fils : « Il est vrai mon très cher que, jusqu'à ce que vous ayez épousé mademoiselle de Mauron, vous avez été prêt à vous pendre ; vous ne pouviez mieux faire mais attendons la fin. » Il ne lui faut guère longtemps pour juger celle que son fils a épousée le 8 février. Le 27 septembre, rappelons ce qu'elle confie à Françoise : « Ma belle-fille n'a que des moments de gaieté, car elle est tout accablée de vapeurs. Elle change cent fois le jour de visage sans en trouver un bon. Elle est d'une extrême délicatesse. » Marie tire avantage de l'asthénie de cette pauvre bru. Elle poursuit un peu plus loin : « Cette petite femme-ci fait bien pitié ; c'est un ménage qui n'est point du tout gaillard. » On se souvient des tourments de Charles. Marie ne cherche pas trop sa compagnie et sa bru fait de même. Alors que Charles est parti pour Rennes afin de traiter ses « clous », le 1er octobre 1684, elle écrit : « Sa femme est autour de moi, entendant très bien la partie que je fais avec elle de ne la voir aujourd'hui [...]. Je vous assure que cela est fort commode. Elle a de très bonnes qualités, du moins je le crois, mais dans ce commencement, je ne me trouve disposer à la louer que par des négatives : elle n'est point ceci, elle n'est point cela ; avec le temps je dirai peut-être : elle est cela. Elle vous fait mille jolis compliments, elle souhaite d'être aimée de nous, mais sans empressement : elle n'est donc point empressée. Je n'ai que ce ton jusqu'ici. Elle ne parle point breton ; elle n'a point l'accent de Rennes. J'approuve fort de ne mettre autour de mon chiffre que madame de Sévigné. Il ne m'en faut pas davantage. On ne me confondra point pendant ma vie, et c'est assez. » Tout cela n'est pas précisément aimable.

Soyons certain que s'il existe une nouvelle Marquise de Sévigné, l'ancienne sait bien qu'il n'en est et qu'il n'en existera qu'une. De rivale, il n'en sera point. Le 8 octobre, elle concède quelque qualité positive à sa bru : « Mon fils revient aujourd'hui de Rennes. En son absence, j'ai causé avec sa femme. Je l'ai trouvée toute pleine de raison, entrant dans nos affaires du temps passé comme une personne, et mieux que toute la Bretagne ; c'est beaucoup de n'avoir pas l'esprit fichu de travers, et de voir les choses comme elles sont. » Enfin une louange négative qui a son prix. Ce qui ne lui confère pas bonne santé.

Le 5 novembre : « Ma belle-fille ne sort pas ; elle est dans les remèdes des capucins, c'est-à-dire des breuvages et des bains d'herbes, qui l'ont fort fatiguée sans aucun succès jusqu'ici. Ainsi ne sommes-nous point en train ni en humeur de faire des promenades extravagantes. » Ambiance morose des hivers aux Rochers, que n'anime guère une bru sans éclat. Le temps y est épouvantable, de telle sorte que Marie ne sort même plus. « Il y a quinze jours que nous ne songeons pas qu'il y a ici des allées et des promenades, tant le temps est effroyable » (15 novembre). Sa belle-fille avale pendant ce temps-là tous les remèdes chauds et violents des capucins sans en être seulement « émue », ce qui apparemment déçoit. On l'imagine accrochée à de multiples petits maux auxquels elle oppose sans discernement l'une ou l'autre des concoctions capucines.

Le 28 janvier 1685, Marie, à la fin de sa lettre, au milieu des grâces qu'elle adresse à Françoise, inscrit entre deux propos étrangers : « Votre belle-sœur est bien loin de craindre les hémorragies ; elle voudrait un remède qui lui pût faire connaître qu'elle a du sang dans les veines. » Serait-ce là l'origine des breuvages que cette bru stérile avale sans discernement ? La jeune marquise serait-elle aménorrhéique ? Un souci pour Marie, qui aimerait sans doute que son fils ait une descendance. Souci d'autant plus qu'elle n'ignore rien du mal qui pourrait avoir rendu Charles, lui-même, stérile. À qui les torts ? À Charles ? À cette chétive et pâle Jeanne-Marguerite ? Ce souci lui est soudain revenu alors qu'elle terminait sa lettre à Françoise avec laquelle elle le veut, à l'instant, partager. Le 14 février, Marie commente la santé de sa bru : « Mon fils et sa femme sont à Rennes de lundi ; ils y ont quelques affaires, et je trouve cette petite femme si malade, si accablée de vapeurs, des fièvres et des frissons de vapeur à tous moments, des maux de tête enragés, que je leur ai conseillé de s'approcher des capucins. Ils viendront peut-être de Vannes, où ils sont, ou bien ils écriront. » Un tableau de dystonie neurovégétative typique qu'aucune drogue, fût-elle des capucins, ne guérira.

D'ailleurs, ceux-ci l'ont bien compris ; ils abandonnent la partie. « Ils ont envoyé un dernier remède à ma belle-fille après lequel ils n'ont plus rien à dire, mais comme ils ne sont point charlatans, et qu'ils ne promettent rien, ils ne sont point embarrassés quand ils n'ont point tout le succès qu'ils désirent ; il est vrai que cela n'arrive pas souvent » (20 juin 1685). La retrouvant à Rennes, le 11 mai 1689, il semble pourtant que Marie ait une meilleure impression de la santé de sa bru : « Ma belle-fille regarde les Rochers du coin de l'œil, comme moi mourant d'envie d'aller s'y reposer ; elle ne peut soutenir longtemps l'agitation que donne l'arrivée de madame de Chaulnes. Nous prendrons notre temps. Je l'ai trouvée toujours fort vive, fort jolie, m'aimant beaucoup, fort contente de vous et de monsieur de Grignan ; elle a un goût pour lui qui nous fait rire [car elle ne l'a jamais vu]. Mon fils est toujours aimable, et me paraît fort aise de me voir. Il est fort joli de sa personne ; une santé parfaite, vif et de l'esprit. Il m'a fort parlé de vous et de votre enfant, qu'il aime ; il a trouvé des gens qui lui en ont dit des biens dont il est touché et surpris, car il a, comme nous, l'idée d'un petit marmot, et tout ce qu'on en dit est solide et sérieux. » Projet entretenu et non exaucé !

Il n'est plus question de la santé de la bru, qui « a bien du soin de moi, sans contrainte, et toujours cette sainte liberté » qui rend si faciles leurs rapports (26 juin 1689 à sa fille), et le même jour à Du Plessis : « Mon fils est à Rennes [en mission de commandement]. Ma belle-fille est ici. Nous lisons ; nous nous promenons ; nous prions ; nous travaillons ; nous recevons des lettres ; nous écrivons. Hélas ! mon cher monsieur, en voilà plus qu'il n'en faut pour faire passer les jours trop vite. » Quelques jours plus tard, nous apprenons de Marie que, « depuis que nous n'avons plus mon fils, je lis pour épargner la petite poitrine de sa femme ». Au travers de ce devoir se profile un net rapprochement des deux marquises : « Nous nous sommes une compagnie. » Compagnie composée de deux natures fort opposées. Jeanne-Marguerite l'écrit à sa belle-sœur. Elle se dit si petite et si délicate par opposition à Marie, si grande et si forte (29 juin 1689). Compagnie qui s'entretient de religion et de la Providence pendant qu'il pleut et qu'il vente et qu'il « fait un peu triste ». « Je vois que monsieur Nicole ne veut point que l'on se plaigne du temps. Pour ma Providence, je ne pourrais pas vivre en paix, si je ne la regardais souvent. Elle est la consolation des tristes états de la vie, elle abrège toutes les plaintes, elle calme toutes les douleurs, elle fixe toutes les pensées, c'est-à-dire elle devrait faire tout cela, mais il s'en faut bien que nous soyons assez sages pour nous servir si salutairement de cette vue ; nous sommes encore trop agités et trop sensibles. » Peut-être toutes deux étaient-elles moins exposées aux discours des capucins et plus résignées aux petits maux quotidiens. Sages en tout cas pour savoir être bien ensemble tout en se réservant chaque jour deux ou trois heures de liberté.

Une sagesse parfois mise à l'épreuve. Car il fallait aussi en ce temps compter avec les accidents de transport. Souvenons-nous de la noyade dont Coulanges sauva la Marquise quand son carrosse versa dans une mare. En cette fin décembre 1689, on apprend dans une lettre datée du 18 et destinée à sa fille que le couple de Charles a eu un accident : « Ma belle-fille a mal à la tête. Elle a versé dans son petit voyage ; elle s'est cognée. Et deux de ses belles juments, qu'on avait dételées, se sont échappées ; on ne sait encore où elles sont. Mon fils en est en peine ; voilà un petit ménage affligé. Ils vous en parleront mercredi. » Cet accident semble avoir davantage marqué la Marquise du fait de la perte envisagée des deux juments que des contusions de sa bru. Le 21, elle écrit : « Je recommence ma chère Comtesse, à l'endroit où je vous quittai dimanche. Les belles petites juments étaient échappées ; elles coururent long-temps, comme fait la jeunesse quand elle a la bride sur le cou. Enfin, l'une se trouve à Vitré, l'autre dans une métairie [...]. Les deux petites bêtes sont dans l'écurie fort gaillardes, au grand contentement del caro signore. » Pas un mot sur la bru. Et ce qu'ajoute Charles sur la lettre de sa mère confirme le sentiment que les chevaux gardaient dans son esprit une fort belle place : « Il est vrai que c'est un assez grand contentement que ces deux petites juments soient en bonne santé dans l'écurie, et plus grande encore que votre belle-sœur, après avoir eu deux jours la tête fort étonnée, soit tout à fait remise de sa chute. Ces petits accidents sont bons pour faire sentir le bonheur d'en être sorti. » On se réjouit que son contentement soit plus grand encore lorsqu'il évoque son épouse plutôt que ses juments, mais sans doute faut-il en déduire que les plaies et

bosses de celle-ci ne méritaient guère beaucoup plus d'attention. Jeanne-Marguerite nous le confirme d'ailleurs elle-
même, lorsqu'elle ajoute aux propos de son époux et à desti-
nation de Françoise : « Je vous jure, ma chère sœur, que je ne
quitterai plus madame de Sévigné. Je tombe, je culbute, je me
casse la tête, dès que je ne suis plus sous sa protection, mais je
suis beaucoup plus sensible aux prospérités de mon joli cousin
[Louis-Provence] qu'à mes petits malheurs. » Voilà qui est clair
et d'ailleurs nul n'en reparlera.

Ira-t-elle aux eaux de Bourbon comme son époux l'avait
annoncé en décembre 1689 ? On en parle encore en
avril 1690. La Marquise précise que s'il n'est plus question
pour elle de s'y rendre, « peut-être ma belle-fille ira dans
l'autre saison avec sa mère et sa tante, sans dot, c'est-à-dire
sans qu'il lui en coûte un sou ; cela rend les eaux meilleures ».
Ce qu'elle fait avec elle bien volontiers, c'est de se purger.
2 juillet 1690 : « Pour ma santé, elle est si parfaite que je n'ai
qu'à remercier Dieu. Tout de bon, je ne mérite pas un si
grand bien. Je ne laisse pas de me purger, et je le ferai de
temps en temps, parce que j'y suis accoutumée, et que mon
fils se purge aussi assez souvent, et ma belle-fille par compagnie, et ils me pressent toujours de faire comme eux. C'est
une débauche. Nous n'avons que cela à faire, et notre médecine est une limonade si peu dégoûtante que je ne prends que
de la coriandre après mes deux verres, et cela fait fort bien. Je
crus que, devant les chaleurs, ce serait une chose prudente.
J'en ferai encore autant au mois de septembre ; la partie en est
faite. Et voilà, sincèrement, le détail de cette purgation. »

Serait-il imaginable de nos jours d'envoyer un courriel
détaillant la débauche d'une purge collective dont on imagine
sans peine les urgences dont elles étaient responsables et le bal-
let des valets en charge d'en effacer les conséquences ? À chaque temps ses plaisirs. Ce rassemblement autour d'une pratique
saugrenue est sans doute moins dangereux que celui que
motive la consommation en commun de marijuana. On vidait
son corps dans l'espoir de le conserver ; on vide désormais son
âme pour ne plus penser. Deux quêtes déraisonnables mais

relevant de la même inquiétude, celle qu'offre jour après jour la vie, dont on croit améliorer le cours en agissant, fût-ce de la plus stupide façon. À ce rythme de purgation, combien en prit Jeanne-Marguerite jusqu'à la fin de sa vie, en 1734, quelque vingt et un an après la mort de son mari ?

La tante Coulanges

Le 24 juin 1672, Marie est au chevet de sa tante, Henriette de Coulanges, marquise de la Trousse : « Je suis précisément dans la chambre de ma tante. Si vous la pouviez voir en l'état où elle est, vous ne douteriez pas que je ne partisse demain matin ; elle a reçu tantôt le viatique pour la dernière fois. Mais comme son mal est d'être entièrement consumée, cette dernière goutte ne se trouve pas sitôt. Elle est debout, c'est-à-dire dans sa chaise, avec sa robe de chambre, sa cornette, une coiffe noire par-dessus, et ses gants. Nulle senteur, nulle malpropreté dans sa chambre, mais son visage est plus changé que si elle était morte depuis huit jours. Les os lui percent la peau ; elle est entièrement étique et desséchée ; elle n'avale qu'avec des difficultés extrêmes ; elle a perdu la parole. Vesou lui a signifié son arrêt. Elle ne prend plus de remèdes ; la nature ne retient plus rien. Elle n'est quasi plus enflée, parce que l'hydropisie a causé le dessèchement. Elle n'a plus de douleurs, parce qu'il n'y a plus rien à consumer. Elle est fort assoupie. Mais elle respire encore, et voilà à quoi elle tient. Elle a eu des froids et des faiblesses qui nous ont fait croire qu'elle était passée [...]. C'est un spectacle difficile à soutenir, quand on est tendre comme moi. »

Le 1ᵉʳ juillet, elle confirme à sa fille que la pauvre tante est morte dans la nuit sans que personne ne s'en aperçût : « La veille, dit-elle, elle était extrêmement mal, et par inquiétude elle voulut se lever. Elle était si faible qu'elle ne pouvait se tenir dans sa chaise, et s'affaissait et coulait jusqu'à terre ; on la relevait. Mademoiselle de la Trousse se flattait, et trouvait que c'était qu'elle avait besoin de nourriture. Elle avait des convulsions à la bouche ; elle disait que c'était un embarras que le lait avait fait dans sa bouche et dans ses dents. Pour moi je la trouvais très mal. À onze heures, elle me fit signe de m'en aller. Je lui baisai la main, elle me donna sa bénédiction, et je partis. Ensuite elle prit son lait par complaisance pour mademoiselle de la Trousse, mais en vérité elle ne put rien avaler, et lui dit qu'elle n'en pouvait plus... À quatre heures on dit à mademoiselle de la Trousse que sa mère dormait [...]. On me vient avertir. Je cours tout émue ; je trouve cette pauvre tante toute froide, et couchée si à son aise que je ne crois pas que depuis six mois elle ait eu un moment si doux que celui de sa mort. » Cette mort mit fin aux hésitations et à l'embarras de la Marquise. Depuis des mois la santé de sa tante l'empêchait de rejoindre sa fille. Chaque aggravation renforçait sa conviction qu'elle ne pouvait pas la quitter, chaque mieux la poussait à oser le contraire. Aussi, dès cette mort annoncée, programmet-elle son départ. Elle sera à Grignan le 30 juillet, soit quelques semaines seulement après la mort de la tante.

Dès le 6 avril, elle clamait son impatience : « L'abbé et moi nous pétillons, et nous sommes résolus, si son mal se tourne en langueur, de nous en aller en Provence ; car enfin où sont les bornes du bon naturel ? Pour moi, je ne sais que vous, et j'ai une telle impatience de vous aller voir, que mes sentiments pour les autres n'en ont pas bien toute leur étendue [...]. Je ne manque pas de dire à ma tante tous vos aimables souvenirs. Elle croit mourir bientôt, et suivant son humeur complaisante, elle se contraint jusqu'à la mort, et fait semblant d'espérer à des remèdes qui ne lui font plus rien, afin de ne pas désespérer ma cousine [mademoiselle de la Trousse, qui entrera au couvent des Feuillantines à la mort de sa mère]. Elle est par le visage comme les enfants en chartre [d'une maigreur extrême] et par le ventre comme une femme grosse de neuf mois ; elle se lève encore, parce qu'elle étouffe au lit. » Dès le 16 mars, le diagnostic d'hydropisie avait été lancé par la Marquise. « Rien ne m'arrête que ma tante, qui se meurt de douleur et d'hydropisie. »

On décrivait ainsi l'enflure démesurée de tout ou partie du corps. Il est probable que l'on recouvrait de ce nom de nombreuses affections, cardiaque, hépatique, endocrinienne, inflammatoire parmi lesquelles les tumeurs souvent ignorées devaient être fréquentes. Le 30 mars, la gravité de la situation devint évidente : « Elle enfle tous les jours ; les remèdes ne font point d'effet. Elle me disait tantôt : "Enfin ma chère, voilà ce qui s'appelle une femme abandonnée." » Par les médecins et la médecine. Qu'auraient-ils pu faire devant cette lente agonie dont ils ignoraient probablement la cause et que Vesou avait lui-même renoncé à traiter ? De son fils, Philippe-Auguste Le Hardy, marquis de la Trousse, que Marie, qui adorait sa mère, avait recommandé à Foucquet et dont on avait retrouvé trace dans la fameuse et compromettante cassette, évoquée lors du procès et qui contenait de nombreux billets écrits par les femmes qu'il avait séduites[1], elle nous apprendra (28 septembre 1689) qu'il est atteint (il n'a que 55 ans) d'« une espèce de paralysie, mais cette circonstance est affreuse, et le met hors de combat, c'est-à-dire hors de toute société, et par conséquent sans consolation. C'est une infirmité que je ne comprends pas que les eaux de Bourbon puissent guérir. Où va-t-on prendre que des eaux qui ne font qu'ouvrir soient propres à rajuster et à resserrer ce qui est relâché et insensible ? Enfin, ma fille, voilà un mal des plus extraordinaires ; je plains monsieur de La Trousse plus qu'il ne me plaindrait. »

Il ne rendit pas à sa cousine le bien qu'elle lui avait fait. Le 25 juin de l'année suivante, elle évoque à nouveau son triste état dont elle eut relation par madame de Coulanges : « Elle a vu monsieur de la Trousse en visite. Elle m'en parle ; elle le plaint. Je ne crois pas qu'il aille chez elle, parce que ce flux d'urine ne lui permet pas d'être dans une visite. » Incontinent, il le sera jusqu'à sa mort, un an plus tard.

L'oncle Coulanges, le « bon abbé »

La perte de Christophe de Coulanges, l'abbé de Livry, le bon abbé le frère de la chère tante, celui qui ne la quitta jamais, fut pour la Marquise l'occasion d'une grande douleur. Elle écrivait à Bussy-Rabutin le 2 septembre 1687 alors que le bon abbé était mort cinq jours plus tôt : « J'ai vu mourir depuis dix jours mon cher oncle ; vous savez ce qu'il était pour sa chère nièce. Il n'y a point de bien qu'il ne m'ait fait, soit en me donnant son bien tout entier, soit en conservant ou en rétablissant celui de mes enfants. Il m'a tirée de l'abîme où j'étais à la mort de monsieur de Sévigné [...]. En un mot c'est à ses soins continuels que je dois la paix et le repos de ma vie [...]. Mon cher oncle avait quatre-vingts ans ; il était accablé de la pesanteur de cet âge. Il était infirme, et triste de son état ; la vie n'était plus qu'un fardeau pour lui. Qu'eût-on donc voulu lui souhaiter ? Une continuation de souffrances ? Ce sont ces réflexions qui ont aidé à me faire prendre patience. Sa maladie a été celle d'un homme de trente ans : une fièvre continue, une fluxion sur la poitrine. En sept jours, il a fini sa longue et honorable vie avec des sentiments de piété, de pénitence et d'amour de Dieu, qui nous font espérer sa miséricorde pour lui. Voilà, mon cousin, ce qui m'a occupée et affligée depuis quinze jours. Je suis pénétrée de douleur et de reconnaissance. »

Dans une lettre à sa fille trois ans après la mort du bon abbé, nous apprendrons que le pauvre oncle, à l'image de « ce pauvre monsieur de Montausier qui après avoir été esprit et corps, penche présentement à n'être plus que corps », n'était plus précisément à la fin de sa vie que corps. Lui dont l'esprit s'était dérobé et dont la bonne santé avait été si souvent célébrée et pour lequel les rares fluxions de dent ou de genou furent des ennuis bien fugaces ; ou quelque rhume encore « qui était grand ; une petite fièvre. Je me figurais que si tout cela eût augmenté, c'eût été une fièvre continue, avec une fluxion sur la poitrine. Mais Dieu merci, il est considérablement mieux, et je n'ai plus d'inquiétude » (20 octobre 1677, lettre à sa fille). Faiblesse que l'on retrouvera souvent et qui accompagnera sa mort en 1687, à l'âge de 80 ans.

En 1679, dans une lettre adressée à Bussy-Rabutin (25 août), alors que le bon abbé a 78 ans : « Notre bon abbé de Coulanges a pensé mourir. Le remède du médecin anglais l'a ressuscité. Dieu n'a pas voulu que monsieur le cardinal de Retz s'en servît, quoiqu'il le demandât sans cesse. L'heure de la mort était marquée, et cela ne se dérange point. » C'est que, précise la Marquise à sa fille le 29 septembre : « L'Anglais est venu voir le bon abbé sur ce rhume qui nous fait peur ; il a mis, dans son vin et son quinquina, une certaine sorte de chose douce qui est si admirable que le bon abbé sent son rhume tout cuit, et nous ne craignons plus rien. C'est ce qu'il donna à Hautefeuille, qui le guérit en un moment de la fluxion sur la poitrine dont il mourait, et de la fièvre continue. Le chevalier Talbot est allé en Espagne ; Schemit est demeuré. En vérité ce remède est miraculeux. » On doit comprendre que Talbot l'Anglais était alors en Espagne et qu'il fit administrer sa poudre des jésuites, le quinquina au miraculeux effet, par son adjoint.

En dépit même de cette nouvelle du 15 novembre qui porte à notre connaissance que le bon abbé est encore « accablé de rhume, de fluxion sur les yeux ». Fâcheuse habitude qui le contraindra à « rompre le carême » en mars suivant. En 1685, à 72 ans, « une thériaque céleste » donnée par la princesse de Tarente a tiré le bon abbé d'un mal de tête et d'une faiblesse « qui faisait grand peur [...]. La princesse est le meilleur médecin du monde. Tout de bon, les capucins admiraient sa boutique ; elle guérit une infinité de gens. Elle a des compositions rares et précieuses, dont elle nous a donné trois prises qui ont fait un effet prodigieux » (25 février 1685). Thériaque céleste de Strasbourg ou d'Hoffmann ? Créée en 1634 on attribue sa composition à Fréderic Greiff, apothicaire de Tubingue, à partir d'une formule de Quercétan, médecin français. Elle était destinée à de nombreux maux, ce que semble avoir compris la princesse de Tarente qui démontre une fois encore la place que prenait la mondanité dans le choix et la diffusion des remèdes. Et ses effets : « Le bien bon, apprend-on trois jours plus tard, est tout à fait revenu de ses éblouissements. Il ne voyait goutte, il ne pouvait se soutenir ; j'étais tout effrayée. »

Les cousins germains Coulanges, Emmanuel de Coulanges et son épouse Marie-Angélique

Ils furent les témoins constants de la vie de Marie et l'objet de nombreux commentaires dans sa correspondance. Le 10 janvier 1689, elle écrit avec beaucoup d'humour : « Hier madame de Coulanges donna un très joli souper aux goutteux ; c'était l'abbé de Marcillac, monsieur le chevalier de Grignan, monsieur de Lamoignon (la néphrétique tint lieu de goutte), sa femme et les divines (madame de Frontenac et mademoiselle d'Outrelaise), toujours pleines de fluxions, moi en considération du rhumatisme que j'eus il y a douze ans, Coulanges qui l'a mérité. »

Il l'aura bientôt ; il en fit alors une chanson :

> Quel chagrin, quel ennui
> De compter toute la nuit
> Les heures, les heures, les heures,
> En criant le jarret,
> Le pied, la main, le poignet,
> L'épaule, l'épaule, l'épaule.

Et son épouse l'excusera auprès de François de Grignan de n'en pouvoir écrire. Le 28 janvier 1689 : « Monsieur de Coulanges dit qu'il ne se peut donner l'honneur de vous écrire, parce qu'il a mal au pied. Il croit avoir la goutte, il crie comme un enragé, et tout cela pour contrefaire monsieur le chevalier de Grignan. » Il a 56 ans, l'âge où les abus des plaisirs de la table finissent par nuire à la santé et celui où la goutte arrive. Or il tenait une grande place dans la vie de la Marquise, celle de sa famille et de ses amis. Elle écrit à sa fille d'Amboise, alors qu'elle se rend aux Rochers, le 18 septembre 1684 : « Nous attendons notre dîner comme une chose considérable dans notre journée. Nous mangeons chaud ; nos terrines ne cèdent point à celles de monsieur de Coulanges. » C'est qu'elle aime partager avec lui ses agapes, même si « monsieur de Coulanges ne trouva pas assez de haut goût ni de ragoût pour son goût usé de débauché », conte-t-elle à sa fille, le 4 février 1685, lorsqu'elle lui décrit le dîner qu'elle partagea avec lui et ses amis. Elle ajoute : « Il avoue pourtant que le repas était beau, et bon et fort gai. Hélas, ma santé n'est pas digne d'être si souvent et si bien célébrée. » Ce petit remords pourrait bien traduire les sentiments qu'inspirait à la Marquise des habitudes alimentaires qu'elle redoutait de faire communément siennes. Il semble qu'elle ait préféré la délicatesse des plats à l'abondance. Toutefois, nous relevons dans *Mémoire gourmande de madame de Sévigné*, la teneur du menu qu'elle offrit à ses invités en son hôtel Carnavalet, où elle avait emménagé trois mois auparavant, au réveillon du 24 décembre 1677. Il comportait huit services : divers potages, des viandes coupées par rondelles, des saucisses. Puis venaient des daubes, fritures et courts-bouillons ; des langues de porc et de bœuf fumé, des farces, des pâtés chauds, le tout accompagné de salades les plus variées. Ensuite, cortège de rôtis : perdrix, faisans. Le quatrième service se composait de petits oiseaux qu'on avalait par amusement tant c'était des viandes légères : grives, mauviettes, ortolans. Pour ôter le goût de viande, on présentait des saumons, des truites, des carpes et quelques autres poissons enveloppés de pâtes ; deux boisseaux d'écrevisses, flanquées chacune de quatre tortues dans leur écaille. Le sixième service comprenait des beignets, des gâteaux feuilletés, gelées, servis en même temps que des cardons et des céleris. Enfin, des fruits crus et cuits, des amandes, des noix confites, des confitures sèches et liquides, des massepains, des biscuits, des pastilles et des dragées. Le tout accompagné par des vins de

Bourgogne, du muscat du Languedoc et de Provence. Y étaient conviés la famille, Françoise de Grignan et le chevalier de Grignan alors présents à Paris, le bien bon abbé, les Coulanges, le gastronome et sa femme, mesdames de La Fayette, de Schomberg, les Pomponne, et quelques autres. Menu d'exception, mais où la ration de protides et de lipides devait à l'évidence donner du souci à la digestion. Encore qu'il ne comporte que peu de gibier, ce dont on abusait et qui était grand pourvoyeur de goutte. Le pauvre cousin Coulanges en souffrira beaucoup.

Le 23 juin 1691, la Marquise l'en plaint infiniment, à sa manière : « Mon cher Coulanges, hélas ! vous avez la goutte au pied, au coude, au genou ; cette douleur n'aura pas grand chemin à faire pour tenir toute votre petite personne. Quoi ? vous criez ! vous vous plaignez ! vous ne dormez plus ! vous ne buvez plus ! vous ne chantez plus, vous ne riez plus ! Quoi ? la joie et vous ce n'est plus la même chose ! Cette pensée me fait pleurer, mais pendant que je pleure, vous êtes guéri ; je l'espère et je le souhaite. » Un mois plus tard, il ne va pas mieux (24 juillet) : « Et le moyen de se représenter que vous êtes au lit, affligé de toutes les parties et les jointures de votre petit corps, que vos nerfs sont affligés, que vous ne remuez ni pied ni patte ? C'est pour nous faire mourir [...]. Cette goutte vous a donné seulement quelques pensées noires et vous a fait entrer dans l'avenir par le côté le plus triste qui pût se présenter à vous, mais cet état si violent et si contraire à votre humeur n'a pas eu le loisir de faire aucune impression. » Le cousin répond : « Mais enfin cette épaule, ce bras gauche et cette main, qui ne sont point sans douleurs et qui me chicanent toujours, m'ont jeté dans une pesanteur et dans un abattement dont je ne reviens point ; c'est ce qui me fait résoudre de songer absolument à ma santé et pour cela, depuis huit jours, je me suis abandonné à la saignée et à beaucoup de médecines réitérées, dont je ne sens point encore tout l'effet que j'en attends, mais il faut espérer que m'étant mis dans mon devoir, ma bonne nature s'y remettra aussi. »

La goutte est connue depuis l'Antiquité. À l'époque qui nous concerne, Sydenham dans son *Traité de la podagre* (1685) en donne une remarquable description. Ce ne sera qu'à la fin du XIXe siècle que l'on en rapportera les manifestations articulaires à des dépôts d'acide urique dans les articulations autour desquelles se développe une violente réaction inflammatoire et si la colcichine, d'un si remarquable effet sur la fluxion goutteuse, était connue des médecins byzantins, on en différera l'administration jusqu'à une période très récente. Si l'on établit de nos jours la fréquence de la goutte à 0,5 % des sujets de sexe masculin, il semblerait qu'elle ait été plus fréquente au temps de madame de Sévigné, mais on confondait alors la goutte avec toutes les variétés de rhumatismes inflammatoires dont il n'y aucune raison de penser qu'ils n'existaient pas avec toute la diversité clinique qu'on leur connaît. Dans la grande crise de rhumatisme qui atteignit la Marquise en 1676, on prononça le nom de goutte alors que nous pensons que ce fut un grand rhumatisme inflammatoire.

Cependant, il y a lieu de revenir sur l'incidence des excès ou du déséquilibre alimentaire dans le déclenchement de la crise de goutte. Excès d'alcool, de bourgogne, de porto, de champagne, d'abats, de gibier, de viandes en sauce, associés à des infections bénignes, une grippe ou une petite blessure. Il en résulte une crise articulaire extrêmement douloureuse, confinant le malade au lit ou au fauteuil, le rendant insomniaque, pendant cinq à six jours en l'absence de traitement, ce qui était le cas des amis goutteux de la Marquise. Ils y étaient soumis régulièrement, et d'autant plus qu'ils ne suivaient aucun régime, voyaient leurs articulations se déformer et parfois leur état général s'altérer dans un tableau d'accident cardiaque ou d'insuffisance rénale. On lui prêtait sans doute beaucoup plus de complications qu'elle n'en avait réellement, et en particulier « lorsqu'elle montait à la tête », car on lui accordait des atteintes viscérales qui ne lui étaient pas dues, parce qu'elle était confondue avec de nombreux syndromes rhumatismaux. Souvent, quoique spectaculaire, elle restait heureusement bénigne. Cela fut sans doute le cas de son cousin, ce que laisserait penser à la Marquise, lorsqu'elle lui écrit le 26 avril 1695, alors qu'il a 62 ans : « Il nous paraît que ce temps, qui fait tant de mal en passant sur la tête des autres, ne vous en fait aucun. Vous ne connaissez plus rien à votre baptistaire ; vous êtes persuadé qu'on a fait une très grosse erreur à la date de l'année. Le chevalier de Grignan dit qu'on a mis sur le sien tout ce qu'on a ôté du vôtre, et il a raison. »

C'est avec lui que Coulanges échangera ses recettes contre la goutte. Il lui écrit le 31 décembre 1694 : « Mais mon aimable chevalier faut-il que je vous voie toujours avec la goutte ? J'en suis en vérité, au désespoir. Je n'ai rien à dire à la goutte, mais pour à mes épaules et à mes bras, j'ai fait l'expérience d'un remède nouveau, dont je me trouve à merveille. Il faut sans autre cérémonie faire mettre en plusieurs doubles un linge sur la partie affligée, et se faire repasser comme du linge avec le fer à repasser. Je fus dernièrement attaqué à Versailles, je criais l'épaule ; on mit en même temps les fers au feu, et les femmes de chambre de madame de Saint-Céran me repassèrent que rien ne manqua ? Oncques depuis je n'ai crié l'épaule. Et voilà comme j'en userai à l'avenir pour tout ce qui s'appellera rhumatisme. Il est au surplus de la prudence que le fer ne soit pas trop chaud. » Conseil en vérité bien utile. De même que la précision qui mentionne le rhumatisme, dont il est probable que c'est de cela qu'il s'agissait et non de goutte. Le cher cousin avait encore de longues années à vivre avec son fer à repasser. Il mourra en 1716 à 83 ans.

Marie-Angélique, l'épouse de Philippe-Emmanuel, fut souvent malade et Marie ne manque pas, à chaque fois, d'en informer sa fille. Elle lui écrit le 18 septembre 1676 : « La pauvre madame de Coulanges a une grosse fièvre avec des redoublements. Le frisson lui prit à Versailles ; c'est demain le quatrième jour ; elle a été saignée, et si cela dure, elle est dans une considération et dans un lieu qui ne permet pas qu'on lui laisse une goutte de sang. Sa petite poitrine est fort offensée de cette fièvre, et moi encore plus, car je n'ai pu entendre tout ce qu'elle m'a mandé, sur la douleur qu'elle a de ne point revenir ici [à Livry] sans en être fort touchée. » La Marquise est contre la saignée, en cette circonstance, comme elle sera pour elle dans une autre. On devine qu'elle va devoir se rendre auprès d'elle alors qu'elle a autre chose à faire. Toutefois elle lui conte la suite des événements (le 25 septembre) : « En vérité, ma bonne, voici une pauvre petite femme bien malade ; c'est le onzième de son mal, qui lui prit à Chaville en revenant de Versailles. Madame Le Tellier fut frappée en même temps qu'elle, et reçut hier à Paris, où elle revint en diligence, le Saint-Viatique. [Elle mourra vingt ans plus tard.] Beaujeu, la demoiselle de madame de Coulanges fut frappée du même trait. Elle a toujours suivi sa maîtresse ; pas un remède n'a été ordonné dans la chambre qui ne l'ait été dans la garde-robe : un lavement, un lavement ; une saignée, une saignée ; Notre Seigneur, Notre Seigneur. Tous les redoublements, tous les délires, tout était pareil. Mais Dieu veuille que cette communauté se sépare car on vient de donner l'extrême-onction à Beaujeu, et elle ne passera pas la nuit. Nous craignons demain le redoublement de madame de Coulanges parce que c'est celui qui figure avec celui qui emporte cette pauvre fille. En vérité c'est une terrible maladie. Mais ayant vu de quelle façon les médecins font saigner rudement une pauvre personne et sachant que je n'ai point de veines, je déclarai hier, au premier président de la cour des aides qui me vint voir que si je meurs jamais, je le prierai de m'amener monsieur Sanguin dès le commencement ; j'y suis très résolue. Il n'y a qu'à voir ces messieurs pour ne vouloir les mettre jamais en possession de son corps ; c'est de l'arrière-main qu'ils ont tué Beaujeu. J'ai pensé vingt fois à Molière depuis que je vois tout ceci. »

Monsieur Sanguin (à cause de son nom ?) était opposé à la saignée, sentiment que partage, au moins à ce moment, madame de Sévigné. Avec véhémence, mais aussi un grand affolement. C'est qu'une simple épidémie, la grippe en l'occurrence, suffisait à semer la panique. Personne n'en dominait le cours. Une sombre loterie portait en terre les plus faibles et peut-être aussi les plus affaiblis par d'inopérantes et débilitantes saignées. Le sort de chacun était remis en jeu, subitement, et l'on donnait l'extrême-onction au moindre doute. Cela ne faisait pas forcément mourir, mais cela impressionnait terriblement. Surtout quand cela ne s'arrangeait pas. Le 30 septembre : « Il est le quatorzième de madame de Coulanges. Les médecins n'en répondent point encore, parce qu'elle a toujours la fièvre et que, dans les rêveries continuelles où elle est [elle délire], ils ont raison de craindre un transport, et aussi parce qu'elle n'est point purgée, à cause des hémorroïdes qui la font mourir de douleur. Cependant comme les redoublements sont moindres, il y a tout sujet de croire que tout ira bien. On voulait ce matin lui faire prendre de l'émétique, mais elle avait si peu de raison qu'elle n'a jamais voulu se rendre à la prière de ses médecins et de tous ses amis ni à la nécessité de ce remède. Elle en a pris par force cinq à six gorgées, qui n'ont pas fait la moitié de ce qu'on désirait, et ces misérables hémorroïdes empêchent que l'on ne continue demain. Pour Beaujeu, elle a été en vérité morte, et l'émétique l'a ressuscitée ; il n'est pas si aisé de mourir que l'on pense. » Mais Amonio, le charlatan minet, a veillé la cousine cinq ou six nuits. « Je vous assure qu'il en sait autant que les autres, mais sa barbe n'osait pas se montrer devant celle de monsieur Brayer », l'un des quatre médecins de Mazarin, moqués par Molière.

Nous comprenons l'intérêt que la Marquise porte à ses amis et le souci qu'elle a d'informer sa fille des ennuis de santé qui les atteignent. Toutefois, nous demeurons surpris du luxe de détails qui accompagne ses récits d'un réalisme confinant à l'impudeur. Ceux qui en furent l'objet en furent-ils gênés ? Sans doute pas, tant il est apparent que la santé était l'affaire de tout le monde et que ceux qui auraient pu en revendiquer le contrôle n'avaient sur ce qui l'altérait qu'un bien faible pouvoir. Toute information avait valeur d'éducation dans une matière où les risques étaient grands et où il valait mieux prévoir que subir. Il faut y voir dans la correspondance qu'elle entretient avec sa fille plus qu'un matériau lui permettant de couvrir les grandes pages de sa grande écriture, mais une manière qui lui était très particulière de souligner la fragilité des hommes dans un univers d'embûches qu'il fallait savoir regarder en face.

De cette grippe-là, madame de Coulanges va se remettre. Le 2 octobre elle « est hors de tout péril et dans la douceur de la convalescence ». On en tire avec Françoise la leçon. Le 23 octobre : « Vous avez grande raison de ne pouvoir vous représenter madame de Coulanges à l'agonie et monsieur de Coulanges dans la douleur. Je ne le croirais pas si je ne l'avais vu ; une vivacité morte, une gaieté pleurante, ce sont des prodiges. La pauvre femme avait encore hier la fièvre ; on ne sort pas vraiment de ces grands maux. Quand je songe qu'au bout de dix mois, j'ai encore les mains enflées, cela me fait rire, car pour du mal je n'en ai plus. » Pardi ! ce qui est arrivé à Marie-Angélique de Coulanges est aussi arrivé à Marie quelques mois plus tôt, sous une autre forme, mais tout aussi inquiétante, et sa fille n'en fut pas le témoin, ce qui aurait peut-être dû être.

Cette allusion soudaine à son propre cas, la Marquise l'a-t-elle voulue ou en fut-elle inconsciente ? Il est sans doute bon de remuer au travers de ces récits pathologiques le cœur de la chère Françoise. Sa mère ne fut-elle pas elle-même en grand danger ? Qu'en avait vraiment ressenti Françoise ? N'est-il pas utile que sa mère se remette en valeur au travers de la maladie de la chère Coulanges ? Une grande cousine pour laquelle on avait de l'affection et chez laquelle, de sa propre main, on créerait un climat d'émotion qui pourrait faire réfléchir. Françoise en commentera d'ailleurs les avis ; dans l'esprit qui convenait à la Marquise, qui lui répond le 6 novembre 1676 : « Vous me parlez fort plaisamment de la maladie de madame de Coulanges, et tout ce que vous dites est vrai. »

La chère cousine sera l'objet de bien d'autres malaises. Trois ans plus tard, c'est « de dégoûts et de plénitudes qu'elle se plaint » (29 décembre 1679). Annonce de troubles plus sérieux. Le 31 mars 1694, Marie informe sa fille que madame de Coulanges « a une colique de vents, qui l'a fait vomir, qui n'est pas une petite maladie pour elle ». Le 21 avril, la colique continue : « C'est Saint-Donat qui la traite ; je ne sais s'il est bien habile à ces sortes de maux. » La confiance règne.

Philippe de Coulanges confirme d'ailleurs rapidement (23 juin 1694) : « Madame de Coulanges a perdu son temps et son argent avec Saint-Donat. Les douleurs de colique sont revenues de plus belle, et l'enflure de son estomac et de son ventre est devenue si considérable que, la maladie dont elle est menacée n'étant point équivoque, elle s'est mise depuis trois jours, avec l'approbation de toutes les bonnes têtes qu'elle a consultées, entre les mains de Carette, qui lui fait prendre des médecines et des eaux de Saint-Mion, dans lesquelles elle fait tomber sept gouttes d'une liqueur qui fait tous les miracles dont vous avez entendu parler. Madame de Coulanges a été assez mal de ces remèdes les deux premiers jours, mais aujourd'hui elle se trouve beaucoup mieux. »

Malgré l'imagination de Carette, qui la fait se baigner, puis le lui interdit et lui administre des gouttes avant de les supprimer, le 4 août, Coulanges écrit à sa cousine : « Je l'ai trouvée dans le dernier changement, causé par un grand dérangement, et une insomnie extraordinaire [...]. Elle ne digère plus, elle rend le peu qu'elle mange sans appétit tout comme elle le prend. En un mot elle ne sait plus où elle en est, et tous les gens occupés d'elle se trouvent bien embarrassés. Faut-il quitter Carette ? Faut-il frapper à une autre porte ? Faut-il aller à Bourbon cet automne sans perdre de temps ? Enfin que faut-il faire ? On n'ose donner aucun conseil, parce qu'on ne veut se charger d'aucun événement. » Tout s'arrange pourtant. C'est ce que madame de Coulanges écrit à sa cousine (19 novembre 1694) : « Vous voulez que je vous dise des nouvelles de ma santé, mon amie ? Elle n'est en vérité point bonne. Carette me donne tout ce qu'il veut, et j'avale ses remèdes sans confiance et sans succès, mais je crois que ce serait encore pis de changer tous les jours de médecin. Il faut prendre patience et être bien persuadée qu'on ne meurt que quand il plaît à Dieu. » Puis le 10 décembre : « Ma santé est assez mauvaise. Carette exerce son art très inutilement sur ma personne ; il me donna, il y a quelques jours, une médecine qui me fit de très grands maux, mais il dit comme don Carlos tout est pour mon bien. J'ai des journées assez bonnes, et puis des retours de colique plus violents que jamais ; je suis résolue à ne plus faire de remèdes et à vivre avec ce mal tant qu'il plaira à Dieu. » Cela va durer.

Madame de Coulanges a fait de son estomac le reflet de ses états d'âme. Le 13 mai 1695, elle écrit à sa cousine : « Je me porte beaucoup mieux ; Helvétius ne m'a donné que de l'absinthe, qui m'a rétablie, ce me semble. » Marie écrit à Coulanges, alors qu'elle est à Grignan, le 28 mai 1695 : « Je reçois souvent des nouvelles de madame de Coulanges ; son commerce est fort aimable, et sa santé ne doit plus faire de peur, surtout ayant la ressource que nous devons avoir, que, quand elle sera lasse et désabusée des remèdes, c'en sera un très salutaire que de n'en plus faire. » Que d'humour en cette réponse ! Marie a compris que le mal de sa cousine dépendait beaucoup de ses humeurs. D'ailleurs, lorsque son mari la retrouve le 22 juin, elle a « une fort jolie santé ». Tout se terminera par de la colicaille, de petites coliques que baptise ainsi son époux, « qui ne l'empêchent ni de boire, ni de manger ni de s'accommoder des jeunes gens. Elle a beaucoup de goût pour le chevalier de Bouillon, et pour le comte d'Albert, et elle a été ravie de retrouver monsieur de Marsan, avec qui elle est en commerce de tabac ». De là à penser qu'il n'y a meilleur remède aux maux de toutes sortes que le libertinage, en quoi le siècle dont nous parlons était passé maître ? Avouons-le, pour d'excellentes raisons, il serait difficile à un médecin de le contester.

Les amis

François de La Rochefoucauld, l'ami de madame de La Fayette et donc de madame de Sévigné, est comme tant de ses contemporains atteint de la goutte (17 avril 1671) : « Monsieur de La Rochefoucauld que voilà, vous embrasse sans autre forme de procès, et vous prie de croire qu'il est plus loin de vous oublier qu'il n'est prêt à danser la bourrée. Il a un petit agrément de goutte à la main, qui l'empêche de vous écrire dans cette lettre. » Telles sont les nouvelles qu'elle envoie à sa fille alors qu'elle a rendu visite à madame de La Fayette. Elles confirmaient ce qu'elle lui avait déjà dit, le 23 mars, alors qu'elle avait rendu visite au malade, la veille, en l'hôtel de son ami le duc de Liancourt, situé rue de Seine. « Je fus hier chez monsieur de La Rochefoucauld ; je le trouvai criant les hauts cris des douleurs extrêmes de la goutte. Ses douleurs étaient au point que toute sa constance était vaincue sans qu'il en restât un seul brin ; l'excès de ses douleurs l'agitait d'une telle sorte qu'il était en l'air dans sa chaise, avec une fièvre violente. Il me fit une pitié extrême ; je ne l'avais jamais vu en cet état. Il me pria de vous le mander et de vous assurer que les roués ne souffrent point en un moment ce qu'il souffre la moitié de sa vie, et qu'ainsi il souhaite la mort comme un coup de grâce. La nuit n'a pas été meilleure. »

L'amitié qu'éprouve madame de Sévigné pour madame de La Fayette va naturellement la porter à s'intéresser au duc de La Rochefoucauld. Celui-ci a pris la place de Ménage dans le cœur de l'auteur de *La Princesse de Clèves* avec les mêmes servitudes qu'imposa à ce dernier sa passion platonique. Madame de Scudéry, belle-sœur de madame de La Fayette, écrit malignement : « Monsieur de La Rochefoucauld et madame de La Fayette ont fait un roman des galanteries de la cour de Henri le second qu'on dit admirablement bien écrit. Ils ne sont pas en âge de faire autre chose ensemble. » Le duc a 58 ans et la comtesse 45. Roger Duchêne, qui cite cette repartie, ironise un peu sur la chasteté présumée des deux partenaires, mais consent à croire qu'ils étaient plus attachés aux plaisirs de l'esprit qu'à celui de la chair.

Toutefois, à la mort de La Rochefoucauld, madame de Sévigné, qui connaissait bien leur histoire, évoque plutôt une tendre amitié qu'une relation charnelle entre les deux « amants ». N'écrit-elle pas le 17 mars 1680, le jour de la mort du Duc : « Où pourra-t-elle retrouver un tel ami, une telle société, une pareille douceur, un agrément, une confiance, une considération pour elle et son fils », après cette relation intime qui les lia pendant une douzaine d'années et que la mort interrompit brutalement ? Tout se passera alors en quelques jours.

Le 8 mars précédent, madame de Sévigné qui est passée rue de Vaugirard chez madame de La Fayette termine la lettre qu'elle adresse à Françoise par cette phrase laconique : « Monsieur de La Rochefoucauld a la goutte bien forte. J'en suis en peine ; je m'y en vais. » Elle va rue de Seine prendre de ses nouvelles. Le 13 mars elle informe sa fille des inquiétudes que lui inspire la santé du Duc : « Monsieur de La Rochefoucauld a été, est encore considérablement malade. Il est mieux aujourd'hui, mais enfin c'était toutes les apparences de la mort : une grosse fièvre, une oppression, une goutte remontée. Enfin c'était une pitié. Il a choisi de l'Anglais, des médecins et de frère Ange ; il a choisi son parrain. C'est frère Ange qui le tuera, si Dieu l'a ordonné. Il est mieux aujourd'hui. » Le frère Ange avait la cote, il avait « ressuscité » le maréchal de Bellefonds, sauvé le duc de Lude d'une « goutte remontée ». Le 15 mars, l'inquiétude est extrême : « Je crains que nous ne perdions cette fois monsieur de La Rochefoucauld. Sa fièvre a continué ; il reçut hier Notre Seigneur. Mais son état est digne d'admiration. Il est fort bien disposé pour sa conscience ; voilà qui est fait. Du reste c'est la maladie et la mort de son voisin dont il est question. Il n'en est pas effleuré, il n'en est pas troublé. Il entend plaider devant lui la cause des médecins, du frère Ange et de l'Anglais, d'une tête libre, sans daigner quasi dire son avis. Je reviens à ce vers : "Trop au-dessus de lui pour y prêter l'esprit" [*Pompée*, de Corneille encore]. Il ne voyait point hier matin madame de La Fayette, parce qu'elle pleurait et qu'il recevait Notre Seigneur. »

Après avoir admiré la sérénité du Duc, la douleur de son fils Marsillac qui quitte le chevet de son père « pour crever » de douleur, la Marquise s'empresse de décrire l'atmosphère médicale qui règne autour du Duc. C'est que rien ne va plus entre les thérapeutes qui fomentent « plusieurs agitations, plusieurs cabales, Gourville contre l'Anglais, Langlade pour l'Anglais, chacun suivi de plusieurs de la famille, et les deux chefs conservant toute l'aigreur qu'ils ont l'un pour l'autre. Monsieur de Marsillac décida pour l'Anglais. Et hier à cinq heures du soir monsieur de La Rochefoucauld prit son remède ; à huit encore. Comme on entre plus du tout dans cette maison, on a peine à savoir la vérité ; cependant, on m'assure qu'après avoir été cette nuit à un moment près de mourir par le combat du remède et de l'humeur de la goutte, il a fait une si considérable évacuation que, quoique la fièvre ne soit pas encore diminuée, il y a sujet de tout espérer. Pour moi je suis persuadée qu'il en réchappera [...]. Monsieur de La Rochefoucauld est toujours dans la même situation. Il a les jambes enflées ; cela déplaît à l'Anglais, mais il croit que son remède viendra à bout de tout. Si cela est, j'admirerai la bonté des médecins de ne le pas tuer, assassiner, déchirer, massacrer, car enfin les voilà perdus ; c'est leur ôter la vie que de tirer la fièvre de leur domaine. Duchesne ne s'en soucie pas trop, mais les autres sont enragés ». Cela ne fut pas, et peut-être la Marquise prononça-t-elle en cette tirade la plus grande sottise de sa vie. Le 16, on crut au miracle : « Le remède de l'Anglais avait fait des merveilles. Toutes les espérances de vendredi que je vous écrivais, étaient augmentées ; on chantait victoire. La poitrine était dégagée, la tête libre, la fièvre moindre, des évacuations salutaires ; dans cet état hier à six heures, il se tourne à la mort tout d'un coup. Les redoublements de fièvre, l'oppression, les rêveries, en un mot la goutte l'étrangle traîtreusement. Et quoiqu'il eût beaucoup de force et qu'il ne fût point abattu de saignées, il n'a fallu que quatre ou cinq heures pour l'emporter et, à minuit, il a rendu l'âme entre les mains de monsieur de Condom. Monsieur de Marsillac ne l'a pas quitté d'un moment ; il est mort entre ses bras, dans cette chaise que vous connaissez. Il lui a parlé de Dieu avec courage. » En présence de Bossuet, on n'en attendait pas moins.

L'abbé Bourdelot, alors premier médecin de la reine de Suède et de Monsieur, fut chargé de la mission d'autopsier le Duc. Il en rapporta les conclusions à Fagon, alors premier médecin de la Reine. « À l'ouverture du thorax, je vis la plèvre au même endroit toute livide, visante à gangrène, mais les poumons qui étaient noirâtres, étaient si gonflés et si gorgés de sang, qu'ils bousèrent hors de la capacité quand l'ouverture en fut faite. Nous y donnâmes quelques coups de bistouri, le sang en ruissela, fondu, brun et rabide, et ensuite le pus. Il ne faut pas chercher ailleurs la cause de sa mort, qu'à la suffocation de cette partie [...]. La cause de la mort est la grande abondance du sang qui a gorgé et inondé le poumon, lequel n'ayant plus d'espace pour s'étendre, a fait une orchopnée pendant cinq à six jours, et un petit pouls plus de trois jours avant sa mort. » Le Duc aurait donc fait un œdème aigu du poumon qu'une saignée aurait peut-être sauvé. Bourdelot ajoute : « La mort est survenue faute d'avoir vidé les vaisseaux ; les médecins n'ont point consulté pour le malade, qu'ils n'aient proposé la saignée ; mais les parents et assistants, par tendresse ou mal persuadés sur les remèdes, n'y ont point voulu consentir. » Dans la deuxième lettre qu'il adresse à Fagon qui a eu la bonté de lui répondre et de se rallier à son diagnostic, il précise : « Messieurs Lifot, Duchesne et moi ne fûmes point crus [nous qui réclamions à hauts cris la saignée]. Nous sommes dans un siècle où tout le monde croit être médecin. Il y a une corruption dans les esprits qui les empêche d'entendre ce qui est raisonnable et leur fait avoir recours à des remèdes bizarres, qui sont toujours funestes. Les parents et les amis du malade s'opposèrent donc à la saignée. Ils dirent qu'il était âgé, que la saignée n'était pas bonne aux goutteux ; que le médecin anglais et d'autres gens, guérissaient des fièvres sans saignées ; et pendant qu'ils s'opiniâtrèrent à s'en tenir à ces petites raisons et à d'autres aussi méchantes, le poumon s'étant gorgé de sang, le pouls devint plus petit ; l'artère n'ayant plus sa dilatation, la toux fatigua le malade [...]. Ce symptôme a duré jusqu'à la mort. » Ainsi, d'après Bourdelot, la saignée, qui a gardé dans le traitement de l'œdème aigu du poumon jusqu'à nos jours sa seule véritable et salvatrice indication, a été écartée, alors qu'elle avait été suggérée par les médecins consultés. N'y voit-on pas déjà la pression que peut exercer sur leur fonction une opinion publique dont il n'est pas certain, même si Molière s'en est fait le colporteur, qu'elle possède les éléments dignes d'être crédibles ? Que devient la violente diatribe prononcée à l'encontre des médecins par notre chère marquise sinon une réaction qui, en l'occurrence, exprime une opinion d'une surprenante bêtise ?

Cette crise pulmonaire paroxystique fut-elle la seule cause du décès du Duc ? Bourdelot l'avait soigné trois ans auparavant pour une toux rebelle et des hémoptysies. Aussi, retrouvant au cours de son autopsie dans le poumon une zone squirrheuse, dure au scalpel, il ne manque pas d'évoquer la possibilité d'une affection tumorale ou infectieuse sans davantage de précision. La tuberculose n'était pas encore parfaitement identifiée comme une entité clinique particulière, ce qui ne se ferait qu'au début du XVIIIe siècle et son lien avec le bacille de Koch qu'au temps de Pasteur. Fagon, auquel Bourdelot demande de critiquer son rapport, confirme pleinement le diagnostic d'œdème aigu du poumon. Il retient l'hypothèse d'une affection antérieure ayant pu déterminer l'aspect tumoral découvert dans le poumon. En bon clinicien, Bourdelot lui propose d'ailleurs de reprendre la discussion sur cette lésion bizarre qu'il a découverte : « L'affaire est importante et mériterait bien un traité à part. J'en ai parlé avec des chirurgiens. » On est loin, avec cette leçon d'anatomie pathologique, de la légèreté diagnostique des médecins de Molière. Elle contient les bases de ce que sera quelques années plus tard le raisonnement médical qui liera la séméiologie aux lésions anatomiques observées.

Pendant toute cette période, madame de Sévigné n'a pas quitté madame de La Fayette. « Elle est infirme ; elle est toujours dans sa chambre, elle ne court point les rues. Monsieur de La Rochefoucauld était sédentaire aussi. Cet état les rendait nécessaires l'un à l'autre. Rien ne pouvait être comparé à la confiance et au charme de leur amitié, ma bonne, songez-y, vous trouverez qu'il est impossible de faire une perte plus sensible et dont le temps puisse moins consoler. » Le 20 mars, elle écrit à Françoise : « La petite santé de madame de La Fayette soutient mal une telle douleur ; elle en a la fièvre, et il ne sera pas au pouvoir du temps de lui ôter l'ennui d'une telle privation. » C'est que la santé de son amie est indissociable de chacun des jours qu'elle vit et mérite elle-même que l'on s'y arrête.

Madame de La Fayette

Madeleine de La Vergne devait très tôt manifester des troubles de santé qui s'étaleront tout au long de sa vie. Il n'est pas extravagant de supposer que beaucoup d'entre eux dépendaient d'un déséquilibre neurovégétatif facilement ébranlé par une âme trop sensible. Les premiers troubles dont elle se plaint surviennent en effet lorsque le remariage de sa mère avec René-Renaud de Sévigné, l'oncle d'Henri, époux de la Marquise, dont elle convoitait l'intérêt, l'exile à Champiré en Anjou. Confinée en ce « désert », à 19 ans, cette Parisienne vit mal une retraite obligée que les événements imposent. On est en pleine Fronde et il faut en subir les conséquences. Que faire de sa beauté quand on est seule en province ? Car il faut préciser que Marie-Madeleine est fort belle. Loret, Bussy ou Retz l'affirment sans détour, et ce sont des connaisseurs. Que faire lorsque l'ami Ménage ne peut même plus venir lui rendre visite alors qu'il ne lui est plus permis que d'évoquer « l'heureux voyage, ce doux temps » qu'il vécut auprès d'elle une année auparavant et dont la seule évocation lui procure « infiniment de plaisir un nombre infini de fois chaque jour » ?

Aussi tombe-t-elle malade. D'une fièvre tierce, dont l'importance reste douteuse (on n'a pas encore de thermomètre pour en apprécier la juste importance) et la cause bien vague, si vague que lorsqu'elle devient quarte, on évoque une humeur mélancolique à son origine. La purge et la saignée en sont les traitements les plus communément administrés avant l'arrivée du quinquina. Un point de côté complique ce tableau. Marie-Madeleine s'installe dans la maladie.

Rien de grave cependant car l'on apprendra bientôt que l'état dépressif qui déterminait la langueur qu'elle accusait disparaît comme par enchantement lorsqu'elle retrouve Paris, trois mois plus tard. D'autant qu'un mari l'y attendait et que, selon la logique du temps, « la conjonction charnelle » que le mariage promettait mettait un terme à la « rétention des humeurs superflues » des jeunes vierges en attente (Scipion Dupleix, 1620). Toutefois, ce retour précipité dans la capitale ne laisse pas d'intriguer. Était-il motivé par le souci légitime de marier une jeune femme dont l'exil en province pouvait à la longue compromettre l'avenir, ou par l'occasion fort opportune du parti que représentait un futur mari, dont on pouvait espérer qu'il distendrait les liens plus ou moins intimes que la tentante Marie-Madeleine entretenait avec des poètes, au tout premier rang desquels se situait Ménage ? Intervenait-il, ainsi que le suppose Roger Duchêne, comme un moyen d'interrompre une dépression mélancolique qui s'éternisait ? À moins qu'une grossesse malencontreuse, soudain découverte ou avouée, n'ait contraint la famille à marier Marie-Madeleine dans les meilleurs délais. Les troubles « mélancoliques » y trouveraient alors de bien naturelles raisons et le retour précipité encore bien davantage. Tout laisse à penser qu'il en fut sans doute ainsi. Ne fut-il pas dit, ce que Bussy colporte méchamment, que Brissac la reçut quelques jours en son château ? Les longues journées de langueur dans le climat angevin favorisèrent-elles quelque épanchement dont les conséquences, hélas, démontrent tardivement ce que naïvement on vous laissait ignorer ? Sinon, pourquoi ce contrat de mariage bâclé, avec un parti bien inférieur à celui auquel elle pouvait prétendre ? Celui que représentait ce veuf, François de La Fayette, n'était pas des moindres, mais pourquoi brader ce que tant de beauté pouvait laisser espérer dans un Paris où les prétendants, en supposant que l'on ait pris son temps, n'auraient pas manqué ? Et pour retourner en province, en Auvergne cette fois, ce que Marie-Madeleine haïssait ?

Elle y sera contrainte pendant deux ans, puis de façon intermittente jusqu'à ce qu'elle revienne définitivement à Paris en 1659. De ses tristes châteaux, elle écrira souvent, très souvent à Ménage, faisant de cette relation le support de rêves qui l'aideront à supporter le triste cours des jours. Aussi lui écrira-t-elle lorsqu'elle apprendra que la marquise de Sévigné, son amie, vient de retrouver Paris : « On se porte toujours bien quand on arrive à Paris » (2 janvier 1657). Elle ne rêve que de l'imiter mais il faudra encore attendre, en subissant les désordres ordinaires des petits maux que son tempérament entretient et prépare si aisément.

Malgré l'ennui, elle tente d'assumer honnêtement son rôle d'épouse et trouve peut-être en cette contrainte les raisons de ces si fréquents malaises. À vrai dire ses premières semaines auprès de son époux n'avaient pas été heureuses. Au mois d'août qui avait suivi son arrivée, installée en Auvergne quelques semaines après son mariage, elle avait accouché. Seulement six mois après celui-ci, ce qui laisserait à penser, si l'accouchement s'était accompli à terme, que l'enfant n'était pas un La Fayette. Mais elle perd l'enfant, ce qui peut aussi laisser la place à une autre hypothèse, celle d'un avortement spontané. Elle s'en dit à Ménage « réchappée », car « on meurt fort bien de ces choses-là ». N'est-ce pas tout de même la confirmation qu'il s'agissait d'un accouchement normal, qui expose davantage la parturiente à des complications que l'avortement d'un fœtus d'à peine 6 mois ? « Réchappée » à la rumeur ? Peut-être aussi.

Elle se résigne ensuite à vivre la vie d'une provinciale, en compagnie d'un mari qu'elle dit aimer, à sa manière : « Quand on croit être heureux, vous savez que cela suffit pour l'être, et comme je suis persuadée que je le suis, je vis plus contente que toutes les reines de l'Europe. » À la manière d'une « précieuse » qu'elle sera plus tard et que Saint-Évremond décrit comme une femme « qui aime tendrement son amant sans jouissance et jouit solidement de son mari sans aversion ». C'est pour Ménage le platonique amant qu'elle chante son bonheur conjugal.

Disait-elle vrai ? Deux semaines auparavant (16 août 1656), elle lui confiait : « Je suis si malade et si languissante que, quand vous voudriez m'aimer toute ma vie, vous n'auriez plus guère à m'aimer [...]. Sérieusement je suis fort mal [...]. Je vous louerais davantage si je n'avais point ma migraine. »

Une cure à Vichy de quatorze grands verres d'eau chaude lui est imposée pour ce mal qui l'investit et qui ne la quittera plus. Le 21, c'est une migraine à l'œil ; le 28, c'est une fièvre de deux jours, et puis ce sont « mille autres sortes de maux ». Elle n'a que 22 ans.

Désormais, et malgré son retour à Paris où elle aurait dû retrouver la santé selon son espérance, elle éprouvera toutes les manifestations fonctionnelles que les anxieux multiplient à foison, qu'elles soient migraines, douleurs erratiques ou indigestions, et que leur exigence, leur insatisfaction permanente, la perpétuelle contrariété qu'entraînent une réflexion ou l'indifférence des autres alimentent sans cesse. En premier lieu, le fidèle Ménage qui n'écrit pas assez ou oublie de répondre à ses lettres. La migraine devient sa compagne habituelle avec des troubles de la vue, qui caractérisent les migraines ophtalmiques dont on ne peut nier la violence lorsque l'on est jeune. Capables d'indisposer pendant plusieurs jours et d'inquiéter sérieusement par la récidive des larges scotomes scintillants qui amputent le champ visuel des deux yeux pendant suffisamment de temps pour qu'une grande angoisse se surajoute aux douleurs. Des migraines, des maux divers, des douleurs, « un foie trop chaud », qui justifient purges, saignées ou une nouvelle cure à Vichy où nous retrouvons le docteur Delorme, « qui ne prend point d'argent et qu'il faut payer en monnaie de bel esprit », ce qui ne devait pas déplaire à notre spirituelle patiente. Les eaux n'y peuvent rien ; il en sera de même après sa grossesse et l'accouchement de son fils en 1658. De nouveau à Vichy, elle écrit : « Cela est bien fâcheux pour moi d'y trouver une augmentation à mes maux dans les mêmes remèdes dont j'attendais la guérison. » Son succès, son aura, ses relations brillantes n'y changent rien, pas même la publication de sa première œuvre en 1659, sous la forme de 16 des 59 portraits publiés anonymement sous le titre de *Divers portraits* que Segrais et Huet avaient rassemblés, genre à la mode qu'avait relancé mademoiselle de Scudéry dans ses volumes de *Clélie*.

Ce sera l'occasion d'un rapprochement avec la marquise de Sévigné, son amie, qui ne détestait pas, nous le savons, la fréquentation de Ménage, tout en laissant à la comtesse de La Fayette le rôle d'égérie auquel elle tenait tant. Madame de Sévigné n'en tirera aucun désagrément et restera fidèlement attachée à madame de La Fayette ; elles vivront leur amitié, sans accrocs, sans passion, mais très fidèlement jusqu'à la mort. La Marquise sera le témoin de sa pauvre santé, de ses fièvres de quelques jours, de ses migraines, des annulations que ses maux recommandent.

Rue de Vaugirard, en sa demeure où ne vient que rarement le comte de La Fayette son mari, Ménage reste l'ami intime de toutes les heures, convié à partager ses promenades, les temps de pose avec le peintre qui fait son portrait, ou les heures où elle « prend médecine ». Il se soumet en abbé complaisant, un tantinet esclave de ses caprices, de ses malaises. Il est son « premier ami du monde dans les grandes comme dans les petites choses ». Il s'inquiète auprès de Huet, de la grave crise de dysenterie qui affaiblit la Comtesse pendant huit jours. Une comtesse qui n'en poursuit pas moins, malgré son apparente fragilité, son installation dans le monde, celui des Plessis-Guénégaud. Elle fait partie de leur société pourtant si restreinte. Elle y est l'intime de la maîtresse de maison, alors que la marquise de Sévigné ne s'en jugeait « l'amie que par réverbération ». Mais plus encore, celui d'Henriette d'Angleterre, épouse de Monsieur, dont elle écrira l'histoire et auprès de laquelle, sans rôle officiel, elle jouira à sa grande satisfaction, jusqu'à la mort tragique de celle-ci, des avantages de la Cour. Mais malgré cette chance, elle traîne ses embarras, et son éternelle migraine. Elle profitera de Fresnes, la résidence des Plessis-Guénégaud, pour y traiter les divers maux dont elle se plaint et se félicite des bons effets de l'air de la campagne.

En 1664, ses maux seront incessants, l'année précisément où Ménage prend le large ; il est malade, rhumatisant et n'a plus le goût des jeux de l'amour et de l'esprit, du moins celui qu'il partageait avec sa fidèle disciple et compagne. Leurs relations s'en ressentent. Ils imaginent qu'aller soigner ensemble leurs maux de jambes à Tancourt en Champagne leur donnerait l'occasion de se retrouver. On peut imaginer que seule Marie-Madeleine en eut l'idée. Même la visite de madame de Sévigné pendant leur cure ne raviva pas chez leur maître à penser le feu qu'il avait entretenu pour chacune d'elles et plus spécialement pour la Comtesse. Ils en revinrent plus malades qu'ils n'étaient partis et Marie-Madeleine plus déprimée que jamais. Ses relances seront vaines ; elle se rabat sur Segrais, sur Huet, mais désormais rien ne la sortira de cet état de langueur et d'épuisement que la mélancolie distillera sans cesse. Malgré l'arrivée dans sa vie de François de La Rochefoucauld, dont il faut préciser qu'elle fut sans doute l'une des raisons de l'éloignement de Ménage, qui acceptait mal de partager avec l'illustre personnage les tendresses de Marie-Madeleine.

C'est alors un homme de 51 ans, mal voyant, mais on peut douter qu'il ait pu se contenter du rôle platonique d'un Ménage incapable, malgré son impérieux désir, de forcer les réserves de sa tendre amie. Même si madame de Sévigné voit dans la relation qu'il entretint avec madame de La Fayette plutôt une tendre complicité, « les délices de l'amitié et les tendresses du cœur » que les désordres de la passion. Qu'en disaient-ils eux-mêmes ? D'après Segrais : « Madame de La Fayette, disait monsieur de La Rochefoucauld, m'a donné de l'esprit, mais j'ai réformé son cœur. » Ou encore : « Qu'il n'avait trouvé de l'amour que dans les romans ; pour lui, qu'il n'en avait jamais senti. Il donna de l'esprit et de la politesse à madame de La Fayette, mais madame de La Fayette régla son cœur. Madame de La Fayette qui s'entendait en toutes choses sans ostentation, s'entendait aussi en procès, et ce fut elle qui empêcha que monsieur de La Rochefoucauld ne perdît le plus beau de ses biens [...]. Leur amitié a duré vingt-cinq ans. » Il y a dans ces affirmations, certes rapportées et pas forcément intimes, davantage d'amitié, de complicité que d'amour. La Marquise (17 mars 1680), qui parlera de son amie à la mort du Duc, jugera de l'inclination qu'elle eut pour lui à l'aune de la douleur qu'elle en éprouvera. Le 5 avril, elle écrira à Guitaut : « Ajoutez-y leur mauvaise santé, qui les rendait comme nécessaires l'un à l'autre et qui leur donnait un loisir de goûter leurs bonnes qualités qui ne se rencontrent point dans les autres liaisons... Le tourbillon, qui est si violent pour tous, était paisible pour eux et donnait un grand espace au plaisir d'un commerce si délicieux. Je crois que nulle passion ne peut surpasser la force d'une telle liaison. »

Toutefois, bien avant que de tels tourments arrivent, la réconfortante présence du Duc n'évitait pas à madame de La Fayette de souffrir de ses migraines. Le 16 août 1671, Marie écrit à sa fille : « Madame de La Fayette me mande qu'elle allait vous écrire, mais que la migraine l'en empêche. Elle est fort à plaindre de ce mal ; je ne sais s'il ne vaudrait pas mieux n'avoir pas autant d'esprit que Pascal que d'en avoir les incommodités. » Pascal, qui souffrait de migraines atroces accompagnées de troubles visuels impressionnants. Nous pouvons imaginer, compte tenu des expériences que nous avons des migraines, à notre époque, et pour lesquelles nous disposons de médicaments le plus souvent efficaces, ce que devait être l'état de ces patients qui ne pouvaient que supporter pendant des heures les douleurs lancinantes qui battaient dans leur crâne. Elles ne disparaissaient qu'après plusieurs heures de souffrance. Leur fréquence les accablait légitimement et les portait à rechercher les conditions qui en apaiseraient le retour. Tout le monde n'était pas Pascal pour en faire une épreuve que la Providence plaçait sur votre chemin.

La Marquise revient encore sur ce sujet, un an plus tard, car son amie ne cesse d'en souffrir et de s'en plaindre. Le 15 avril 1672 : « Madame de La Fayette s'en va demain à une petite maison de Meudon où elle a déjà été. Elle y passera quinze jours, pour être comme suspendue entre le ciel et la terre. Elle ne veut pas penser, ni parler, ni répondre, ni écouter ; elle est fatiguée de dire bonjour et bonsoir ; elle a tous les jours la fièvre, et le repos la guérit. Il lui faut donc du repos ; je l'irai voir quelquefois. Monsieur de La Rochefoucauld est dans cette chaise que vous connaissez ; il est dans une tristesse incroyable, et l'on comprend bien aisément ce qu'il a. » On sait, en effet, par madame de La Fayette, par un courrier qu'elle adresse à son ami Huet, ce qu'il a : « Je m'en vais envoyer votre lettre à monsieur de La Rochefoucauld. Je ne vous réponds de rien : il a la goutte, et ce serait même une excuse pour n'être pas reçu en forme. »

Le 13 mai suivant, elle n'est guère mieux : « Après avoir été un mois à la campagne à se reposer, à se purger, à se rafraîchir, elle revient comme un gardon ; la première chose qui lui arrive, c'est la fièvre tierce avec des accès qui la font rêver, qui la dévorent, et qui ne peuvent faire autre chose que la consumer, car elle est extrêmement maigre, et n'a rien dans le corps. Mais, quoique je sois touchée de cette maladie, elle ne m'effraye point. Celle de ma tante est ce qui m'embarrasse », confirme la Marquise. Le 2 juin elle reprend : « Madame de La Fayette est toujours languissante ; monsieur de La Rochefoucauld, toujours éclopé. Nous faisons quelquefois des conversations d'une tristesse qu'il semble qu'il n'y ait plus qu'à nous enterrer. Le jardin de madame de La Fayette est la plus jolie chose du monde. Tout est fleuri, tout est parfumé. Nous y sommes bien des soirées, car la pauvre femme n'ose pas aller en carrosse. » Toujours les migraines que les cahots déclenchent ou que tout simplement l'asthénie rend impossibles ?

Les séjours à la campagne se succèdent, Fresnes, Meudon, Saint-Maur, les ennuis aussi, sans compter avec cette double vie que mènent chacun de son côté François de La Fayette et Marie-Madeleine, dont on ne peut imaginer qu'elle ne comportait pas parfois certaines tensions responsables de migraine. En 1673, son mari est présent à Paris pour affaire, en compagnie de l'abbé Bayard, un Ménage au petit pied, qui l'aide à régler de multiples problèmes, mais elle se fatigue de devoir lui parler tout comme elle s'épuise à ménager ses entretiens avec monsieur de La Rochefoucauld auquel, son mari étant présent, elle ne peut consacrer tout le temps qu'elle voudrait : « Mais l'après-midi ? J'ai mal à la tête. Mais le matin ? J'ai mal encore et je prends des bouillons d'herbes qui m'enivrent », écrit-elle à son amie la Marquise (30 juin 1673). Le 14 juillet, c'est encore une longue description de son état : « J'ai eu deux accès de fièvre. Il y a six mois que je n'ai été purgée ; on me purge une fois, on me purge deux. Le lendemain de la deuxième, je me mets à table : ah ! ah ! j'ai mal au cœur, je ne veux point de potage… J'aime mieux dormir que de manger. » Elle ne peut dormir de trois jours !

Nous ignorons si madame de Sévigné, à la lecture de ces longues litanies, prenait à la lettre les complaintes de son amie ou si, la connaissant de longue date et s'étant fait une opinion sur sa nature, elle n'en retenait qu'un vague propos qui, comme elle le disait plus haut, ne l'inquiétait guère. En était-il de même de l'autre interlocuteur, le duc de La Rochefoucauld dont on peut dire qu'il était le mieux placé pour se faire une idée de la santé de sa compagne ? Il faut préciser que l'auteur des *Maximes* se faisait une curieuse idée des maladies. Il ignorait, ou faisait semblant d'en ignorer, les causes organiques et ne leur attribuait qu'une origine mentale. L'une de ses réflexions intitulée « De l'origine des maladies » consigne ses étonnants propos : « L'ambition a produit les fièvres aiguës et frénétiques ; l'envie a produit la jaunisse et l'insomnie ; c'est de la paresse que viennent les léthargies, les paralysies et les langueurs ; la colère a fait les étouffements, les ébullitions de sang, et les inflammations de poitrine ; la peur a fait les battements de cœur et les syncopes ; la vanité a fait les folies ; l'avarice, la teigne et la gale ; la tristesse a fait le scorbut ; la cruauté, la pierre ; la calomnie et les faux rapports ont répandu la rougeole, la petite vérole et le pourpre, et on doit à la jalousie la gangrène, la peste et la rage. Les disgrâces imprévues ont fait la migraine et le transport au cerveau ; les dettes ont fait les fièvres étiques ; l'ennui du mariage a produit la fièvre quarte et la lassitude des amants qui osent se quitter a causé les vapeurs. L'amour à lui seul a fait plus de maux que tout le reste ensemble, et personne ne doit entreprendre de les exprimer ; mais comme il fait aussi les plus grands biens de la vie, au lieu de médire de lui, on doit se taire ; on doit le craindre et le respecter toujours. » Avouons que c'est une singulière façon de réduire la médecine à des humeurs et que nous hésitons à qualifier de sérieuses ces réflexions qui ne furent jamais publiées du vivant de leur auteur. Elles font sourire. Ignorant la date exacte de leur création, nous ne pouvons savoir si l'observation quotidienne de Marie-Madeleine l'inspirait au point de rapporter, et en l'occurrence il n'avait pas tout à fait tort, tous les maux qu'elle exprimait à des états d'âme organisant ses migraines, ses fièvres, ses langueurs, et d'en faire bien avant l'heure un poème à la Prévert dont il eût pu espérer qu'il lui fût, par sa drôlerie, salutaire. Écartons dans la lecture de ces réflexions tout simplement le sentiment qu'il ait pu croire ce qu'il énonçait en matière de vérole, de peste, de rougeole, etc. Gardons le sentiment qu'il avait prévu, de façon drolatique, le rôle du psychisme dans la genèse de certaines maladies.

Il faut préciser qu'il était en la matière aux premières loges et que cela s'éternisait. En juin 1675, « madame de La Fayette est toujours avec sa petite fièvre » (28 juin). Elle ne supporte pas les voyages en carrosse, reste languissante, a mal au côté. À la suite de trois accès de fièvre quarte, elle « dit qu'elle en est ravie et qu'au moins sa maladie aura un nom » (21 octobre 1676). Le 23 juin 1677, la Marquise nous apprend que : « Madame de La Fayette est revenue de Saint-Maur fort malade. Sa fièvre est augmentée, avec une colique dans les boyaux très sensibles et qui lui a fait faire du sang. Elle a été saignée. Si la fièvre augmentait elle ne serait pas longtemps malade ; ses amis sont occupés de ce nouveau mal. » Le 9 juillet : « Je suis plus que jamais épouvantée de ce qui s'appelle dessèchement. La pauvre madame de La Fayette en est tellement menacée qu'elle tourne toutes ses pensées à finir comme ma pauvre tante. Elle est considérablement diminuée depuis que vous êtes partie ; elle ne s'est point remise de cette colique. Elle en est encore aux bouillons, et après ces grands repas, elle est émue et sa petite fièvre augmente, comme si elle avait fait une débauche. Ses médecins disent qu'il est temps de s'inquiéter, et que si elle allait plus avant dans ce chemin, elle pourrait être du nombre de ceux qui traînent leur misérable vie jusqu'à la dernière goutte d'huile. » Elle se remet difficilement de cette sévère colique. C'est alors que meurent madame de Plessis-Guénégaud, veuve déjà depuis un an, cette femme qui l'avait aidée, puis Bayard, subitement, dont la disparition aggrave sa « misérable santé ». Il partageait en Auvergne la vie d'un époux qui n'avait jamais eu envie d'habiter à Paris et cela arrangeait bien Marie-Madeleine, qui n'avait jamais eu, de son côté, aucune envie de le rejoindre. Quoi qu'il en soit, ces mauvaises nouvelles qui troublent le compromis dans lequel vivaient les époux sont sources de tracas et sans doute prétexte à de nouvelles migraines, auxquelles il faut au moins les vertus du bouillon de vipères ou des cures de lait pour permettre à la Comtesse de garder la maîtrise de ses affaires.

Jusqu'à ce que survienne le drame, la mort du Duc, que nous avons relatée et dont les conséquences vont naturelle-ment aggraver la santé de Marie-Madeleine. Le 5 avril 1680, la Marquise écrit à madame de Grignan : « Ce n'est plus la même personne ; je ne crois pas qu'elle puisse jamais ôter de son cœur le sentiment d'une telle perte. » Madame de Sévigné doute à tort des capacités de son amie à surmonter un tel mal-heur. « Sa santé est toute renversée ; elle est changée au der-nier point » (12 avril). Mais le 19 avril : « Madame de La Fayette fait encore une augmentation de son appartement qu'elle pousse jusque sur son jardin ; cela vous surprendra. La pauvre femme est tellement abattue de la perte de monsieur de La Rochefoucauld qu'elle n'en est pas reconnaissable », lance la Marquise à sa fille. Celle-ci s'en étonne moins qu'elle et lui répond que, dans un tel cas, « on serre les files, il n'y paraît plus ». Ce que va faire la fragile Marie-Madeleine, qui va quit-ter sa chambre, renouer avec la vie parisienne, avec celle de la Cour, susciter de la part de la Marquise une esquisse de jalou-sie lorsqu'elle se lie avec la maréchale de Schomberg, qui par-tage avec elle des souvenirs de jeunesse et surtout les mêmes malaises et donc les mêmes recettes.

La mort de François de La Fayette en 1683, au bourg d'Ébreuil, dans son Auvergne, fut loin d'avoir les mêmes conséquences sur la santé de son épouse que la mort de La Rochefoucauld. Elle laisse à Marie-Madeleine et à ses fils Louis et Renaud-Armand de beaux revenus. La Comtesse n'a que 50 ans et, si l'on en croit madame de Sévigné, toute la belle liberté du veuvage. N'écrira-t-elle pas à Ménage, quelques années plus tard (1691), ce lapidaire « on ne meurt de la mort de personne » ? C'est d'ailleurs après la mort de son mari qu'elle retrouve son vieil ami, en même temps que Segrais et Huet. L'occasion lui en est offerte parce qu'il s'est, au printemps 1684, fracturé la hanche en tombant à Notre-Dame, le Vendredi saint ; elle lui écrit pour lui demander de ses nouvelles : « Je vous conjure de m'apprendre en quel état vous êtes, si vous souffrez toujours des douleurs et si vous êtes sans espérance de marcher. Je vous conjure de croire que je m'intéresserai toute ma vie à votre conservation, et que mon ingratitude envers vous n'est qu'apparente. » Roger Duchêne, qui cite cette lettre mettant fin à presque vingt années de silence, souligne avec pertinence la signification d'un post-scriptum fort éloquent : « Je vous prie de me mander de qui est un mot italien que je tiens de vous : *Ardo si, ma non t'amo*. Je tiens de vous tout ce que je sais. » Le feu de ce « je brûle mais je ne t'aime pas », jeté à l'ancien soupirant qui s'était retiré, n'est-il pas une invite à la retrouver ? Mais, usa-t-il de l'excuse de ne marcher que difficilement, il ne la revit pas mais il lui écrivit seulement de temps en temps. Il resta insensible à son : « Je suis à vous de tout mon cœur. » Cette contrariété contribua sans doute à ce que sa santé soit toujours aussi mauvaise.

Des Rochers, la Marquise écrit à sa fille en 1685 que « Madame de La Fayette s'est redonné son mal de côté en allant en carrosse à deux pas de chez elle ; elle pleure et regrette ce pauvre monsieur Vallant qui était, dit-elle, son confesseur et son ami. » Ce Vallant avait été à la fois le médecin, le secrétaire et l'intendant de madame de Sablé, dont il prétendait soulager tous les maux (ils étaient nombreux ceux dont celle-ci se plaignait) et qui ne lui permettait que rarement d'aller voir d'autres malades par peur des contagions. Confident des petites infirmités de sa patiente, il prodigue adroitement ses conseils et n'hésite pas à collectionner les recettes des charlatans pour son exigeante patiente. C'est à lui que s'était confiée Marie-Madeleine. À mêmes maux mêmes remèdes, et surtout cette attention que ce fin lettré, ami de Voiture, savait apporter aux soucis de ces dames auprès desquelles il préfigurait le rôle qu'auront beaucoup plus tard les psychiatres. Pendant les années qui suivent, la rumeur de Paris fait état de la mauvaise santé persistante de la Comtesse. Ménage, après avoir dit qu'elle avait été fort mal, évoque dans une lettre à une amie sa guérison « ou plutôt sa résurrection glorieuse ». Il termine quatre vers, écrits à cette occasion, en chantant « son teint renouvelé ».

Mais ce n'est qu'un court répit, car Marie-Madeleine ne sort guère, et c'est la Marquise qui se déplace pour lui rendre visite quand elle n'est pas aux Rochers. Le 4 février 1689, elle écrit à sa fille : « Madame de La Fayette, qui ne dort point bien, qui est dans une mauvaise veine de santé, vous fait mille amitiés. » Le 14 du même mois, Marie dit à Françoise que le médecin dont elle partage avec Marie-Madeleine le savoir se propose d'être aussi le sien : « Il veut vous écrire pour vous ordonner une saignée du pied et puis de votre bonne pervenche, qui vous restaurera et vous purifiera le sang. Voilà, dit-il, la vraie saison et le vrai remède. » Elle évoque la présence à ses côtés du docteur Dubois dont elle dit le plus grand bien. Il a succédé au docteur Vallant et il n'hésite pas, quoique encore moins doté de titres médicaux que ce dernier, à s'imposer comme nouveau confesseur et médecin de ces dames. Pour Roger Duchêne, il reste un personnage ambigu. Est-il à la fois cet ancien maître à danser, dénommé Goibaud-Dubois, qui enseigna le latin au duc de Guise, dont il devint le gouverneur, traducteur de saint Augustin, disciple de Pascal, et le médecin dont se sont entichées la Marquise et la Comtesse ?

Quelle que soit son habileté, il ne permettra pas à la Comtesse d'assister à la cérémonie de mariage de son fils Renaud-Armand avec Jeanne-Madeleine de Marillac en ce 12 décembre 1689, en l'église Saint-Merry. Elle est encore malade. C'est ce qu'apprend madame de Sévigné à Françoise le 27 décembre ; la nouvelle lui est parvenue aux Rochers par l'intermédiaire de madame de Lavardin : « Madame de La Fayette est dans une bouffée de colique et de mal de côté si cruelle qu'elle fait pitié. » Le 29, elle confirme l'absence de la

Comtesse au mariage de son fils, sa grande faiblesse et les saignées que l'on fut obligé de lui imposer : « C'est une étrange santé que celle de cette pauvre personne ; elle me fait une extrême pitié. » Ce n'est pas la première fois que Marie-Madeleine trouve dans la maladie le prétexte à renoncer à une cérémonie. Non pas qu'il convienne de nier les symptômes qu'elle éprouve mais ceux-là mêmes pourraient fort bien s'inscrire dans le contexte de manifestations fonctionnelles qui induisent très fréquemment chez un être trop sensible des désordres suffisamment importants pour qu'ils se traduisent par des malaises insurmontables. Ceux-ci ont l'avantage de disparaître aussi rapidement qu'ils sont arrivés, lorsque la « contrariété » ou l'« émotivité » disparaît elle-même. Des contrariétés il y en a. Certes, le mariage est brillant, mais ne dit-on pas que son fils est un rustre incapable d'affronter la jeune mariée ? On le dit en chanson, et la satire fait revivre la Marie-Madeleine d'autrefois, celle précisément qu'elle voulait oublier. « La pauvre madame de La Fayette n'a point encore senti la douceur de son nouveau petit ménage ; elle n'est pas encore hors de cette colique. C'est Croisilles qui m'écrit au lieu d'elle. Sa mauvaise santé l'empêche bien d'être sensible à la douceur de la vie » (lettre du 6 janvier).

La colique dure et ce qui n'arrange rien, on a volé la Comtesse. On lui a dérobé cinq cents écus en louis d'or qui étaient dans un petit cabinet où personne n'entre « que ses deux filles, son valet de chambre et son laquais. Elle n'en peut soupçonner aucun [...]. Cela trouble une personne déjà accablée par tant de maux » (29 janvier 1690). Des maux qu'elle partage à nouveau avec le cher Ménage. Ce dernier, alors que la Comtesse mariait son fils, s'est luxé l'épaule. Il lui confie ses malheurs, elle lui avoue les siens ; ils s'attendrissent ensemble. Elle lui confie qu'elle a une « santé déplorable » et qu'elle espère le revoir, sans que cela parvînt jamais à se faire. « Il faut que je vous dise l'état où je suis, lui explique-t-elle un jour. J'ai des obstructions dans les entrailles, des vapeurs tristes qui ne se peuvent représenter. Je n'ai plus du tout d'esprit, ni d'esprit, ni de forces. Je ne puis lire ni m'appliquer. La plus petite chose du monde m'afflige, une mouche me paraît un éléphant. Voilà mon état ordinaire. Depuis quinze jours, j'ai eu plusieurs fois de la fièvre, et mon pouls ne s'est point remis à son naturel. J'ai un grand rhume dans la tête et mes vapeurs qui n'étaient que périodiques, sont devenues continuelles. Après que j'ai mangé, quoique je mange peu, je suis cinq à six heures à n'en pouvoir plus, plus incommodée qu'aucune femme grosse. Ce que j'ai de bon c'est que je ne dors pas mal, et le peu que je mange, je le mange sans dégoût. Pour m'achever de peindre, j'ai une faiblesse dans les jambes et dans les cuisses qui m'est venue tout d'un coup, en sorte que je ne saurais presque me lever qu'avec du secours, et je suis d'une maigreur étonnante. » Elle ajoute pour son vieux confident : « Voilà l'état de cette personne que vous avez tant célébrée ; voilà ce que le temps sait faire. Je ne crois pas pouvoir vivre longtemps en cet état. Ma vie est trop désagréable pour en craindre la fin. »

Pendant le même été, elle écrit à son amie la Marquise en des termes plus rassurants. Le 19 septembre : « Ma santé est un peu meilleure qu'elle n'a été, c'est-à-dire que j'ai un peu moins de vapeurs ; je ne connais point d'autre mal. Ne vous inquiétez pas de ma santé ; mes maux ne sont pas dangereux, et quand ils le deviendraient, ce ne serait que par une grande langueur et par un grand dessèchement, ce qui n'est pas l'affaire d'un jour. Ainsi, ma belle, soyez en repos sur la vie de votre pauvre amie ; vous aurez le loisir d'être préparée à tout ce qui arrivera, si ce n'est à des accidents imprévus, à quoi sont sujettes toutes les mortelles, et moi plus qu'une autre, parce que je suis plus mortelle qu'une autre ; une personne en santé me paraît un prodige. » Deux tableaux aussi sincères l'un que l'autre, mais écrits dans la pensée de leurs destinataires ; inquiétant et volontairement pessimiste pour l'ancien amant dont il est judicieux de troubler le cœur, et comment le pourrait-on désormais autrement qu'en faisant pitié et en aggravant les raisons qui portent à celle-ci, plus résolument rassurante pour l'amie de cœur que l'on ne veut pas inquiéter, mais à laquelle on laisse cependant des arguments pour se faire plaindre.

Avec Ménage se dessine un nouveau marivaudage dans la trame duquel pèse désormais l'inquiétude qu'entretient la précarité de leur état. « C'est un soulagement pour moi que de me plaindre avec quelqu'un que je suis assurée qu'il prend part à mes maux. » Il lui répond : « Pour moi, Madame, quelques ravages qu'ait faits la vieillesse en ma personne, je m'estimerai le plus heureux homme tant que vous me ferez l'honneur de m'aimer. » Le vieux Ménage se reprend à rêver comme autrefois. Il la veut nourrir de ses pensées, de ses lectures, de son latin, voire de ses perdrix ou de ses confitures. À ses emportements qui « la donnent en garde aux fastes éternels de la postérité », elle répond avec humour : « Vous m'appelez ma divine Madame, je suis une maigre divinité. Vous me faites trembler de me parler de me faire mon portrait [...]. Le temps a trop détruit les matériaux. J'ai encore de la taille, des dents, des cheveux mais je vous assure que je suis une fort vieille femme. » À ses reproches de ne plus l'aimer, elle réplique de faire que « ses vapeurs en augmenteraient beaucoup ». « Des vapeurs cruelles, qui me durent encore et qui me durent comme un point de fièvre qui m'afflige. En un mot je suis folle, quoique je sois assurément une femme assez sage », écrit-elle à la Marquise, le 10 octobre 1691. Et à Ménage le 20 septembre précédent : « Je ne suis triste que par mes vapeurs, et mes vapeurs font tout mon mal. » Elle pourrait « faire un livre entier contre ce mal-là ».

Par vapeurs, il faut entendre, au sens large, ce qui portait à la mélancolie ou plus communément à l'anxiété, voire à l'angoisse quand s'y ajoutaient les manifestations neurovégétatives que décrit constamment la Comtesse : fièvre (au sens de sudation, pouls accéléré), colique (sur un intestin hypersthénique), maux d'estomac, maux de cœur et langueur, insomnie. « Il ne me reste de bon sens que pour connaître le tort d'être accablée de mélancolie sans en avoir aucun sujet [...]. Je suis toujours triste, chagrine, inquiète, sachant très bien que je n'ai aucun sujet de tristesse, de chagrin, ni d'inquiétude. Je me désapprouve continuellement, c'est un état assez rude », confie-t-elle à Ménage avec une profonde lucidité. Celui-ci va jusqu'à penser qu'elle ne souffre pas son « indisposition avec la constance d'une héroïne » et qu'elle en exagère toutes les manifestations par la manière dont elle réagit. Sans doute avec quelque justesse. « La santé est la mère de la joie, mais elle est aussi sa fille », ajoute-t-il judicieusement. Mais Ménage, qui témoignait lui-même, quoique plus âgé, d'une grande vitalité et qui fut sans doute son meilleur soutien depuis qu'elle avait renoué avec lui, meurt le 23 juillet 1692 d'une pneumonie. Elle lui avait écrit peu auparavant : « Notre amitié ne finira que quand nous finirons. » Mais elle avait toujours pensé que, quoique étant sa cadette, elle partirait la première. À l'occasion, l'année précédente, des 79 ans de son ami, elle avait prétendu ne pas devoir profiter encore longtemps de ses lettres, non pas à cause de son âge à lui mais parce qu'elle ne pouvait « se flatter d'aller loin ». Elle n'allait d'ailleurs ne lui survivre que quelques mois.

Le 21 mai 1693, ni plus ni moins malade que d'habitude, Marie-Madeleine se confesse et communie. Le 22, elle tombe dans le coma ; elle meurt trois jours plus tard. À 59 ans. La Marquise, profondément troublée par la mort subite de son amie, écrit le 3 juin 1693 à madame de Guitaut cette lettre très explicite : « Ses infirmités, depuis deux ans étaient devenues extrêmes. Je la défendais toujours car on disait qu'elle était folle de ne vouloir point sortir. Elle avait une tristesse mortelle : quelle folie encore ! N'est-elle pas la plus heureuse femme du monde ? Elle en convenait aussi, mais je disais à ces personnes, si précipitées dans leurs jugements : "Madame de La Fayette n'est pas folle", et je m'en tenais là. Hélas ! Madame, la pauvre femme n'est présentement que trop justifiée ; il a fallu qu'elle soit morte pour faire voir qu'elle avait raison de ne point sortir et d'être triste. Elle avait un rein tout consommé et une pierre dedans, et l'autre pullulant [purulent] ; on ne sort guère de cet état. Elle avait deux polypes dans le cœur, et la pointe du cœur flétrie ; n'était-ce pas assez pour avoir ces désolations dont elle se plaignait ? Elle avait les boyaux durs et pleins de vents, comme un ballon, et une colique dont elle se plaignait toujours. Voilà l'état de cette pauvre femme, qui disait : "on trouvera un jour…" tout ce qu'on a trouvé. Ainsi, Madame, elle a eu raison pendant sa vie, elle a eu raison après sa mort, et jamais elle n'a été sans cette divine raison, qui était sa qualité principale. Sa mort a été causée par le plus gros de ces corps étrangers qu'elle avait dans le cœur, et qui a interrompu la circulation et frappé en même temps tous les nerfs, de sorte qu'elle n'a eu aucune connaissance pendant les quatre jours où elle a été malade. » La Marquise se réjouit de ce que n'ayant pu recevoir les derniers sacrements elle ait communié avant de tomber malade et y voit « comme une miséricorde de Dieu, qui nous voulait consoler de ce qu'elle n'était pas en état de recevoir le viatique ». Elle complète quelques semaines plus tard (17 juillet) par ces mots : « Je m'en fie bien à votre cœur, Madame, pour avoir compris mes sentiments sur le sujet de madame de La Fayette ; vous veniez de perdre une aimable nièce, mais ce n'était point une amitié de toute votre vie et un commerce continuel et toujours agréable. Je suis dans l'état d'une vie très fade, comme vous le dites, n'étant plus animée par le commerce d'une amitié qui en faisait quasi toute l'occupation. Si Dieu voulait bien remplir ce vide, en vérité je lui en serais très obligé. »

Deux traits de madame de Sévigné transparaissent dans ces lettres, la fidélité à la nature de l'amitié qui l'unissait à madame de La Fayette, sincère, inoubliable, et d'autre part celle qu'elle vouait à l'image que celle-ci avait laissée d'elle et que beaucoup avaient mise sur le compte d'une extravagance, dans l'expression des maux qu'elle avait affichés, alors que de terribles altérations de son corps en expliquaient, après sa mort, la vraie nature. Démarche fort noble même si elle ne reste que partiellement convaincante. On peut mourir d'un accident vasculaire cérébral ou d'un infarctus, parfois contemporain d'une infection rénale (l'une ou l'autre de ces deux hypothèses restant valable) et avoir éprouvé pendant de longues années les méfaits d'une névrose d'angoisse irrépressible ; l'artiste incontestée qu'était la comtesse de La Fayette, bénéficiait en part égale de cette sensibilité particulière qui l'agitait mais qui l'inspirait aussi. Il n'en reste pas moins que les témoignages que nous en rapportèrent ses amis, au premier rang desquels se place notre irremplaçable marquise, elle-même de nature si inquiète, nous décrivent avec une grande précision les frissons de cette âme qu'aucun secours thérapeutique n'était capable de soulager ; ils nous rendent encore plus compatissants à la description de ces névroses que nulle explication ni nul traitement ne pouvaient apaiser. Ils rendent compte à l'état brut de ces états d'âme qui animaient nos ancêtres et qui n'avaient pas moins d'existence que les pathologies viscérales dont ils souffraient et mouraient.

Madame de Lavardin

« Savez-vous, mon cher cousin [Marie s'adresse à Coulanges, le 10 avril 1691], que je suis depuis dix ou douze jours dans une tristesse dont vous seul êtes capable de me tirer, pendant que je vous écris ? C'est de la maladie extrême de madame de Lavardin la douairière, mon intime et mon ancienne amie. Cette femme d'un si bon et si solide esprit, cette illustre veuve qui nous avait toutes rassemblées sous son aile, cette personne d'un si grand mérite est tombée tout d'un coup dans une espèce d'apoplexie. Elle est assoupie, elle est paralytique, elle a une grosse fièvre ; quand on la réveille, elle parle de bon sens mais elle retombe. Enfin, mon enfant, je ne pouvais faire dans l'amitié une plus grande perte ; je la sens très vivement. Madame la duchesse de Chaulnes m'en apprend des nouvelles, et en est très affligée ; madame de La Fayette encore plus. Enfin c'est un mérite reconnu, où tout le monde s'intéresse comme à une perte publique. » Dangeau, qui commentera sa mort en 1694, précisera que depuis sa maladie « elle était tombée en enfance ».

Marie, apprenant sa mort, écrit à madame de Guitaut (25 avril) : « J'ai perdu mes deux premières amies, madame de La Fayette et madame de Lavardin ; j'en laisse encore ici que j'aime et que j'estime, mais comme ce n'est pas à ce degré, et qu'elles en ont d'autres que moi, je les quitte avec un regret supportable. » Coulanges, de son côté, s'interroge en ce 23 juin 1694, sur l'étrange entourage que leur font tous ces morts : « Mais pourquoi ne serait-il pas mort, s'interroge-t-il à propos d'un ami ? Monsieur le duc de Sully et monsieur de Rebénac sont bien morts [ce dernier du pourpre, la scarlatine, à 55 ans]. Madame de Verneuil et la duchesse du Lude, qui allaient à Sully à leurs journées, [par petites étapes] n'ont été que jusqu'à Montargis, et la duchesse, qui avait pris la poste, est arrivée tout juste pour les derniers moments [du Duc qui mourait dans son château] ; elles sont toutes de retour ici. La duchesse est à Saint-Denis aux filles de Sainte-Marie [où se réfugiaient les veuves]. Le fils unique de la belle madame du Fresnoy est mort aussi. Enfin l'on ne voit qu'enterrements et l'on ne parle que de gens malades. La princesse d'Enrichemont, maintenant duchesse régnante de Sully [femme du fils du Duc], a la petite vérole, et madame de Beringhen la rougeole, mais je suis bien moins en peine d'elles, que de madame de Coulanges. »

Son monde et celui de Marie, de dix ans son aînée, s'évanouissent. Parvenue à la soixantaine, elle perd tous ceux qui ont partagé ses joies, ses enthousiasmes et sans doute ses confidences, Ménage, La Rochefoucauld, madame de La Fayette, madame de Lavardin après que n'aient disparu Retz, le bon abbé, la tante et tant d'autres. Mais déjà elle s'est préparée à cette solitude de la vieillesse ; encore celle-ci n'est-elle miraculeusement pas entachée de la mort de l'un de ses deux enfants, ce qui eût pu, compte tenu des risques que chaque humain encourait, lui être imposé comme une terrible sentence. Sans doute entrevoit-elle en cette heureuse circonstance l'intervention de la Providence et cela lui permet-il d'entrevoir avec sérénité sa propre mort dans l'ordre naturel des choses. Celle-ci n'est guère éloignée désormais. De deux ans seulement. Quelle perte eût été pour nous cette mort, si Marie n'avait laissé derrière elle tout ce que son penchant d'épistolière obsessionnelle nous a légué, ces élans de cœur, ces touches d'esprit au travers desquelles nous revivons pas à pas les émotions de sa vie, ses inquiétudes, ses peines, ses cafards, ses dragons et grâce auxquels tout un monde palpitant de tendresse, d'amour, de doute, d'élan s'offre à notre regard. Nous en saisissons, avec un bonheur infini, et sans lassitude toutes les nuances, celles qu'elle a traduites au jour le jour sur son écritoire chinoise de l'hôtel Carnavalet ou sur celles qu'elle emportait avec elle dans son carrosse. Nous nous y installons en une communion d'instant, dans l'intimité d'une pensée, dont elle eut l'obsession de nous en livrer les arcanes, afin d'en être comprise jusqu'au plus profond de son expression, en destinataires indiscrets mais si heureux de l'être.

Le cardinal de Retz

Le mariage de Marie de Rabutin et d'Henri de Sévigné devait beaucoup aux Gondi. C'est grâce à eux que la Marquise devait entretenir des relations avec le cardinal de Retz qui, malgré les vicissitudes qui devaient troubler la vie de celui-ci, gardèrent une tonalité de grand attachement et de fidélité. La vive amitié qu'elle lui témoigne ira jusqu'à agacer Françoise qui ne comprend qu'imparfaitement les liens qui attachent sa mère au terrible cardinal. Marie, en 1678, alors que celui-ci, sorti de sa retraite, est revenu s'installer à l'hôtel de Lesdiguières, renoue avec bonheur des relations qui lui permettent d'évoquer les temps de sa jeunesse et de son mariage et peut-être aussi des liens qui pourraient porter l'espoir d'un héritage. Mais très rapidement après ce retour dans la vie mondaine, le 24 août 1679, Retz meurt. Le 25, Marie en annonce la nouvelle à Guitaut : « Hélas ! mon pauvre monsieur, quelle nouvelle vous allez apprendre, et quelle douleur j'ai à supporter ! Monsieur le cardinal de Retz mourut hier, après sept jours de fièvre continue. Dieu n'a pas voulu qu'on lui donnât le remède de l'Anglais, quoiqu'il le demandât et que l'expérience de notre bon abbé de Coulanges fût toute chaude, et que ce fut même cette Éminence qui nous décidât, pour nous tirer de la cruelle Faculté, en protestant que s'il avait un seul accès de fièvre, il enverrait quérir ce médecin anglais. Sur cela il tombe malade. Il demande ce remède ; il a la fièvre, il est accablé d'humeurs qui lui causent des faiblesses, il a un hoquet qui marque la bile dans son estomac. » L'Anglais vint pourtant à son chevet, mais il convint qu'il ne pouvait ressusciter les morts ; Petit, ami de Patin, Belay, médecin de mademoiselle de Montpensier et du Roi par quartier, avaient consenti à l'appeler devant l'inefficacité de leurs drogues.

De quoi mourut Retz ? On pense que ce fut d'une pneumonie, redoutable infection qui avant la découverte des sulfamides et des antibiotiques faisait mourir si souvent nos grands-parents. Diagnostic tout à fait vraisemblable devant lequel nos pauvres confrères de l'époque ne pourront pas davantage que leurs successeurs jusqu'en 1930. Ce qui n'atténue en rien la douleur de la Marquise, dont on comprend qu'elle s'insurge. Un an plus tard, en passant à Nantes devant la tour d'où Retz s'était évadé, Marie évoque le souvenir de son ami (13 mai 1680) : « Je ne puis jamais passer au pied d'une certaine tour que je ne me souvienne de ce pauvre cardinal et de sa funeste mort, encore plus funeste que vous ne le sauriez penser. Je passe entièrement cet article, sur quoi il y aurait trop à dire ; ma bonne, il vaut mieux se taire mille fois. Peut-être que la Providence voudra quelque jour que nous en parlions à fond, tout comme il lui plaira. » Marie ne revient pas sur les circonstances de la mort de Retz, mais sur les conséquences que celle-ci eut sur les libéralités qu'il n'aurait pas manqué de faire, en faveur des siens, s'il avait vécu.

III

Les remèdes
de madame de Sévigné

Chapitre 8

PHARMACIE DU GRAND SIÈCLE

La Marquise avait incontestablement une inclination pour la médecine et, osons le dire, un certain sens clinique. À quoi était-il dû ? Rien ne permet de lui attribuer des compétences qui ne lui furent jamais prodiguées, ni même une tradition de prestataire de soins, à la manière de ces empiriques qui encombraient Paris. Cela n'aurait guère convenu à son rang. Quelle fut l'inclination qui la porta à cette sorte de connaissance et à en tirer des conclusions thérapeutiques, alternant les prescriptions et les interdits péremptoires, avec en miroir l'aplomb qu'adoptent souvent les ignorants ?

Du point de vue médical, de nombreuses études ont été publiées autour de sa correspondance et les pharmaciens ont été nombreux à établir le catalogue des drogues dont elle recommandait l'usage aussi bien pour elle-même que pour ses amis. La *Revue d'histoire de la pharmacie*[1] en a établi une liste exhaustive et nous avons, à la lecture des extraits de lettres que nous avons présentés, fait connaissance avec la plupart d'entre eux. Rappelons que, en cette fin du XVIIe siècle, nul n'ignorait dans l'exercice de l'art la *Pharmacopée royale, galénique et chymique* de Moyse Charras (1676), le *Cours de chymie* de Nicolas Lémery (1679) qui en fera de multiples rééditions, puis sa *Pharmacopée universelle* (1697) et le *Traité universel des drogues simples mises en ordre alphabétique* (1698), notre *Vidal* actuel, sans oublier Pierre Pomet avec son *Histoire générale des drogues* (1694) ou De Meuve avec son *Dictionnaire pharmaceutique ou apparat de médecine* (1688), tous édités à Paris, sans compter les publications parisiennes ou provinciales destinées à des usagers moins érudits. Les ouvrages les plus sérieux répondaient au souci de réglementer la délivrance des drogues, souci qui remontait à Jean le Bon et sanctionné par de nombreux arrêts dont les effets furent toujours limités. On a pu constater combien la Marquise, avide de toute nouveauté, se souciait peu de ceux-ci et combien à l'opposé la faculté était consciente de l'importance de cette réglementation, au risque d'en perdre parfois des avantages.

C'est en thérapeutique que la Marquise s'est surpassée. Bien sûr, on la surprendra souvent à interpréter de façon plus ou moins fantaisiste le jeu des humeurs, les ratés de la machine, les facéties des esprits animaux, les flux de vapeurs, leurs montées, leurs descentes en une prose fidèle à la mode du temps et volontairement imagée, et à confondre les diagnostics de façon plus excusable que ne le faisaient les médecins eux-mêmes. Ses diagnostics de fièvre, de vapeurs, d'apoplexie, de goutte, d'arthritis, de pourpre restent très approximatifs mais ses recommandations thérapeutiques, ses opinions sur les traitements, ses positions vindicatives, demeurent l'essentiel de sa contribution épistolaire et c'est que ne manquèrent pas de noter tous ses lecteurs et en particulier les thérapeutes eux-mêmes. Il est vrai que nul auteur, à notre connaissance, à moins que ce ne fût son métier, ne sema jamais, dans ses écrits, autant de notations que ne le fit la Marquise. L'extraordinaire collection de ses lettres qui fut conservée et la continuité de sa correspondance favorisent certainement cette richesse, mais on ne peut se satisfaire de ce seul argument et ignorer son inclination toute particulière.

Nous n'avons pas l'intention de reprendre l'énumération des drogues ou des panacées qu'elle s'administrait elle-même ou sur la recommandation du médecin ou du charlatan qu'elle consultait. Tentons cependant de restituer quelques grandes lignes au terme de ce chemin passé avec la Marquise, chemin qui recouvre, de 1646 à 1696, la seconde moitié du XVIIe siècle et qui nous conduit à l'épanouissement du siècle suivant, celui des Lumières.

À l'époque, quels que soient les symptômes, la réponse à la maladie s'édifiait à partir du célèbre trépied thérapeutique : purge, lavement et saignée. Le *Journal de santé du roi Louis XIV* est à cet égard fort édifiant et on se demande s'il ne faut pas plaindre le souverain d'avoir dû subir les séries de saignées qui lui étaient imposées, les clystères aux contenus variés et savants, et les purges drastiques, comme autant de martyres dont la justification n'était rien moins que douteuse. Il fallait, selon les détenteurs de la vérité, aider de cette façon la nature dans sa lutte contre les mauvaises humeurs.

La Marquise, comme ses contemporains, se soumet à cette trilogie, la plupart du temps avec complaisance ; se réservant toutefois la capacité de se rebeller contre la saignée sur l'avis de quelque médecin qui la lui aura déconseillée ou lorsque les veines qu'on lui ponctionnait restaient difficiles à trouver. « Je fus saignée le mercredi à dix heures du soir [pour une crise de colique néphrétique], et parce que je suis très difficile, on m'en tira quatre palettes, afin de ne pas y revenir une seconde fois », écrit-elle à Guitaut (15 novembre 1677). Elle craint les chirurgiens malhabiles, mais elle n'en considère pas moins la saignée comme une décision banale : « Je plaçai ma saignée brusquement, selon le besoin de mes affaires plutôt que celui de ma santé. Je me sentais un peu plus oppressée ; je jugeai bien qu'il fallait me saigner avant que de partir, afin de mettre cette saignée par provision dans mes ballots », répond-elle le 10 juillet 1675 à sa fille, qui s'inquiétait de ce besoin d'être saignée. Elle lui en recommande, d'ailleurs pour les mêmes raisons, l'usage : « Je pense aujourd'hui à vous, ma bonne, comme étant à Lyon, arrivée d'hier au soir, assez fatiguée, ayant peut-être besoin d'une saignée pour vous rafraîchir » (18 juin 1677). Une saignée pour rafraîchir ses humeurs troublées par les incommodités du voyage ! Mais parfois elle est d'un tout autre avis ; elle s'insurge contre cette ponction généreuse et s'en moque : « Monsieur Feydeau a été saigné : vingt-sept palettes de sang pour une fluxion des yeux ! Il ne peut s'en remettre » (27 décembre 1688). On le comprend aisément ; espérons qu'au moins l'atteinte de la vision en valait la peine. Elle s'y oppose aussi de façon péremptoire lorsqu'il s'agit de son petit-fils ; on se souvient du : « Ni saignée, ni médecine, rien du tout ma fille, à moins que vous vouliez lui ôter un bon appétit, un doux sommeil, un sang reposé, une grande vigueur dans les fatigues ; voilà ce qu'un médecin pourrait lui ôter, si nous le mettions entre ses mains » (13 décembre 1688). Ou encore lorsqu'on ôte du sang à sa fille qui saigne abondamment (15 octobre à Coulanges) : « Étrange remède qui fait répandre du sang quand il n'y en a déjà que de trop de répandu ! C'est brûler la bougie par les deux bouts ». Elle se fonde alors sur son bon sens ou parfois le doute que lui communiquent ses médecins, Duchesne et Fagon, qui, confie-t-elle à Françoise, « disent que vous devez éviter la saignée tant que vous pouvez, et que rien n'est plus capable de vous faire beaucoup de mal ». Une hésitation entre le bienfait et l'inconvénient de la ponction des veines qui remonte à de nombreuses années. Ainsi, dès 1679, quand elle oppose les opinions de Guisoni qui veut qu'elle se saigne ou de l'Anglais Talbot, qui ne le veut pas : « Lequel croirai-je ? » (11 octobre.) Cette opinion se fera, au cours des ans, de plus en plus sceptique vis-à-vis de la saignée et même des médecines tout court. Rappelons-nous sa célébration (11 juin 1690) de « la médecine des Rochers, on n'en connaît point d'autre ; c'est la vraie médecine de la santé, car elle ne va pas chercher midi à quatorze heures et emporte le superflu ».

Relativement à la purge, la Marquise fut sans doute plus consentante quel que soit son âge. Comme tous ses contemporains, elle y puisa la plupart des raisons de s'automédiquer. Rien de plus facile en effet que d'absorber une pilule ou une limonade purgative : « Je me purgerai jeudi pour l'amour de vous. Il est vrai que le mois passé, je ne pris qu'une pilule ; j'admire que vous l'ayez senti. Je vous avertis que je n'ai aucun besoin de me purger […] et pour vous ôter de peine » (20 octobre 1679). On se purge par sympathie et en groupe comme nous en avons été informés, aux Rochers par exemple. Il faut dire que l'on dispose à l'époque de toute une panoplie de médicaments destinés à cet usage. Séné, casse, rhubarbe sont des purgatifs efficaces et bien d'autres encore comme la bétoine (sa bétouenne), que Marie Meurdrac de Lyon dans sa *Chymie charitable et facile en faveur des dames* (1680) semble réserver à l'usage des femmes. Elle est considérée par madame de Sévigné comme une purge du cerveau douce et salutaire. Marie la prend souvent en bouillon. En mélangeant les fleurs de bétoine et de muguet on préparait aussi une « poudre céphalique » que l'on prisait.

La casse est le remède que l'on administra, au grand dam de Marie, à son cher ami le cardinal de Retz. Il s'agissait sans doute de la casse « des Isles » la plus commune, car facile à cueillir ; elle était rangée par Lémery parmi les remèdes cathartiques ou purgatifs cholagogues, destinés à purger la bile. Marie aimait aussi la chicorée en des bouillons qu'elle recommandait : « Ne négligez point les amers, c'est votre vie », écrit-elle à sa fille le 4 février 1685. Cette chicorée était considérée par Lémery comme un remède hépatique au même titre que le houblon, la rhubarbe et l'aloès. La rhubarbe ? La Marquise lui a des « obligations ». On en disait l'origine en Perse ou en Moscovie voire en Chine. Elle était considérée comme un excellent remède et sans danger ; pour fortifier l'estomac et purger doucement la bile. Pour Lémery c'était un remède « resserrant et purgeant » comme la casse ou le séné. Le séné du Levant était tout aussi couramment utilisé, que ce soit en feuilles ou plutôt en gousses qui avaient la vertu de purger doucement et de dissoudre les humeurs mélancoliques. La semence de coriandre était tout aussi appréciée ; Marie en prenait aux Rochers en compagnie de son fils et de sa bru. « Je ne prends que de la coriandre après mes deux verres [de limonade] et cela me fait fort bien » (2 juillet 1690). Lémery signale que cette semence fortifie l'estomac, facilite la digestion, corrige la mauvaise haleine, et chasse les vents. Mais on ne néglige pas les petits remèdes quotidiens qui d'après le même « lâchent le ventre, désopilent le foie et par leur acidité empêchent la pourriture » telle l'*eau de cerises* : « Je prendrai demain de la petite eau de cerises, et le tout pour vous plaire ; faites aussi quelque chose pour moi » (29 décembre 1679). Ou encore de l'*eau de lin* : « Je me purgerai à la fin de toutes les lunes ainsi que je l'ai fait depuis deux mois ; je prendrai de cette eau (vantée par madame de Lavardin) et de l'eau de lin. » La graine de lin était de tout temps utilisée comme laxatif ou en cataplasme émollient. Ou l'*eau de mauve*, qu'elle soit extraite de la grande mauve ou de la petite qui était très utilisée au temps de madame de Sévigné : « Ce qui fonde nos espérances, c'est que le lait ne vous incommode point et que l'eau de mauve le fait passer » (23 février 1680). On considérait que cette eau était « un véhicule pour faire entrer ». Elle était aussi utilisée en lavement. Mais ce qu'appréciait par-dessus tout la Marquise c'était l'*eau de la reine de Hongrie*. On en ignore l'origine et l'occasion qui lui donna sa dénomination ; c'était un alcoolat de romarin auquel furent ajoutées diverses autres plantes : sauge, lavande, serpolet, gingembre, etc. « Elle est divine […] ; je m'en enivre tous les jours. J'en ai dans ma poche. C'est une folie comme le tabac ; quand on y est accoutumé, on ne peut plus s'en passer. Je la trouve bonne contre la tristesse. J'en mets le soir, plus pour me réjouir que pour le serein, dont mes bois me garantissent » (16 octobre 1675). Étaient-ce les plantes ou l'alcoolat qui dissipaient la tristesse ? Et favorisaient l'addiction ? Elle en vantera constamment les mérites et dira quinze ans plus tard à son cousin Bussy-Rabutin : « Dieu merci, me voilà bien ressuscitée et jamais l'eau de la reine de Hongrie n'a fait un plus grand effet » (12 juillet 1690).

La pharmacopée que partageait madame de Sévigné avec sa famille et ses amis recouvrait, au-delà des purgations et des lavements, toute la variété des états pathologiques qu'ils étaient censés partager. Bien des remèdes recommandés ne trouvaient la justification de leur usage que dans la tradition, la nuit des temps, alors que certains, par la constance de leurs effets, allaient constituer la base d'une véritable pharmacologie dont nous conserverons jusqu'à nos jours l'usage. S'y trouvent donc pêle-mêle, à la fois des « médecines douces » aux effets supposés, qui perdront leurs indications au fil du temps, et des « médecines efficaces » qui renforceront les leurs. Parmi les premières, nous retrouvons le *cotignac* qui n'est autre que la gelée de coing ; administrée en confiture elle est agréable à manger et elle se comportait, d'après Lémery, comme un fortifiant du cœur. *L'hièble*, que Marie conseille à sa fille, réputé sudorifique et diurétique en baie, purgatif en poudre et analgésique en feuille pour la « goutte sciatique ». La *pervenche* que recommande encore madame de Sévigné, quand elle la reçoit des mains de Dubois, le médecin si particulier qu'elle partage avec madame de La Fayette. Cette pervenche était connue depuis l'Antiquité sous les formes de grande et de petite pervenche et possédait la vertu de purifier le sang, d'être active dans les affections pulmonaires. On préconisait de la prendre en décoction dans du vin pour arrêter la dysenterie, en feuilles à mâcher pour calmer les rages de dents. *La poudre à vers*, ou semen-contra, c'est, nous dit madame de Sévigné, ce que madame de Sanzei, la sœur de Philippe-Emmanuel de Coulanges, donne à son fils. Elle avait de nombreux noms charmants : santonine (parce que récoltée en Saintonge), xantoline, semencine, barbotine elle provenait d'extraits des capitules floraux d'*Artemisia maritima*, utilisés comme vermifuge.

Parmi les médecines efficaces, l'opium traduit son action en un réel effet analgésique même si Marie pense qu'il est difficile d'en tirer de justes effets : « Monsieur l'abbé Têtu est toujours très digne de pitié. Fort souvent, l'opium ne lui fait rien, et quand il dort un peu, c'est d'accablement et qu'on a doublé la dose » (3 janvier 1689). Toutefois, elle en apprécie le mérite quelques jours plus tard. Alors qu'il « est dans une insomnie qui fait tout craindre », qu'il « sent son état, et c'est une douleur, il ne subsiste que par l'opium » (10 janvier). Le 28 janvier : « Il n'y a point de jours qui n'augmentent son mal. L'opium ne le fait plus dormir. » L'usage de l'opium est donc adapté à ses fonctions analgésiques et somnifères. Toutefois, Nicolas Lémery précise qu'en France on ne reçoit pas alors des Turcs le vrai opium obtenu à partir de la tête des pavots mais seulement du méconium, suc tiré des têtes et des feuilles de ces pavots, sous forme d'extrait. C'est un remède « assoupissant », mais aussi utilisé déjà sous la forme de *laudanum* et déjà apprécié à sa juste valeur : « Y a-t-il un remède dans la nature des simples, qui ait une vertu si noble, si familière, et si sûre que l'opium quand il est fermenté ? », disait l'abbé Rousseau, l'un des capucins du Louvre qu'aimait tant la Marquise et qui ajoutait que « d'habiles médecins [...] s'il n'y avait point d'opium, ne voudraient pas faire la médecine ». On considérait l'opium et le laudanum comme des remèdes efficaces mais aussi dangereux, car on savait qu'à doses excessives ils pouvaient entraîner la mort.

Mais aucune de ces drogues ne souleva l'intérêt de la Marquise comme le *quinquina*. Son évocation se retrouve une trentaine de fois dans sa correspondance ; ce quinquina est par elle, loué et jugé miraculeux lorsque le malade paraît en guérir et l'occasion d'une violente diatribe quand le malade meurt faute d'en avoir pris ou d'en avoir pris trop tard ; une diatribe dont les médecins de la Faculté sont toujours l'objet, même si les arguments de la Marquise sont souvent contestables. « Quelle joie ma chère enfant que le quinquina ait fait ses miracles ordinaires ! » (16 octobre 1689). Il faut bien admettre toutefois qu'elle avait du flair. Le transfert de ce remède du Pérou en Europe sera à l'origine d'une avancée thérapeutique considérable, car le quinquina va se révéler être le premier remède de l'inflammation mis à la disposition des médecins et doué d'une efficacité certaine. Au XVIIe siècle, il fut importé sous le nom d'écorce du Pérou. Ce sont les Indiens de ce pays qui en avaient découvert les vertus curatives, tout spécialement vis-à-vis de la malaria dont ils souffraient endémiquement. La comtesse d'El Chinchon, femme du vice-roi du Pérou, en aurait été guérie ; il en aurait trouvé son appellation à cette occasion. La Comtesse en acheta l'écorce et l'introduisit en Espagne. Elle prit le nom de « poudre de la Comtesse », et devint par la suite « poudre des jésuites », lesquels avaient, entre-temps, obtenu l'exclusivité de son exploitation et par voie de conséquence tous les bénéfices que l'on pouvait en attendre. L'industrie pharmaceutique était née entre leurs mains. C'est l'Anglais Talbot qui l'introduisit en France. D'après Jean-Claude Dousset[2], Talbot, ancien garçon apothicaire de Cambridge, inventait alors des remèdes dont il gardait le secret et dont certains avaient pour base le quinquina. La difficulté était d'en masquer l'amertume, ce qu'il parvint à faire en y mêlant du citron, du fenouil, de l'ache (ou céleri), du persil, du plantain ou de la laitue. Il y ajoutait aussi de l'écorce de frêne, à la fois diurétique et anti–inflammatoire, ainsi que des fleurs de petite centaurée à vertu fébrifuge. Louis XIV en favorisa l'usage. Le Roi souffrait comme ses ouvriers, nous l'avons appris, des accès de fièvre liés au paludisme que les moustiques transmettaient autour des marais de Versailles. Il s'était procuré, sur l'avis de Fagon, qui en avait entendu parler, du vin de quinquina qu'il avait fait venir d'Espagne et en avait été satisfait. Il n'eut après ces succès aucun mal à reconnaître en Talbot le promoteur du célèbre remède et à le doter d'une confortable pension en échange de sa formule !

Le remède anglais fut l'objet d'une grande publicité : il guérira le Roi, le Grand Condé, Colbert, le Dauphin, etc., et devint ainsi très à la mode. Au grand dam de la Faculté, qui en proscrivait avec fermeté l'usage. Des débats acharnés opposèrent alors les adeptes de cette rubiacée, parmi lesquels Fagon et Renaudot, à ses adversaires au premier rang desquels se retrouvait le doyen Patin. Nous connaissons l'homme et sa prudente véhémence, nous avons déjà goûté le ton de ses harangues, voire de ses insultes. Comme pour chaque nouveauté, la circulation, l'antimoine, etc., il se fait le champion d'un conservatisme militant.

La querelle que provoqua l'usage du quinquina confronta en premier lieu les hommes de l'art, mais elle s'étendit bientôt au cercle des usagers. Tout le monde y prit part. Même La Fontaine. C'est sa protectrice, la duchesse de Bouillon, qui lui a suggéré de mettre la querelle en vers. Il s'inspire de ce que lui confie Monguiot, médecin de madame de La Sablière, auteur d'un traité intitulé *De la guérison des fièvres par le quinquina*. Guy Patin y est écorché dans le premier chant :

On n'exterminait pas la fièvre, on la lassait.
Le bon tempérament, le séné, la saignée :
Celle-ci, disaient-ils, ôtant le sang impur,
Et non comme aujourd'hui des mortels dédaignée.
Celui-là, purgatif innocent et très sûr [...]
Casse, rhubarbe, enfin mainte chose pareille,
Et surtout la diète, achevaient le surplus,
Chassaient ces restes superflus,
Relâchaient, resserraient, faisaient un nouvel homme :
Un nouvel homme, un homme usé.

Dans le second le quinquina (et l'antimoine) triomphe :

La fièvre exerce en vain ses fureurs impuissantes :
D'autres temps sont venus, Louis règne et les dieux
Réservaient à son siècle un bien si précieux [...]
Tout mal a son remède au sein de la nature.
Nous n'avons qu'à chercher : de là nous sont venus
L'antimoine avec le mercure,
Trésors autrefois inconnus.
Le Quin règne aujourd'hui : nos habiles s'en servent
Quelques-uns encore conservent,
Comme un point de religion,
L'intérêt de l'École et leur opinion [...]
Le quina s'offre à vous, usez de ses trésors.

Ce ne sont pas les meilleurs vers de La Fontaine, mais ils se veulent militants, tout comme la prose de Racine, qui dans une lettre à Boileau (le 17 août 1687) écrit : « Monsieur Hessein est sauvé, et le quinquina, votre ami, a fait ce miracle [...]. On ne voit à la Cour que des gens qui prennent du quinquina et bientôt, à la fin des repas, on commencera à le servir avec le café et le chocolat. »

Faute d'une évaluation en « double aveugle », comme il sied de la pratiquer aujourd'hui pour tout nouveau médicament, on s'assurait du soutien des Grands. Madame de Sévigné se trouvait en bonne compagnie. Non seulement au sujet du quinquina, mais aussi dans l'affaire de l'antimoine, qu'évoque aussi La Fontaine. Il ne s'agit plus d'un remède d'origine végétale, mais d'une préparation minérale qui ouvre l'ère de la chimie en matière de thérapeutique. Il faut avouer que « la poudre de de l'Orme » (Delorme), à base d'antimoine, ne trouva probablement pas de meilleure propagandiste que la Marquise, qui la baptise « la poudre du bonhomme ». On retrouve dans ses lettres quinze fois sa recommandation ou l'appréciation de son usage et une fois celle du crocus, qui était aussi de l'antimoine. Ce nom d'antimoine dérive du mot arabe *athmond* devenu en latin *antimonium*. Pour la légende, c'est Basile Valentin, un moine du couvent d'Erfurt, qui aurait constaté qu'en jetant dans l'auge des porcs qu'il nourrissait des déchets d'antimoine provenant de ses travaux d'alchimiste, ceux-ci en devenaient plus vigoureux. Il en aurait administré à ses frères du couvent, dont il espérait qu'ils seraient plus forts, mais ils auraient moins bien réagi que ses porcs puisqu'il fut dit que plusieurs d'entre eux en seraient morts. D'où le nom d'antimoine. Pour les alchimistes, l'antimoine ou « lion noir » n'est pas une nouveauté. Le prophète Ézéchias reprochait aux femmes de s'en colorer les yeux « comme des impudiques ». Pour Paracelse, ce métal ayant la vertu de purifier l'or se devait de faire de même sur l'organisme humain. Pour Petrus Severnius, les qualités de l'antimoine se résumaient en trois mots : *Vomere, sudare, cacare*, programme dont on attendait qu'il arrêtât l'évolution de toute maladie et qui aurait dû séduire même les galiénistes.

Louis de Launay le fut peut-être à l'excès. En 1564, il publie *Des facultés et vertus admirables de l'antimoine, avec réponse à certaines calomnies.* Certains s'en offusquent. Car l'antimoine est sans aucun doute responsable de quelques accidents graves ou mortels. Des impuretés en seraient la cause et particulièrement des traces d'arsenic. La Faculté, en vertu de ces constats, en condamne les préparations par décret du Parlement par deux fois en 1566 et en 1615. La guerre de l'antimoine est déclarée. Guy Patin, dès qu'il ne s'explique pas la mort d'un patient, la met sur le compte d'un traitement par l'antimoine. À l'opposé, Charles de l'Orme en fait une panacée universelle : il l'administre dans toutes les maladies, sous la forme de poudre mêlée à du salpêtre, soit en pilule ou en solution. Les pilules perpétuelles faites d'antimoine, de tartre blanc et de salpêtre, de taille minuscule, se louaient chez l'apothicaire et lui étaient rapportées après l'usage. Dans son cours de chimie, Nicolas Lémery précise que cette pilule « estant prise et rendue cinquante fois, aura purgé chaque fois, et à peine est-il sensible qu'elle ait diminué de poids ». Elle agissait mécaniquement en stimulant les contractions de l'intestin et chimiquement en raison de la couche d'antimoine qui la recouvrait.

Combien de fois madame de Sévigné recommandera-t-elle à sa fille, à ses amis, la poudre de Delorme, la poudre du bonhomme, le crocus, l'émétique, qui sont tous des dérivés de l'antimoine ? Malgré l'enthousiasme de la famille Sévigné et de beaucoup d'autres, la Faculté n'avait pas encore désarmé. Patin conduisait toujours le combat ; il avait encore stigmatisé l'antimoine à l'occasion de la mort d'Henriette d'Angleterre, en 1670, à laquelle Vallot avait prescrit du vin émétique. « Le croiriez-vous, race future, que la fille du Grand Henri eut en mourant même aventure que son père et que son mari ? Tous trois sont morts par assassin : Ravaillac, Cromwell, médecin. Henri d'un coup de baïonnette, Charles finit sur un billot et maintenant meurt Henriette par l'ignorance de Vallot. » Mais, malgré cette agitation, la guerre de l'antimoine allait toucher à sa fin. Cette drogue avait été réhabilitée par un arrêt du parlement de Paris le 10 avril 1666. Un grand événement avait précédé cette prise de position officielle. Nous l'avons déjà relaté. En 1653 Louis XIV tomba malade à Mardyck, alors qu'il guerroyait contre les Flamands. Un médecin d'Abbeville, Du Saussaye, fut appelé qui lui administra de l'émétique. Ce vin blanc, chargé d'antimoine pour avoir séjourné dans un gobelet fait de ce métal, était un puissant vomitif et purgatif. L'oxyde d'antimoine ainsi dissous dans le vin en était la cause. On lui attribua à tort ou à raison la guérison du Roi et la décision du parlement de Paris, qui en accepta la preuve, fera cesser cette guerre à laquelle s'étaient mêlés beaucoup de protagonistes dont le journaliste Théophraste Renaudot, dont nous vîmes qu'il supporta, jusque devant les juges, les pires insultes de Guy Patin. L'antimoine conservera ses indications au XVIIIe siècle sous la forme de sulfure d'antimoine et sera recommandé dans le traitement des fièvres, des fluxions de poitrine et de la petite vérole. Il connut le succès sous le nom de poudre des chartreux.

Avec l'antimoine, l'ère de la chimie s'ouvrait, celle qui prendrait le pas sur l'herboristerie. Certains n'hésitent pas alors à mêler à la graisse de porc, du mercure, du soufre, pour traiter la syphilis. Le nitrate d'argent, le sulfate de zinc font de timides apparitions. Madame de Sévigné, toujours à l'affût de nouvelles recettes, mentionne l'*or potable* : « Je suis toujours fort en peine de Corbinelli ; il a été rudement traité de la fièvre tierce : le délire et tout ce qui peut effrayer ; il a pris de l'or potable, nous en attendons les effets » (25 septembre 1677). L'or potable de Paracelse était un remède contre la lèpre. L'or était administré sous forme de poudre, d'huile, ou de bouillon d'or à partir d'un poulet farci de pièces d'or. Elle s'intéresse au *soufre nerval* : « Vous m'avez insensiblement engagée à conter à mon fils la consultation que vous fîtes [sa fille, au sujet de son mari goutteux] avec Alliot sur le soufre nerval », dont Charles « le croit spécifique à tant de maux ». Combiné sous deux formes, « vif » ou « commun », il était « bon pour les nerfs ». Sans oublier le *polychreste*, ou sulfate neutre de potassium ou le tartrate de potassium et de sodium : « J'aime l'émotion du poly-chreste ! », clame la Marquise à sa fille le 16 octobre 1680, contrairement à ce qu'elle en dira à la même le 31 octobre 1684 : « Vous voilà donc obligée à vous guérir de vos remè-des. Cette troisième saignée fut bien cruelle ensuite de la seconde, qui l'était déjà, et vos médecines mal composées, car nos capucins sont ennemis du polychreste. »

Une autre introduction thérapeutique marque l'époque, celle de l'*ipécacuana*. Madame de Sévigné ne la mentionne pas, mais son cousin Coulanges la lui signale à propos de la santé de son épouse : « La voilà dans les remèdes d'Helvétius » (15 avril 1695). C'est ce médecin hollandais qui l'avait intro-duite en France. Cette racine d'ipécacuana avait été rapportée en Europe par le botaniste Pison, puis étudiée par le médecin Legras. Son utilisation thérapeutique ne fut entrevue qu'en 1676 lorsqu'un marchand dénommé Grenier la remit à Helvétius. Ce dernier l'essaie alors sur des gens du peuple, puis l'introduit à la Cour ; il y guérit le Dauphin d'une dysenterie. Louis XIV l'en remercie en lui attribuant l'exclusivité de son usage et le dote largement. L'ipéca est alors distribué sur ordre du Roi dans la France entière. Il est utilisé comme expectorant dans la coqueluche, le catarrhe, comme vomitif dans les embarras gastriques et comme actif dans les hémorragies et en particulier les hémoptysies.

Madame de Sévigné ne limite pas à ces seules drogues son répertoire pharmacologique. Son appétit thérapeutique nous donne l'occasion de rêver, voire de sourire. Elle écrit à sa fille le 18 septembre 1676 : « Le prieur de Saint-Jean me mande qu'il vous a adressé pour moi de l'eau de mélancolie ; qu'en avez-vous fait friponne ? » L'*eau de mélancolie* recouvre alors plusieurs préparations destinées aux « maladies mélancho-liques », que cite le dictionnaire pharmaceutique de Meuve (*aqua benedicta* ou *acqua melissea spirituosa*) aux « dames ». Dedans entrent chardon bénit, hysope, bourrache, buglosse, romarin, cannelle et safran. De quelle mélancolie souffrait la Marquise pour réclamer avec tant d'insistance cette eau aux destinées très spéciales ? Aux séquelles de son rhumatisme qui l'attristaient ? Encore y poursuit-elle quelque voie logique, mais qu'en est-il lorsqu'elle s'entiche des *remèdes des capucins* ? Certains, quoique d'origine mystérieuse, sont pratiquement devenus d'usage courant et ne diffèrent guère dans leur composition des formules des apothicaires. L'*eau de la reine de Hongrie* que nous avons déjà entrevue en est un bon exemple, ou l'*eau d'émeraude*, simple alcoolature de plantes aromatiques, dont la bonne odeur et la couleur, fort attirantes, étaient dues à la macération de plantes fraîches. Madame de Sévigné écrit à sa fille le 20 juin 1685 que les capucins lui ont envoyé « une essence qu'ils appellent de l'émeraude qui guérit et console et perfectionne tout, et sent divinement bon ». On pouvait en user à la manière d'un laxatif, mais aussi contre la goutte, les « vapeurs » ou en applications locales : « Je marche tant que je veux. Je mets d'une eau d'émeraude si agréable que, si je ne la mettais sur ma jambe, je la mettrais sur mon mouchoir. » Des capucins, nous connaissons aussi leur *tisane, leur poudre ou manne, leur limonade*, dont Marie ne cesse de nous entretenir de même que de leur *bouillon de vipères*. On se souvient de la recette que Charles de Sévigné adressait à son beau-frère sur la manière dont il fallait le préparer afin qu'il soit efficace (8 juillet 1685) et de la lettre que Marie envoie à sa fille sur les effets qu'il eut sur madame de La Fayette (20 octobre 1679) : « Elle prend des bouillons de vipères qui lui redonnent une âme. Elles lui donnent des forces à vue d'œil ; elle croit que cela vous serait admirable. On prend cette vipère, on lui coupe la tête, la queue, on l'ouvre, on l'écorche et toujours elle remue. Une heure, deux heures, on la voit toujours remuer. »

La *poudre d'yeux d'écrevisse*, autre invention des capucins, ne lui déplaît pas moins, de même qu'à Fagon : « Quand votre lait vous fait mal au cœur, ne songez-vous point à ces yeux d'écrevisse dont vous a parlé Fagon ? » Cette poudre était obtenue à partir d'une concrétion calcaire que l'on tirait de la tête de grosses écrevisses des Indes orientales et que l'on assimilait faussement, d'après Lémery, à un œil. On la prescrivait dans les calculs rénaux ou pour « exciter l'urine ». De l'urine précisément, les capucins tiraient aussi l'*essence d'urine*. Madame de Sévigné en usait l'esprit igné, sous forme de quelques gouttes isolément ou en le mélangeant au célèbre baume tranquille : « Pour mes vapeurs, ma très aimable bonne, je voulus, ce me semble en avoir l'autre jour. Je pris huit gouttes d'essence d'urine et, contre son ordinaire, elle m'empêcha de dormir toute la nuit, mais j'ai été bien aise de reprendre de l'estime pour elle » (13 juin 1685). « Je vous envoie aussi ce que j'ai de plus précieux, qui est ma bouteille de baume tranquille. Je ne pus l'avoir entière [...]. » On escompte autant d'effet de l'application locale des drogues que de leur administration parentérale. D'où l'extraordinaire variété d'onguent de baume, d'essence qu'utilisent les malades. Le *baume tranquille* est à ce titre le triomphe des capucins et la panacée de la Marquise. Elle en rappellera longuement les avantages, à huit reprises dans sa correspondance, afin qu'il soit utilisé comme antalgique. Elle ne cessera d'encourager sa fille à en garder auprès d'elle : « Gardez bien votre baume tranquille ; c'est un remède infaillible [...]. Ne soyez jamais sans ce baume précieux, je vous en conjure ! » (13 juillet 1689). On sait que la composante en était de l'huile de jusquiame et qu'il devait son nom à l'un des capucins du Louvre, François Aignan, en religion frère Tranquille. La composition de ce baume fut modifiée à plusieurs reprises sans que son succès en fût altéré, et comparable, à l'époque, à celui du baume du tigre que tous les voyageurs en Orient s'empressent d'acheter actuellement et auquel ils prêtent des vertus multiples.

Le traitement des plaies, des ulcères faisait un large appel aux onguents ou aux eaux vulnéraires. La Marquise ici comme ailleurs nous livre les secrets de son temps. Son ulcère variqueux fut à vrai dire l'objet d'une véritable épreuve thérapeutique et la lenteur de sa guérison ne prouva pas, c'est le moins que l'on puisse dire, l'efficacité des remèdes qu'elle essaya tour à tour. Le baume tranquille lui-même ne s'y est pas révélé à la hauteur de ce qu'elle en attendait. L'*onguent noir*, qu'elle utilise en relais, pas plus que les autres. C'était une pommade très dense dont la formule contenait de l'huile commune, de la cire blanche et jaune, du suif de bouc (provenant de la région rénale), de la résine pure, de la poix noire, de la térébenthine de Venise et du mastic, selon ce que décrit Charras dans sa *Pharmacopée royale* (1676). On lui attribuait de fortes vertus, surtout celles de « faire percer toutes sortes d'aposthumes, et même les charbons et les bubons pestilentiels et vénériens ». L'*eau d'arquebusade* valait-elle mieux ? Le 7 mars 1685, Marie écrit à sa fille : « Quand ma petite dernière plaie a été fermée, il s'est jeté aux environs un feu léger, et des sérosités se sont répandues en six ou sept petites cloches, qui se sont percées et séchées en même temps, à la faveur de votre eau d'arquebusade. » Elle doit son nom au fait qu'on l'employait pour les plaies d'arquebuse. De composition variable : quatorze plantes pour Blégny, vingt-quatre pour Lémery. Parmi celles-ci se trouvaient feuilles et racines de grande consoude, feuilles de petite sauge, d'armoise, de bugle, de bétoine, de sanicle, de grande marguerite, de scrofulaire, de plantain, d'aigremoine, de verveine, d'absinthe, de fenouil, de millepertuis, etc., qui soigneusement coupées étaient mises dans un vase de terre dans lequel on versait du vin blanc. On portait le tout à ébullition. On laissait fermenter bien au chaud dans du fumier de cheval. On l'exposait ensuite au soleil pendant quelques semaines. Certains y ajoutaient des écrevisses que l'on faisait « mourir dans du vin blanc, le meilleur qui se pourra ». Elle s'appliquait en compresses afin « qu'elle attire tout corps étranger inclus dans la plaie ». On peut compléter le traitement en en buvant une petite quantité tiédie, avant les repas pendant trois jours de suite.

Tant de mystères s'inscrivaient en cette eau que le mieux était de croire en son efficacité. Des plus douteuses en vérité. Même si la Marquise prétend qu'elle fit mieux que la toile Gaultier « qui n'y était pas bonne » [même lettre]. Il s'agissait d'un emplâtre qui contenait de la céruse et des racines d'iris finement pulvérisées, une sorte de sparadrap que l'on appliquait sur la plaie. Utilisa-t-elle à l'occasion la *thériaque céleste* que la princesse de Tarente avait recommandée ? Sans doute la thériaque céleste de Strasbourg, dans laquelle entraient des composants aussi nombreux qu'étranges et qui s'appliquait à une infinité de maladies. Cet ulcère variqueux rebelle épuise toutes les thérapeutiques du moment, la *poudre de Josson* ou le *pain de roses*. Qu'était ce remède ? De qui s'inspirait-il ? Peu auparavant n'avait-elle pas étalé sur sa jambe du *sang de lièvre* ? Du sang de lièvre, mais aussi son cœur, son poumon, son foie, desséchés et réduits en poudre que l'on pouvait absorber oralement contre la dysenterie, la colique néphrétique, l'épilepsie ou pour « exciter les mois des femmes ». N'usa-t-elle pas de la *moelle de cerf* et de la *gorge de bœuf* « en tripotage des mains » pour atténuer en septembre 1676 ses douleurs rhumatismales ?

Mais rien ne nous surprendra quand nous savons qu'elle usa pour guérir ce fameux ulcère de la *poudre de sympathie*. Nous avons déjà évoqué cette étrange croyance à laquelle le chevalier londonien Digly avait donné naissance et qui attribuait à cette poudre de sympathie le pouvoir de guérir les plaies à distance. Constituée de « vitriol romain ou de chypre calciné à blancheur de soleil », cette poudre eut autant d'adeptes que de détracteurs. Lémery et Helvétius étaient farouchement opposés à son usage. On lui prêtait le pouvoir d'arrêter les hémorragies à distance et de fermer les plaies en versant sur un linge, ayant appartenu au malade, un peu de cette poudre, fût-on à des milliers de lieues de distance du malade. Pour Nicolas Papin, elle agissait à la manière de l'aimant qui attire le fer ou du soleil qui fait tourner l'héliotrope. Cette « poudre aux yeux » aveugla la Marquise comme beaucoup de ses contemporains, mais sa plaie ne s'en trouva guère mieux. Le 28 janvier 1685 : « Le baume tranquille ne faisait plus rien ; c'est ce qui m'a fait courir avec transport à votre poudre de sympathie, qui est un remède tout divin. » Divin ? Inefficace plutôt car le 4 février, Marie avoue : « On ne peut pas dire que je sois guérie par la sympathie. » Ce que pense Charles qui ajoute à la lettre de sa mère : « La poudre de sympathie n'a point fait son miracle. » Sa mère, le 7 février, lui trouve des excuses : « Je crois que la poudre de sympathie n'est point faite pour les vieux maux : elle n'a guéri que la moins fâcheuse de mes petites plaies. » Naïve complaisance capable d'accorder à l'idée la plus farfelue, une croyance qu'aucun des penseurs raisonnables de l'époque ne pouvait partager !

À plus de trois siècles de distance, la farce est risible et ne concerne pas seulement cette misérable parodie thérapeutique. On ne sait si l'on doit en rire ou en pleurer ; rire de l'incroyable sottise que partagèrent les patients et dont profitèrent les charlatans, les alchimistes, les imposteurs, les empiriques, ou pleurer devant le dénuement tragique des malades qui ne trouvaient aucune issue à leur souffrance. Toutefois, en notre siècle si fier de ses découvertes scientifiques, les adeptes fervents de thérapeutiques folles ont-ils disparu ?

Des effets thérapeutiques attendus jusqu'à présent de toutes les drogues adoptées par la Marquise, combien en est-il dont la proposition contienne une aune de logique ? Deux ou trois ? L'immense diversité des remèdes proposés ne résultait pour la plupart que de ratiocinations, de suppositions, de théories, de croyances dépourvues de toute logique de raisonnement. La poudre de sympathie n'est qu'une audace supplémentaire. Comme l'*huile de scorpion*, par exemple, que l'on préparait en noyant les scorpions vivants dans de l'huile d'amandes amères, puis que l'on faisait cuire et à laquelle on prêtait entre autres la capacité de lutter contre ses piqûres. Comme aucune des formules offertes au patient n'était suivie d'effets objectifs mais seulement d'impressions subjectives, elles étaient au gré de ce que l'on en pensait, ou admises ou rejetées, et essayées les unes après les autres. Nous en avons pour le prouver énuméré un grand nombre, inscrites dans la pharmacopée de l'époque, mais surtout dans la correspondance de la Marquise, où elles tiennent un rôle indissociable de sa vie de tous les jours et par là même de celle de ses contemporains.

Accablés de mille petits maux, ils cherchaient autant dans leurs propres ressources que dans celles des médecins et des charlatans, le remède capable de les soulager quand ce n'était pas celui qui devait les guérir d'une affection grave. Ils avaient entrevu dans les *eaux minérales* une extension du registre curateur. Celles-ci n'avaient guère plus d'actions que celles que nous leur reconnaissons de nos jours, sinon qu'elles imposaient une cure qui rompait avec les conduites ordinaires. Des recommandations d'*hygiène physique et alimentaire* pointaient timidement : « Tranquillisez-vous, je vous en prie, dormez, dormez, prenez des bouillons. Pour moi je suis dans une telle règle, dans une si parfaite santé, que je ne comprends point ce que Dieu veut faire de moi. » De Marie à Françoise le 15 juin 1689 et le 24 août suivant des Rochers : « Je ne vous défends point les melons puisque vous avez du si bon vin pour les faire cuire. Monsieur de Chaulnes me les défendait de votre part, et j'y consentais parce qu'ils n'étaient pas bons, mais il fallait me permettre de suer. Je revenais le soir, à Auray, après une légère promenade, comme si je fus revenue de jouer une partie de longue paume. Je me faisais essuyer, je me déshabillais ; je retournais souper toute fraîche. Je me moquais de moi la première, afin que les autres ne se moquassent pas, et de tout cela, je m'en porte tout à fait bien [...]. Dieu conserve monsieur de Grignan ! Je ne sais si ces grands lavages de potages sont bons à un homme qui est sujet au dévoiement. Il faut fortifier au lieu de relâcher. Une madame Malet, amie de ma tante La Trousse, savait un certain bouillon avec du bœuf cimier par tranches, au bain-marie cuit longtemps avec de certaines herbes ; c'est une chose admirable pour ces sortes de maux. »

De combien de fois le lait lui-même fut-il l'objet d'une recommandation de la part de la Marquise à sa chère Françoise ? C'est que le *lait de vache, de chèvre ou d'ânesse* était à la base de régimes auxquels on prêtait une influence sur certaines maladies. Bourdelot, le médecin de Condé auquel il le recommandait pour sa goutte, disait : « Quand les corps sont remplis de lait, qui est une substance douce, cette substance se porte à la partie douloureuse, qui sert d'un cataplasme interne tel que celui de mie de pain et de lait qui apaise la douleur des goutteux. » Marie pense que sa fille souffre d'un mal de poitrine, elle s'obstine à lui recommander des cures de lait, mais celle-ci ne l'aime pas. « Si vous vouliez me donner une véritable marque de cette amitié que vous aviez autrefois, ce serait de vous préparer à prendre du lait de vache ; cela vous rafraîchirait et vous donnerait un sang raisonnable qui n'irait pas plus vite qu'un autre et vous remettrait dans l'état où je vous ai vue » (14 juillet 1677). Elle s'en plaint à Bussy-Rabutin, le 5 janvier 1678 : « Avec cela, elle est opiniâtre et refuse le seul remède qui la pourrait guérir, qui est le lait de vache. » Elle le lui répète le 24 juin de la même année : « Je vous ai mandé de mes nouvelles et de celles de ma fille. Elle a été assez mal ; une saignée l'a remise. Elle prend du petit-lait pour la conduire à celui de vache naturel ; il n'y a que ce remède pour les maux de poitrine. » Marie va s'appuyer sur cette recommandation aussi longtemps qu'elle imaginera sa fille atteinte de la « poitrine ». Tous les prétextes sont bons pour revenir sur le sujet. Le jour de la Toussaint de 1679, elle saisit l'occasion d'une rencontre pour reprendre sa litanie : « Je vis l'autre jour cette petite madame de Nesmond. Elle a été malade de l'extrémité de la poitrine ; elle revient à vue d'œil avec du lait d'ânesse le soir et le matin. Elle avait une toux qui lui ôtait la voix. Je ne vous dis point d'en prendre puisqu'il vous est contraire, qu'il vous dégoûte et qu'il vous déplaît, mais je me plains, comme d'un très grand malheur, que vous soyez privée d'un si sûr et salutaire remède. Je regrette le temps où je n'étais fâchée que de votre absence. Mais quelle circonstance de craindre comme je fais, et de craindre ce que je crains. » Elle ne rêve que de lait et huit jours plus tard, elle lui écrit : « Je songeai l'autre jour que le lait vous avait guérie. En m'éveillant, je trouvai que ce n'était qu'un songe ; j'en eus le cœur affligé. » Pour que Françoise accepte de boire du lait la Marquise va jusqu'à suggérer de recourir aux remèdes du frère Ange, un autre capucin du faubourg Saint-Jacques, qui distribuait son *opiat cordial* et autres panacées. Elle lui écrit, le 16 février 1680 : « J'ai envoyé à Montgobert une consultation que je fis l'autre jour, avec le frère Ange [...]. Il se peut [...] que votre sang soit encore trop échauffé, pour pouvoir s'unir à la fraîcheur du lait. Le frère Ange comprit parfaitement l'effet de cette contrariété, qui fait comme de l'eau sur une pelle trop chaude. Voilà ce que disait Fagon et ce que vous avez expérimenté ; c'est donc à vous à juger si votre sang est toujours dans le même degré de chaleur, parce qu'alors les remèdes du frère Ange, qui sont doux, et fortifiants et rafraîchissants, pourraient vous disposer au lait et peut-être vous guérir, comme il a guéri le maréchal de Bellefonds, la reine de Pologne, et mille autres personnes. Ils sont aisés, agréables à prendre, et si par malheur ils ne vous faisaient point de bien, ils ne peuvent jamais faire de mal. » Aucun argument n'est trop fort pour influencer Françoise. Comment pourrait-elle esquiver de tels conseils qui furent si salutaires aux Grands de ce monde ? Cependant rien n'agit sur la rebelle alors même qu'elle va prétendre, au grand dam de sa mère, que pour elle, le lait est un poison. « Mais pourquoi un poison si votre médecin vous le conseille, avec cette bonne eau qui le fait si bien passer ? », lui répond Marie le 6 mars 1680. La bonne eau c'est l'eau de mauve ; Marie a trouvé un allié en le docteur de La Rouvière qu'apprécie beaucoup Françoise. Dès le 23 février, elle avait abandonné l'idée du frère Ange pour se rabattre sur ce bon docteur : « C'est Dieu qui nous a envoyé monsieur de La Rouvière, et c'est à lui qu'on devra tout s'il vous met en état, par cette invention, de faire usage du lait. Ma bonne ayez de la suite dans votre conduite. Ne vous lassez pas de ce lait ; prenez-en du moins une fois le jour. » Cette croyance en l'efficacité du lait ne fera que s'affermir chez la Marquise. Dix ans plus tard (29 janvier 1690), on la surprend encore écrivant à Françoise depuis les Rochers : « Je vous souhaite autant de santé qu'à moi. Toutes mes petites ridicules incommodités ont disparu ; elles reviendront quand il plaira à Dieu, mais je vous dis l'état où je suis présentement. Nous avons ici du bon lait et de bonnes vaches. Nous sommes en fantaisie de faire bien écrémer de ce bon lait, et de le mêler avec du sucre et du bon café ; ma chère enfant, c'est une très jolie chose, et dont je recevrai une consolation ce carême. Dubois l'approuve pour la poitrine, pour le rhume, et c'est, en un mot, ce lait *cafeté* ou ce café *laité* de notre ami Alliot. » Ce docteur Dubois que Marie partage avec madame de La Fayette et dont on peut douter des compétences médicales, mais qui plaît tant aux deux amies et dont la recommandation a le bonheur de recouper celle du cher Alliot.

C'est l'ambassadeur Soliman Aga qui, dit la rumeur, répandit l'usage du café à Paris. Il offrait à chacun de ses visiteurs cette étrange boisson que l'on disait originaire d'Éthiopie. En 1672, à la foire Saint-Germain, s'installe le premier « café ». Il est tenu par un Arménien dénommé Pascal, mais rapidement un certain Maliban en ouvre un autre rue de Buci en 1675. Enfin, en 1686, le café Procope confirmera l'usage de cette boisson exotique que certains déjà assimilent à un remède. D'aucuns y sont d'emblée fort opposés : la Princesse Palatine en compare l'odeur à l'haleine de l'archevêque de Paris et Saint-Simon trouve ce breuvage que boit le Régent « bon tout au plus pour la lie du peuple ». Rien n'échappe à madame de Sévigné. Dès le 10 mai 1676, elle y fait déjà allusion : « Vous voilà donc revenue du café ; mademoiselle de Méry l'a aussi chassé de chez elle honteusement. Après de telles disgrâces peut-on compter sur la fortune ? Je suis persuadée que ce qui échauffe est plus sujet à ces sortes de revers que ce qui rafraîchit. » Le 10 janvier 1680, elle évoque à nouveau ce breuvage dont Françoise semble avoir repris l'usage : « Madame de Schomberg vous prie, si vous voulez à toute force prendre du café, d'y mettre du miel de Narbonne au lieu de sucre ; cela console la poitrine, et c'est avec cette modification qu'on le laisse prendre à monsieur de Schomberg dont la santé est extrêmement mauvaise depuis six ou sept mois. » Pourquoi, si Françoise y est attachée, négliger ce qui pourrait être considéré comme utile à la poitrine ? Toutefois, elle ne sait encore qu'en penser vraiment tant les avis concernant cette boisson sont encore contradictoires.

Le 16 février suivant, elle précise : « Duchesne hait toujours le café ; le frère n'en dit point de mal. Il est vrai que madame de La Sablière prenait du thé avec son lait ; elle me le disait l'autre jour. C'était son goût, car elle trouvait le café aussi utile. Le médecin que vous estimez [le docteur de La Rouvière] et qui, par là, me paraît le mériter, vous le conseille. Ah ! ma fille, que puis-je dire là-dessus ? Et que sais-je ce que je dis ? On blâme quelquefois ce qui serait bon, on choisit ce qui est mauvais, on marche en aveugle. J'ai sur le cœur que le café ne vous a point fait de bien dans le temps que vous en avez pris ; est-ce qu'il faut avoir l'intention de le prendre comme un remède ? Caderousse s'en loue toujours. Le café engraisse l'un, il emmaigrit l'autre ; voilà toutes les extravagances du monde. Je ne crois pas qu'on puisse parler plus positivement d'une chose où il y a tant d'expériences contraires. »

En février 1679, Claude Colomb a soutenu une thèse de médecine à la faculté de Marseille confirmant cette tendance à faire du café un remède. Cette thèse avait pour titre : « Savoir si l'usage du café est nuisible aux habitants de Marseille. » Lesquels furent les premiers, paraît-il, à en répandre l'usage. Les conclusions de Colomb en condamnaient l'usage en le taxant de remède « comme chaud et fort sec ». La Marquise finira par partager cet avis. Le 1ᵉʳ novembre 1688, elle avertit Françoise : « Le café est tout à fait disgracié ; le Chevalier croit qu'il l'échauffe et qu'il met son sang en mouvement, et moi en même temps, bête de compagnie comme vous me connaissez, je n'en prends plus. Le riz prend la place. Je me garde le café pour l'hiver. » Elle se répète le 26 du même mois : « Le café est disgracié ici, et par conséquent je n'en prends plus. Je trouvais pourtant qu'il me faisait à Brévannes de certains biens, mais je n'y songe plus. Nous voulons nous persuader qu'il vous échauffe, joint à l'air que vous respirez ; nous voudrions vous jeter un peu dans les bouillons de poulet. » Le 6 août suivant, elle condamne définitivement le disgracié auquel Françoise accorde encore quelque désir : « Vous prenez du café et du chocolat dans un pays bien brûlant, dans une canicule bien chaude. » Café et chocolat qui étaient considérés comme desséchants pouvaient-ils s'accorder avec un tel climat ?

Le *chocolat* aura de la part de la Marquise à peu près le même sort. C'est des Antilles qu'il en arriva dès le début du XVIIᵉ siècle. Le Florentin Antonio Carletti aurait été à l'origine de son importation et de sa diffusion en France dès 1616. Richelieu en buvait déjà pour, disait-on, « modérer les vapeurs de sa rate ». La reine Marie-Thérèse, qui l'avait hérité du Mexique, l'aurait aussi amené d'Espagne et rendu à la mode. Il aura un tel succès que certains en consommeront même les jours de jeûne. Un débat opposera à ce sujet les religieux, qui veulent l'interdire pendant ces jours-là, aux jésuites, qui considèrent que, dilué dans de l'eau, il peut, au contraire, être consommé selon le principe *Liquidum non frangit jejunum*. Les médecins expriment à son sujet des avis différents. Pour le docteur Bachot, « le chocolat, bien fait, est une invention si noble qu'il devrait être la nourriture des Dieux plutôt que le nectar et l'ambroisie ». Dufour publiera un ouvrage, en 1671, intitulé *De l'usage du café, du thé et chocolat*. Est-il astringent ? Engraisse-t-il ? Certains disent qu'il fortifie l'estomac, d'autres qu'il échauffe et enflamme. Madame de Sévigné se tient au courant puisque la même année, le 11 février, elle le recommande à Françoise alors qu'elle considère que celle-ci ne se porte pas bien : « Vous n'avez point dormi ? Le chocolat vous remettra. Mais vous n'avez point de chocolatière ; j'y ai pensé mille fois. Comment ferez-vous ? »

Dès le 15 avril, elle a changé d'avis : « Le chocolat n'est plus avec moi comme il était ; la mode m'a entraînée, comme elle fait toujours. Tous ceux qui m'en disaient du bien m'en disent du mal, on le maudit, on l'accuse de tous les maux qu'on a : il est la source des vapeurs et des palpitations, il vous flatte pour un temps, et puis vous allume tout d'un coup d'une fièvre continue qui vous conduit à la mort. Enfin, mon enfant, le Grand Maître qui en vivait, est son ennemi déclaré ; vous pensez si je puis être d'un autre sentiment. Au nom de Dieu, ne vous engagez point à le soutenir et songez que ce n'est plus la mode du bel-air. Tous les gens grands et moins grands en disent autant de mal qu'ils disent de bien de vous. » Opinion balancée par le goût qu'elle a cependant pour le bon breuvage. Le 28 octobre, elle écrit à Françoise : « Mais le chocolat, qu'en dirons-nous ? N'avez-vous point peur de vous brûler le sang ? Tous ces effets miraculeux ne nous cacheront-ils point quelque embrasement ? Qu'en disent vos médecins ? Dans l'état où vous êtes, ma bonne, rassurez-moi, car je crains ses effets. Je l'aime, comme vous savez, mais il me semble qu'il m'a brûlée, et, de plus, j'en ai entendu dire du mal ; mais vous dépeignez et vous dites si bien les merveilles qu'il fait en vous, que je ne sais pas que dire. » D'autant plus que Marie termine sa lettre par cette cocasse confidence : « La marquise de Coëtlogon prit tant de chocolat, étant grosse l'année passée, qu'elle accoucha d'un petit garçon noir comme le diable qui mourut. » On reste confondu de ce qu'un esprit aussi avisé que celui de la Marquise colporte de si stupides rumeurs.

Aucune logique, si ce n'est celle qui fondait tout raisonnement thérapeutique sur de faux principes dotant les « remèdes », au sens le plus large, de vertus humectantes ou desséchantes qui faisaient image. La Faculté en abusait, le public en amplifiait et détournait le sens. Une image qui hante encore la Marquise quand elle écrit à Françoise, le 18 décembre de la même année, alors que celle-ci vient de mettre au monde, après un long et difficile accouchement, son fils Louis-Provence : « Pour votre petit-fils, l'état où il a été ne raccommode pas le chocolat avec moi. Je suis persuadée qu'il a été brûlé, et c'est un grand bonheur qu'il ait été humecté et qu'il se porte bien ; le voilà sauvé. »

Preuve s'il en fallait de la persistance chez la grand-mère de ces faux raisonnements et des craintes qu'ils conditionnaient dans la mesure où le mystère, sinon la magie, venait s'y ajouter. Qu'il s'agisse du chocolat « qui desséchait ou brûlait » ou d'une purge, d'un baume ou de la poudre de sympathie, la même incertitude ou une intime conviction conditionnaient un jugement dont la fragilité tenait à ce qu'il était dépourvu de toute rationalité et expliquait qu'on en changeât si fréquemment. Pouvait-il en être autrement quand les hommes de l'art eux-mêmes en colportaient les mêmes principes et adhéraient sans la moindre critique à un enseignement qu'on répétait depuis des millénaires ? Ceux qu'ils soignaient interprétaient avec plus ou moins de fantaisie les mêmes niaiseries, celles qui disparaîtront avec le siècle, alors que s'imposera enfin une analyse objective des maladies, que les méthodes d'observation permettront enfin de relier les atteintes anatomiques aux symptômes de la maladie, que l'on précisera enfin le rôle des médicaments et qu'on éliminera progressivement tous ceux qui n'eurent jamais que l'effet qu'on voulut bien leur attribuer. Tâche qui, de nos jours, n'est pas encore totalement accomplie.

Ce que nous avons dit pour le chocolat concerne aussi le *thé*, que l'on hésite, aussi, à classer parmi les simples breuvages ou les remèdes. On le dit connu en Europe depuis le début du XVIe siècle et à Paris depuis 1636. Il soulèvera tout autant que le café ou le chocolat une opposition de la Faculté. Guy Patin est contre, ce qui ne nous étonne pas, alors que Morisset affirme qu'il donne de l'esprit. Nicolas de Blégny lui attribue la faculté de « rendre supportables les veilles que la nature ne pourrait soutenir sans accablement » et d'avoir d'heureux effets sur les céphalées, les catarrhes, les fluxions particulières, les maladies vaporeuses, les indispositions suite à la débauche et à l'incontinence : « C'est pourquoy rien n'est plus rare à la Chine et au Japon, que des gens tourmentés de goutte et de gravelle. » Le roi Louis XIV en prend pour « faciliter ses digestions et prévenir les vapeurs et vertiges auxquels le souverain est sujet ». Madame de Sévigné ne pouvait en ignorer l'usage : « J'ai vu la princesse [de Tarente] qui parle de vous, qui comprend ma douleur [on est le 4 octobre 1684, Marie a quitté Françoise, restée à Paris, pour se rendre aux Rochers le 12 septembre], qui vous aime, qui m'aime et qui prend tous les jours douze tasses de thé. Elle le fait infuser comme nous, et remet encore dans la tasse plus de la moitié d'eau bouillante ; elle pensa me faire vomir. Cela, dit-elle, guérit tous les maux. Elle m'assura que monsieur de Landgrave [neveu de la Princesse] en prenait quarante tasses tous les matins. "Mais, Madame, ce n'est peut-être que trente. – Non, c'est quarante." Il était mourant ; cela le ressuscite à vue d'œil. Enfin il faut avaler tout cela. »

Pour les uns, il ressuscite à vue d'œil, pour d'autres, il tue selon l'opinion de Simon Paul qui écrit dans le *Journal des savants* du 19 juillet 1666 que « ceux qui ont passé l'âge de quarante ans n'en doivent pas user, et que cette plante au lieu de prolonger leur vie, ne peut que servir à avancer leur mort. Car l'expérience fait voir que tout ce qui dessèche, comme le poivre et la cannelle, avance la vieillesse qui arrive lorsque l'humide radical vient à être desséché ».

De quelque remède qu'il s'agisse, on ne sort guère des ornières d'une pensée figée dans le passé ; on passe d'un extrême à l'autre, on vante des mérites sans preuves, et l'on condamne sans davantage d'arguments ; l'impression d'un moment, l'opinion d'un personnage influent, d'un médecin ou d'un charlatan justifie la louange ou la condamnation d'un remède ; l'absence de corrélation entre son indication et ses effets justifie qu'on en use, qu'on en abuse ou que l'on en change. La multiplicité des formules que l'on propose de toutes parts est telle que l'on ne risque jamais d'en manquer. L'étendue de leurs indications est si grande, du catarrhe à la goutte, en passant par les vapeurs, la néphrétique ou la gravelle, qu'on ne risque de s'y tromper. L'absence d'effet porte enfin au nomadisme thérapeutique, source pour le moins de déception, pour le pire de complication. Ce qui, nous le savons, a fait s'écrier à la Marquise, dans un moment de grande lucidité : « C'est la médecine des Rochers ; on n'en connaît point d'autre ; c'est la vraie médecine de la santé ; car elle ne va pas chercher midi à quatorze heures et emporte le superflu. »

Chapitre 9

LA PROVIDENCE,
ULTIME RECOURS

« Que j'en veux aux médecins !
Quelle forfanterie que leur art ! »

Madame DE SÉVIGNÉ

Si le souci de la médecine et de la santé chez madame de Sévigné traduit une inclination personnelle, elle a en réalité été partagée par nombre de ses contemporains. En un temps où n'existait aucune prévention médicale réglementée, où les règles d'hygiène physique et alimentaire n'étaient guère répandues, où chaque individu était soumis aux aléas des contagions, où le moindre accident comportait des risques mortels et où les grands syndromes aigus abdominaux n'avaient d'autre issue que celle que la nature imposait, la plupart du temps fatale, chaque individu, témoin des affres du grand passage, ne pouvait que s'en remettre au destin. Et ce destin, il le confiait en premier lieu à la Providence et en second aux médecins, dont il pouvait douter qu'ils soient efficaces. Encore fallait-il qu'il y en eût dans le voisinage, ce qui se pouvait trouver en ville mais rarement à la campagne où, dans le meilleur des cas le chirurgien, et dans le pire le charlatan restaient accessibles. La correspondance de la Marquise est à cet égard d'un remarquable intérêt.

Elle ne concerne que l'élite d'une société qui ne partage guère ses privilèges avec le petit peuple et il serait imprudent de comparer les états d'âme qu'elle nous livre avec ceux que le labeur et la misère empêchaient de s'exprimer. De son univers, qui a le privilège de pouvoir s'exprimer, elle nous livre au jour le jour le climat ; celui qu'entretenaient ses pensées, celles de ses enfants, de ses parents, de ses amis, relativement à leurs humeurs, à leur santé et aux événements qui les influençaient. C'est ainsi une météorologie des sentiments qu'offre son écriture si alerte, si spontanée. Elle laisse courir son imagination pour souvent en maquiller les faits et gestes de ses proches et tout particulièrement ceux de sa fille. Elle avoue sans vergogne l'anxiété qui la taraude jusqu'à trahir, à certaines époques, la névrose d'angoisse qui agite sa vie. Ses lettres qui se succèdent pendant cinquante années ont ainsi l'extraordinaire intérêt de nous exposer, touche après touche, la métamorphose que l'âge impose à la pensée, au jugement, aux sentiments, et la distance qu'il crée entre l'événement et le ressentiment.

Ainsi verrons-nous succéder peu à peu à l'état d'anxiété possessive qui accompagnait tous les déplacements, tous les gestes, toutes les décisions de sa fille, non pas la sérénité, mais un consentement apaisant. Ainsi verrons-nous disparaître chez la Marquise vieillissante toutes ses petites incommodités qui gâchaient sa vie et poindre une sagesse qu'on n'aurait pu ne pas attendre. On la verra prendre ses distances avec ce qui l'aura obsédée pendant la plus grande partie de sa vie, cette quête obstinée des médecines qui devaient dans son esprit gommer les petits ou les grands maux qui ne la quittaient guère et qu'elle supposait ne pas quitter ses proches. Quête légitime lorsqu'il s'agissait des crises de colique néphrétique, du fameux et douloureux rhumatisme ou de l'ulcère variqueux. Quête plus douteuse lorsque pour un oui ou pour un non elle se saignait, se purgeait parfois au risque de s'en sentir plus mal encore. Quête toujours vaine ou bien souvent inutile, sauf en de trop rares occasions. Ce qu'elle ressent d'ailleurs comme une trahison.

Autant elle s'enthousiasme d'une purge qui ne la fait pas vomir, autant elle condamne un onguent qui ne guérit pas sa plaie. Marie de Sévigné gardera longtemps cette naïve espérance en l'effet thérapeutique de drogues qui, à de rares exceptions, ne trouvaient que de pauvres arguments pour justifier ce à quoi on les destinait. En ce sens, cette naïveté, cette croyance aveugle en ce que promettaient ou ses médecins ou ses charlatans accompagnèrent ses successives déceptions et suscitèrent les violents reproches dont furent souvent accablés ceux-là (s'ils n'étaient pas les siens), les capucins gardant quand même toute sa confiance : « Ah ! que j'en veux aux médecins ! Quelle forfanterie que leur art ! On me contait hier cette comédie du *Malade imaginaire*, que je n'ai point vue : il était donc dans l'obéissance exacte de ces messieurs ; il comptait tout : c'était seize gouttes d'un élixir dans treize cuillerées d'eau ; s'il y en eût quatorze tout était perdu. Il prend une pilule ; on lui a dit de se promener dans sa chambre ; mais il est en peine, et demeure tout court, parce qu'il a oublié si c'est en long ou en large : cela me fit fort rire et on applique cette folie à tout moment » (16 septembre 1676).

Elle rit et pourtant elle s'est appliqué cette même recette à tout moment. Peut-être faut-il croire qu'en cela, par cet excès de confiance, madame de Sévigné se distinguait de ses contemporains qui n'adhéraient pas avec la même foi à tout ce que le corps médical ou les empiristes proposaient, non pas qu'ils aient été plus savants, peut-être même moins, mais plus hésitants. Son cousin Bussy-Rabutin, par exemple, pour ne citer que l'un de ceux-là. Il faut dire qu'elle avait toujours placé la santé au premier rang de ses préoccupations, non pas en hypocondriaque, ce que rien ne prouve, mais par principe, la santé n'étant à ses yeux que la condition nécessaire et suffisante au déploiement d'une vie heureuse. À 58 ans (1er octobre 1684), elle s'exclame, rappelons-le : « Je suis pour vous [Françoise] comme la santé, c'est-à-dire le plaisir des

autres plaisirs. » C'est pour conserver cette santé, pour prévenir son atteinte qu'elle anticipa constamment l'arrivée des
maux, des fatigues, des vapeurs, etc., et qu'elle consomma et
recommanda tant de remèdes. Jamais elle ne put admettre que
le mal qu'elle supportait chez elle ou qu'elle supposait atteindre ceux qu'elle aimait n'eût son remède. D'où un éloge de
l'autodiagnostic et de l'automédication, faute d'une réponse
utile de la part des hommes de l'art.

Tout le monde ne cultivait pas cette belle confiance en
soi. En cela elle diffère notamment de la Princesse Palatine,
qui dans une lettre adressée à son ami Leibniz, le 2 juillet
1719, exprime une position beaucoup plus prudente. Certes,
c'est presque vingt-cinq ans après la mort de Marie, mais sa
vision de la médecine est beaucoup plus rationnelle : « À mon
avis il sera bien difficile de trouver les moyens de maintenir
tous les hommes en bonne santé. Si l'on voulait y parvenir il
faudrait trouver autant de remèdes qu'il y a d'êtres humains en
ce monde, car ce qui rend la santé à l'un cause la mort d'un
autre, vu que l'intérieur de notre être est tout aussi différent de
celui du voisin que le sont les visages ; et du moment que
Dieu a ainsi ordonné le monde je doute que nous parvenions
jamais à changer tout cela. Il est bien possible que l'on trouve
de nouveaux remèdes donnant la santé ; quant à Paris, je ne
vois pas qu'on sache autre chose que saigner, purger, donner
des lavements, envoyer aux eaux et faire prendre du lait
d'ânesse. Je ne vois et n'entends que cela. Si fait, j'ai oublié
une drogue, savoir l'émétique, qui est d'un emploi bien fréquent. Il me semble que jusqu'à ce jour on n'a pas encore
découvert la recette pour faire vivre les gens plus longtemps et
l'on ne pénétrera pas de sitôt dans le sanctuaire, du moins je le
crains. » N'est-ce pas la même qui lui disait aussi (2 juillet
1719) : « Je suis persuadée que si le Roi [Louis XIV] qui n'a
atteint que l'âge de 77 ans, n'avait pas été purgé par Fagon si
souvent et d'une manière si inhumaine, il aurait été de beaucoup au-delà de 80 ; mais il le purgeait toujours jusqu'au
sang ; les médecins appelaient jusqu'à la selle rouge. » Pour
avoir du bon sens, la Princesse en avait. Peut-être aussi avec

exagération, car elle détestait autant Fagon que madame de Maintenon. Peut-être au point de faire rougir les selles du Roi. Son scepticisme, qui s'appuie sur des arguments réalistes, se trouvera heureusement contrarié par les progrès à venir, mais il est probable qu'il la tiendra toujours à distance des remèdes dont la Marquise raffolait.

C'est tardivement que madame de Sévigné prendra les siennes avec ses chères médecines et leur « superflu ». Sans doute intervient-il dans cette transformation le franchissement d'un cap, celui de la ménopause, qui reléguant les hormones à un rôle subalterne, atténue les frémissements d'un corps viscéral apaisé et la fréquence des « vapeurs », dont le sens général impliquait une composante mentale de mélancolie ou d'anxiété. Nombreuses sont les lettres qui traduisent ce nouvel état. Le 27 janvier 1687, elle a 61 ans et écrit à Moulceau : « La Providence nous conduit avec tant de bonté dans tous ces temps différents de notre vie que nous ne les sentons quasi pas. Cette pente va doucement ; elle est imperceptible. C'est l'aiguille du cadran que nous ne voyons pas aller. Si, à vingt ans, on nous donnait le degré de supériorité dans notre famille, et qu'on nous fît voir dans un miroir le visage que nous avons, ou que nous aurons à soixante ans en le comparant avec celui de vingt, nous tomberions à la renverse, et nous aurions peur de cette figure. Mais c'est jour à jour que nous avançons sans le sentir, et c'est un des miracles de cette Providence que j'adore. Voilà une tirade où ma plume m'a conduite sans y penser. »

Fausse modestie, car depuis longtemps déjà elle médite sur le cours du temps, temps qui lui est plus sensible aux Rochers où, presque seule et loin de l'animation parisienne, elle se complaît à commenter des lectures édifiantes qui toutes la portent à remettre son destin entre les mains de la chère Providence. « J'ai apporté ici une grande quantité de livres choisis. Je les ai rangés tantôt ; on ne met pas la main sur un, tel qu'il soit, qu'on ait envie de le lire tout entier. Toute une tablette de dévotion, et quelle dévotion, bon Dieu ! Quel point de vue pour honorer notre religion ! L'autre est toute d'histoires admirables. L'autre de morale. L'autre de poésie, et de nouvelles et de mémoires. Les romans sont méprisés, et ont gagné les petites armoires. Quand j'entre dans ce cabinet, je ne comprends pas pourquoi j'en sors » (5 juin 1680).

Malgré cela, le temps est long aux Rochers, où pourtant la vie passe. Le 14 juillet suivant, elle écrit à Françoise : « Je suis effrayée comme la vie passe. Depuis lundi, j'ai trouvé les jours infinis à cause de cette folie de lettres. Je regardais ma pendule, et prenais plaisir à penser : voilà comme on est quand on souhaite que cette aiguille marche. Et cependant elle tourne sans qu'on la voie, et tout arrive. » On s'en réjouit autant que l'on s'en inquiète ! Elle avait écrit peu auparavant, en réponse à une lettre de Françoise évoquant la philosophie : « Ma bonne, c'est à moi de me plaindre ; je ne suis que trop pénétrée de tout cela. Et avec toute ma belle Providence que je comprends si bien, je ne laisse pas d'être toujours affligée au-delà de toute raison de ses arrangements. C'est aux parfaits qu'elle cause cette paix et cette soumission sans murmure, mais à moi misérable, hélas ! ma bonne, elle ne m'empêche point d'être troublée et agitée, et occupée du désir de voir bientôt changer l'état où je suis [...]. Lisez, lisez ce traité que je vous ai marqué [*De la soumission à la volonté de Dieu* de Nicole] et vous verrez que c'est à lui en effet qu'il faut s'en prendre, mais c'est avec respect et résignation [...]. C'est ainsi que l'on raisonne quand on lève les yeux. Mais ordinairement on s'en tient aux pauvres petites causes secondes, et l'on souffre avec bien de l'impatience tout ce que l'on devrait recevoir avec soumission ; voilà le misérable état où je suis [...]. Et comme vous dites, ma belle, toutes les philosophies ne sont belles que quand on n'en a que faire » (25 mai 1680).

La Marquise saisit parfaitement ce que son cher Nicole veut dire, elle y accède intellectuellement avec aisance, elle y consent, mais il n'en reste pas moins que cette raison heurte au quotidien sa sensibilité et tous les effets de celle-ci. Elle ajoutera quelques jours plus tard, le 9 juin : « Je lis des livres de dévotion parce que je voulais me préparer à recevoir le Saint-Esprit. Ah ! ma bonne, que c'eût été un vrai lieu pour l'attendre que cette solitude ! Mais il souffle où il lui plaît, et c'est lui-même qui prépare les cœurs où il veut habiter ; c'est lui qui prie en nous par des gémissements ineffables. C'est saint Augustin qui m'a dit tout cela. Je le trouve bien janséniste et saint Paul aussi. » Elle soupire : « Enfin Dieu est tout-puissant et fait tout ce qu'il veut ; j'entends cela. Il veut notre cœur, nous ne voulons pas lui donner ; voilà le mystère » (15 juin).

Ce questionnement l'obsède, mais n'entraîne pas sa conviction. En un sens son attachement à la vie, les tourments qu'elle en tire, la font douter des effets de cet ultime remède, la foi. À son cousin Bussy-Rabutin, elle relate les effets de cette « grande solitude » et les réflexions qui en naissent : « J'en reviens toujours à cette Providence qui nous a rangés comme il lui a plu. Il n'était pas aisé de comprendre qu'une demoiselle de Bourgogne élevée à la Cour [elle exagère], ne fut pas un peu égarée en Bretagne, mais elle a si bien disposé de la suite que je l'honore toujours, et regarde avec respect sa conduite [...]. Voilà les vraies réflexions d'une personne qui passe une partie de ses jours seule dans de grands bois, où les pensées ne peuvent être que sombres et solides. » On retrouve l'écho de ce lointain : « On serait toujours en larmes, c'est-à-dire, moi ! » (3 mars 1671). Fond de mélancolie et de ressentiments qui entretient un scepticisme rebelle. Le 19 juin, évoquant les *Conversations chrétiennes* de Malebranche et s'interrogeant sur ses capacités à le lire jusqu'au bout, Marie lâche à Françoise : « C'est toute la philosophie de votre père, accommodée au christianisme ; c'est la preuve de l'existence de Dieu sans le secours de la foi. » Elle poursuit, quelques semaines plus tard (30 juin) : « Nous sommes des exemples de la misère et de l'impuissance humaines. L'éternité me frappe un peu plus que vous ; c'est que j'en suis plus près. Mais cette pensée n'augmente pas du moindre degré mon amour de Dieu. Je suis pleinement persuadée de tous les malheurs et de tous les chagrins répandus à pleines mains dans ce monde. »

Cette mutation profonde intervient en ce moment de retraite aux Rochers ; non seulement au plan spirituel, mais aussi dans les rapports que désormais Marie va entretenir avec la vie, marqués par un doute profond, non pas d'essence métaphysique, mais installé dans la nature de l'homme, aussi bien quand il veut justifier sa foi que son art de guérir. C'est l'époque à laquelle elle confesse, après y avoir tant cru, en avoir tant usé, qu'on ignore tout de la médecine, et que tout reste à définir en cette science arrogante et balbutiante. Comme si soudain elle bénéficiait d'une grâce née de sa maturité et de l'énorme brassage d'expériences et de pensées qu'elle entretint avec bonheur tout au long de sa vie, au travers de ses lectures, de sa correspondance, de ses conversations. Roger Duchêne n'hésite pas à traduire cette mutation en conversion. Réelle, sans aucun doute, mais à la manière de Marie, en en discutant chaque terme, en triant le bon grain de l'ivraie, sans perdre une once de caractère. Les traits d'une nouvelle Marquise se dessinent, qui s'imposent peu à peu. Ils vont lui conférer à l'approche de la mort une certaine grandeur, sans toutefois lui épargner des faiblesses dans le domaine qui nous intéresse, celui de la médecine.

Sage désormais, elle n'en aura pas moins recours à la poudre de sympathie pour guérir son ulcère et, nous l'avons vu, à tant de remèdes aussi étranges qu'inefficaces. Nous pardonnerons cependant à la malade qu'elle était, empoisonnée par cet ulcère qui ne voulait se fermer, ces inutiles errements. Ils sont mineurs eu égard à sa conduite face au vieillissement et à la mort, ce long domaine de la gériatrie dont alors elle ouvre les portes. Sept ans plus tard, elle confiera à Bussy-Rabutin, le 17 juin 1687 : « Je veux commencer par vous dire avec douleur que vous avez perdu votre bon et fidèle ami le duc de Saint-Aignan. Sept ou huit jours de fièvre l'ont emporté, et l'on peut dire qu'il est mort bien jeune, quoiqu'il eût, à ce qu'on dit, quatre-vingts ans. Il n'a senti, ni dans l'esprit, ni dans l'humeur, ni dans le corps, les tristes incommodités de la vieillesse [...]. Je n'avais retenu de dates que l'année de ma naissance et celle de mon mariage, mais sans augmenter le nombre, je m'en vais oublier celle où je suis née, qui m'attriste et qui m'accable, et je mettrai à la place celle de mon veuvage, qui a été assez douce et assez heureuse, sans éclat et sans distinction, mais elle finira peut-être plus chrétiennement que si elle avait eu de plus grands mouvements, et c'est en vérité le principal. » Elle exprime là ce qu'elle craint le plus face aux années qui s'annoncent : le jugement de Dieu sans doute mais plus encore la décrépitude qui les accompagne et dont les exemples lui ont été nombreux. Celui de madame de Richelieu (6 avril 1680) qui « commence à sentir les effets de sa dissipation ; les ressorts s'affaiblissent visiblement. Elle présente tout le monde, et ne dit plus ce qui convient à chacun ; ce petit tracas de dame d'honneur, dont elle s'acquittait si bien, est tout dérangé ». Ou celui de son oncle. Rappelons qu'elle écrit à Moulceau, le 6 janvier 1687 : « L'excès de la vieillesse est affreux et humiliant. Nous en voyons tous les jours un exemple qui nous afflige, le bon Corbinelli et moi : c'est le pauvre abbé de Coulanges, dont la pesanteur et les incommodités nous font souhaiter de n'aller pas jusque-là. Voilà comme nous philosophons chrétiennement. » Un pauvre oncle qui va bientôt mourir et dont « la vie n'était plus qu'un fardeau pour lui. Qu'eut-on donc voulu lui souhaiter ? Une continuation de souffrance ? Ce sont des réflexions qui m'ont aidée à me faire prendre patience » (2 septembre 1687). Cette obsession lui avait fait écrire, assez peu chrétiennement, le 15 août 1685 : « J'aimerais le pays où, par amitié, on tue les vieux parents, s'ils pouvaient s'accommoder avec le christianisme. » Étrange mélange d'orthodoxie et de paganisme chez la chère Marquise, qui ne refuserait pas la purge suprême ! Mais lancinante et vaine quête d'une solution autour d'un unique thème, celui de la fuite des jours et au gré de ses humeurs, thème qu'elle ne quittera plus aussi bien avec Françoise qu'avec ses amis.

N'est-il pas pathétique ce dialogue qu'avec eux elle entretient et que nous ne résistons pas à livrer ici tant sa beauté, sa vérité, ses frissons sont admirables ? Le 1er novembre 1688, elle confie à Françoise : « Il y a des temps, et des jours, et des nuits difficiles à passer, et puis, sans pouvoir jamais être consolée ni récompensée de ce qu'on a perdu, on se retrouve enfin dans son premier état par la bonté du tempérament ; c'est ce que je sens présentement comme si j'étais une jeune personne. J'ai en perspective de vous aller voir, et cette pensée me fait subsister. » Trois semaines plus tard, le 29 : « Vous savez ma vie ; les jours passent tristement comme gaiement, et l'on trouve enfin le dernier. » Et enfin, le 10 janvier 1696, à Moulceau : « Pour moi, je ne suis plus bonne à rien. J'ai fait mon rôle, et par mon goût, je ne souhaiterais jamais une si longue vie ; il est rare que la fin et la lie n'en soient humiliantes. Mais nous sommes heureux que ce soit la volonté de Dieu qui la règle, comme toutes les choses de ce monde : tout est mieux entre ses mains qu'entre les nôtres. » Des mains auxquelles elle allait se remettre quatre mois plus tard.

Conclusion

Trois siècles et demi plus tard, riches de l'extraordinaire activité des hommes et de leur capacité à contourner les obstacles qui compromettent leur existence, il nous serait facile de ne jeter qu'un œil condescendant sur le monde dans lequel madame de Sévigné et ses contemporains vivaient, voire de sourire face à toutes ces recettes de santé qu'ils s'efforcèrent de mettre au point pour améliorer leur sort et que la poubelle de l'histoire a englouties pour l'immense majorité d'entre elles. Que d'agitation, que de raisonnements, que de pensées, que de modes définitivement et totalement vains ! Et pourtant, tous ceux qui les portèrent, qui les promurent vivaient avec la même fragilité que la nôtre, celle qui s'inscrit en chacun des hommes qui, mis au monde sans qu'ils l'aient voulu, affrontent ce parcours qu'on leur désigne avec toutes les incertitudes que comportent aussi bien leur code génétique que celles de l'environnement qui les attend. Pari insensé ! Qui n'en craindrait la tenue ? Nous, hommes de notre temps, dont les raisonnements ont substitué à l'universelle et protectrice Providence, la confiance en une science au crédit de laquelle nous portons l'espérance de vivre pour une majorité d'entre nous au-delà de 76 ans pour les hommes et de 84 pour les femmes par la vertu d'une médecine et d'une chirurgie vraiment efficaces ? Bien sûr, répondrai-je ; comme tout un chacun. Non pas à la manière de tous ceux dont nous avons vécu dans ce récit les risques imparables que portaient la contagion, l'accident, la misère, l'insalubrité, mais à la nôtre, pas moins exigeante que celle qu'exprimait avec tant de talent notre chère Marquise.

Si les grands maux, que les médecins d'alors, pas si ignorants qu'on voulait bien le dire, commençaient à reconnaître, trouvent de nos jours des parades thérapeutiques efficaces, les petits maux, ceux que madame de Sévigné décrit avec tant de talent et qui traduisent pour la plupart les conséquences d'une anxiété occulte ou d'une intempérance, conduisent ceux qui les subissent à lui ressembler et à souhaiter, comme elle-même, *un remède pour chaque symptôme*. Ses vapeurs, ses vents, ses relâchements, les migraines de madame de La Fayette, la goutte, la mélancolie sont devenus arthrose, céphalées, dépression, constipation, ballonnements, aérophagie, colite, névralgies, etc., chez nos contemporains. S'il n'en était pas ainsi, comment expliquer que des ordonnances médicales, très communes, puissent comporter, à l'exigence de malades que leur médecin ne veut pas contrarier, entre douze et vingt remèdes différents ? On comprend mal que, avec tant de poudres, de pilules ou de suppositoires, on n'en devienne pas malade ! Aux frais de la communauté, qui endosse un déficit monstrueux que les énarques peinent à réduire !

Trois siècles et demi n'ont rien changé dans la quête des hommes pour leur santé, sinon, qu'ils sont tous devenus heureusement libres de partager les inquiétudes de madame de Sévigné et d'y trouver une réponse, généralement utile et quasi gratuite, mais aussi d'en abuser comme elle le faisait elle-même. Tant il est vrai que se cultive en chacun cette recherche de l'équilibre parfait d'un corps que l'on voudrait idéal et protégé de tout ce qui, mystérieusement, à notre insu, le trouble, et que s'offrent désormais tant de molécules qui prétendent l'y conduire. Les Français seraient-ils les premiers consommateurs de neuroleptiques d'Europe s'il n'en était pas ainsi ?

Ces remèdes, dont les principes d'action ont permis d'éviter l'enfermement douloureux des malades mentaux dans les asiles, ont été détournés pour certains d'entre eux, les plus légers, de leur usage spécifique. Ils se sont inscrits dans les habitudes des hommes à la manière d'un recours offert à leur anxiété, à leur angoisse, à leurs petites douleurs de l'âme, en lieu et place du travail mental qui, chez nos pères, en réduisait, laborieusement parfois, mais spontanément, les malheureuses conséquences. Les neuroleptiques ont remplacé les extraits de pervenche, le soufre nerval, toutes les panacées réservées aux « vapeurs » des contemporains aisés de la Marquise. Mais leur quête est à tous égards la même chez ceux-ci et chez ceux-là. Trop d'exemples nous le confirment. Les relations de l'homme avec ses maladies sont les mêmes, voire plus étroites encore, depuis que l'on sait les en soulager, sinon le plus souvent les en guérir. La moindre fièvre n'impose-t-elle pas dans l'esprit de beaucoup la prescription d'antibiotiques ? Ce qui fut la révolution médicale de la seconde moitié du XXe siècle, le principal facteur de notre longévité est devenu l'objet mythique de tout malade fébrile. Il faut, pour rompre l'équation fièvre = antibiotiques, répéter inlassablement que leur abus est déraisonnable et de surcroît préjudiciable à la pérennité de leurs effets.

Rien n'a vraiment changé dans la nature de l'homme, même si le contexte médical qui l'entoure est devenu rassurant. Celui-ci demeure l'un des thèmes préférés des conversations, qu'elles se tiennent dans un salon, dans un club, sur un banc public ou par l'intermédiaire d'un téléphone portable. Écoutez-les, soyez attentifs. La relation des « petits maux » ne saurait tarder, si celle des « grands » n'a pas été évoquée d'emblée. Vous en apprendrez des choses, sur ce médecin-là, cette médecine-là, ce rebouteux infaillible, ce guérisseur réputé. Les recettes se transmettent, les jugements se radicalisent. Grandeur et servitude de la médecine. Pas plus qu'au Grand Siècle, elle n'échappe aux commentaires, à la critique ou à l'adulation, quand bien même ses succès présents la maintiennent insérée dans la vie des hommes, aussi bien que ses incapacités d'antan.

Comment imaginer qu'il puisse en être autrement, lorsque avec la marquise de Sévigné nous considérons immanquablement la santé comme « le plaisir des autres plaisirs » ?

NOTES

Introduction

1. Madame de Sévigné, *Correspondance*, édition critique, 3 volumes, Paris, Gallimard, Bibliothèque de la Pléiade, 1973-1978.

2. Roger Duchêne, *Chère madame de Sévigné*, Paris, Gallimard, coll. « Découvertes », 1995.

3. Comte de Las Cases, *Mémorial de Sainte-Hélène*, Paris, Gallimard, Bibliothèque de la Pléiade, 1948.

I
Le XVIIe siècle, la médecine et les médecins

CHAPITRE 1
LA SANTÉ AU XVIIE SIÈCLE

1. Emmanuel Le Roy Ladurie, *Histoire de la France urbaine*, Paris, Le Seuil, 1975.

2. Tallemant des Réaux, *Historiettes*, Paris, Gallimard, Bibliothèque de la Pléiade, 1970.

3. François Bluche, *Dictionnaire du Grand Siècle*, Paris, Fayard, 1990.

4. Emmanuel Le Roy Ladurie, *Histoire le la France urbaine*, Paris, Le Seuil, 1975.

5. Fançois Bluche, *Dictionnaire du Grand Siècle*, Fayard, 1990.

6. Roger Duchêne, *Être femme au temps de Louis XIV*, Paris, Perrin, coll. « Pour l'histoire », 2004.

7. Anne Bernet, *Madame de Sévigné, mère passion*, Paris, Perrin, 1996.

8. Roger Duchêne, *Madame de Sévigné, naissance d'un écrivain*, Paris, Fayard, 1996.

9. Bossuet, *Sermons, Méditation sur la brièveté de la vie*, Paris, Gallimard, Bibliothèque de la Pléiade, 1961.

10. Pascal, *Œuvres complètes*, Paris, Gallimard, Bibliothèque de la Pléiade, 1954.

11. Racine, *Œuvres complètes II. Prose, Correspondance*, Paris, Gallimard, Bibliothèque de la Pléiade, 1966.

CHAPITRE 2
L'ÉTAT DE L'ART

1. Jacqueline Lévy-Valensi, *La Médecine et les médecins français au XVIIe siècle*, Paris, Librairie J.-B. Baillière et fils, 1933.

2. Maurice Raynaud, *Les Médecins au temps de Molière*, Paris, Didier et Cie, 1863.

3. Paul Delaunay, *La Vie médicale aux XVIe, XVIIe et XVIIIe siècles*, Paris, Le François, 1935.

4. Roger Duchêne, *Molière*, Paris, Fayard, 1998.

5. Ch.-M. Des Granges, *Molière. Théâtre choisi*, Paris, Librairie Hatier.

6. Jacqueline Lévy-Valensi, *La Médecine et les médecins français au XVIIe siècle, op. cit.*

7. Madeleine Foisil, *Journal de Jean Héroard, médecin de Louis XIII*, Paris, Fayard, 1989.

8. *Journal de santé de Louis XIV*, précédé de *La Lancette et le Sceptre* par Stanis Perez, Grenoble, Jérôme Millon, 2004.

9. Philippe Gorny, *L'Aventure de la médecine*, Paris, J.-C. Lattès, 1991 ; Jean Imbert, *Histoire des hôpitaux en France*, Toulouse, Privat, 1982 ; Patrice Roussel, *Histoire de la médecine et de la chirurgie*, Paris, La Porte Verte, 1979.

10. Guy Patin, « Lettres », in *Libertins du XVIIe siècle*, II, Paris, Gallimard, Bibliothèque de la Pléiade, 2004.

11. Maurice Raynaud, *Les Médecins au temps de Molière, op. cit.*

CHAPITRE 3
PETIT PANTHÉON MÉDICAL
OU GALERIE DE PORTRAITS

1. Talbot qui apporta le quinquina en France, notamment.

2. Saint-Simon, *Mémoires*, t. II, Paris, Gallimard, Bibliothèque de la Pléiade, 1948, p. 766.

3. Louis François du Bouchet, marquis de Sourches, *Mémoires secrets et inédits de la cour de France sur la fin du règne de Louis XIV*, 14 vol., 1882-1912.

4. Saint-Simon, *op. cit.*, t. I, p. 107.

5. Philippe de Courcillon, marquis de Dangeau, *Journal* ; Saint-Simon, *Mémoires*, additions au journal de Dangeau, Paris, Gallimard, Bibliothèque de la Pléiade, 1983.

6. *Lettres de la Princesse Palatine (1672-1722)*, Paris, Mercure de France, coll. « Le temps retrouvé », 1985.

7. Roger Duchêne, *Madame de La Fayette*, Paris, Fayard, 2000 ; Roger Duchêne, *Madame de Sévigné*, Paris, Fayard, 2002.

8. Ce même Boucher qui, appelé, lui aussi, au chevet d'Anne d'Autriche lui appliquait sur son cancer du sein ulcéré, des escalopes fraîches de longe de chevreuil, dont il espérait qu'elles le guériraient.

9. *Mémoires de Madame de La Guette (1613-1676) écrits par elle-même*, Paris, Mercure de France, coll. « Le Temps retrouvé », 1982.

CHAPITRE 4
TOUT UN MONDE DE CHARLATANS

1. Saint-Simon, *op. cit.*, t. V, p. 350.

2. *Ibid.*, p. 395.

3. *Ibid.*, p. 1054.

4. *Ibid.*, p. 211.

5. *Ibid.*, t. II, p. 158 ; t. V, p. 89.

6. *Ibid.*, t. II, p. 1199.

II
La Marquise et ses proches

CHAPITRE 5
LA SANTÉ DE MADAME DE SÉVIGNÉ

1. Saint-Simon, *op. cit.*, t. II, p. 625.

2. Fils illégitime de Philippe de Coulanges.

3. Le fidèle conseiller.

CHAPITRE 6
EN FAMILLE

1. Frère cadet du Comte, qu'elle héberge.

2. Jacqueline Duchêne, *Françoise de Grignan ou le mal d'amour*, Paris, Fayard, 1985.

3. *Ibid.*, p. 411.

4. Roger Duchêne, *Madame de Sévigné, op. cit.*

CHAPITRE 7
ET LES AUTRES ?

1. Le roi Louis XIV en consulta le contenu. La recommandation de la Trousse au grand intendant n'avait rien de particulièrement compromettant. Le Roi en convint lui-même.

III
Les remèdes de madame de Sévigné

CHAPITRE 8
PHARMACIE DU GRAND SIÈCLE

1. *Revue d'histoire de la pharmacie*, tome XVIII, fascicules 188 à 195, « Les médicaments de madame de Sévigné », Société d'histoire de la pharmacie, 1966 et 1967.

2. Jean-Claude Dousset, *Histoire des médicaments des origines à nos jours*, Paris, Payot, 1985.

Bibliographie

Madame de Sévigné, *Correspondance*, édition critique, texte établi, présenté et annoté par Roger Duchêne, trois volumes, Gallimard, 1973-1978, Bibliothèque de la Pléiade. Cette édition de la correspondance est à la base de cet essai. Chaque lettre évoquée est datée selon ce qu'en a décidé Roger Duchêne et cette date est placée entre parenthèses et accompagne immédiatement, avant ou après, le fragment cité.

Roger DUCHÊNE, *Madame de Sévigné*, Fayard, 2002.

Roger DUCHÊNE, *Madame de La Fayette*, nouvelle édition augmentée, Fayard, 2000.

Roger DUCHÊNE, *Ninon de Lenclos ou la manière jolie de faire l'amour*, nouvelle édition augmentée, Fayard, 2000.

Roger DUCHÊNE, édition de Bussy-Rabutin, *Histoire amoureuse des Gaules* (en collaboration avec Jacqueline Duchêne), Gallimard, 1993, « Folio ».

Roger DUCHÊNE, *Naissances d'un écrivain : Mme de Sévigné*, Fayard, 1996.

Roger DUCHÊNE, *Être femme au temps de Louis XIV*, Perrin, 2004, « Pour l'histoire ».

Roger DUCHÊNE, *Chère Madame de Sévigné*, Gallimard, 1995, « Découverte ».

Roger DUCHÊNE, *Molière*, Fayard, 1998.

Anna BERNET, *Madame de Sévigné, mère passion*, Perrin, 1996.

Jean-Claude DOUSSET, *Histoire des médicaments, des origines à nos jours*, Payot, 1985.

Isabelle GALLICE, « La médecine au XVIIe siècle à travers la correspondance de Mme de Sévigné », *Revue d'histoire des sciences médicales*, 1987.

G. DILLEMAN et R. LEMAY, « Les médicaments de Mme de Sévigné », *Revue d'histoire de la pharmacie*, tome XVIII, fascicules 188 à 195, années 1966 et 1967.

LA ROCHEFOUCAULD, *Œuvres complètes*, Gallimard, 1964, La Pléiade.

LA FONTAINE, *Œuvres complètes*, Gallimard, 1991, La Pléiade.

CARDINAL DE RETZ, *Œuvres*, Gallimard, 1984, La Pléiade.

PASCAL, *Œuvres complètes*, Gallimard, 1954, La Pléiade.

BOSSUET, *Œuvres*, Gallimard, 1961, La Pléiade.

RACINE, *Œuvres complètes*, II, Gallimard, 1966, La Pléiade.

TALLEMANT DES RÉAUX, *Historiettes*, Gallimard, 1970, La Pléiade.

François BLUCHE, *Dictionnaire du Grand Siècle*, Fayard, 1990.

Guy PATIN, « Lettres », *in Libertin du XVIIe siècle*, II, Gallimard, 2004, La Pléiade

SAINT-ÉVREMOND, *ibid.*

SAINT-SIMON, *Mémoires*, Gallimard, 1953 à 1955, La Pléiade, et addition au journal de Dangeau, *ibid.*, 1983.

Jacqueline LÉVY-VALENSI, *La Médecine et les médecins français au XVIIe siècle*, J.-F. BAILLIÈRE, 1933.

Paul DELAUNAY, *La Vie médicale aux XVIe, XVIIe et XVIIIe siècles*, Le François, 1935.

Madeleine DE FOISIL, *Femmes de caractère au XVIIe siècle (1600-1650)*, De Fallois, 2004.

Madeleine FOISIL, *Journal de Jean Héroard, médecin de Louis XIII*, Fayard, 1989.

Jean IMBERT, *Histoire des hôpitaux de France*, Privat, 1982.

Philippe GORNY, *L'Aventure de la médecine*, J.-C. Lattès, 1991.

Patrice BOUSSEL, *Histoire de la médecine et de la chirurgie, de la grande peste à nos jours*, La Porte Verte, 1979.

Emmanuel LE ROY LADURIE, *Histoire de la France urbaine*, Le Seuil, 1975.

Emmanuel LE ROY LADURIE, *Histoire de la France rurale*, Le Seuil, 1975.

Samuel PEPYS, *Journal*, Mercure de France, 2001.

Madame DE LA GUETTE, *Mémoires écrits par elle-même*, Mercure de France, 1982, « Le Temps retrouvé ».

Madame de Sévigné vue par des écrivains de Bussy-Rabutin à Philippe Sollers, L'École des lettres, 1996.

Madame DE LA FAYETTE, *Histoire de Madame Henriette d'Angleterre*, Mercure de France, 1965 et 1988, « Le Temps retrouvé ».

Hortense et Marie MANCINI, *Mémoires*, Mercure de France, 1965 et 1987, « Le Temps retrouvé ».

Princesse PALATINE, *Lettres*, Mercure de France, 1981 et 1985, « Le Temps retrouvé ».

Jean-Yves PATTE et Jacqueline QUENEAU, *Mémoire gourmande de Madame de Sévigné*, Éditions du Chêne, 1996.

Jean-Charles SOURNIA, *Histoire de la médecine et des médecins*, Larousse, 1991.

Jean-Marie BRUSON, Anne FORRAY-CARLIER, Jean-François GROULIER et Jacqueline LICHTENSTEIN, *L'ABCdaire de Madame de Sévigné*, Flammarion, 1996.

Jean-Paul DEPRAT, *Madame de Maintenon, le prix d'une réputation*, Perrin, 2003.

TABLE

I
Le XVIIe siècle,
la médecine et les médecins

II
La Marquise et ses proches

III
Les remèdes de madame de Sévigné

Imprimé par Lightning Source France
1 avenue Gutenberg
78310 Maurepas

N° d'édition : 7381-1779-Y

9 782738 117793